DAVIDE NOSÈ

SteroidsX 3

Approfondimenti sulle Analisi del Sangue nello Sportivo, sulla
Terapia Sostitutiva con Testosterone e molto altro ancora …

Prima Parte Sezione Salute

2023

Copyright

Titolo: SteroidsX 3 – Approfondimenti sulle Analisi del Sangue nello Sportivo, sulla
            Terapia Sostitutiva con Testosterone e molto altro ancora …

Autore: Davide Nosè

© 2023   Davide Nosè

Instagram: **@davide.nose** https://www.instagram.com/davide.nose/

Sito Web: **https://davidenosecoach.wixsite.com/davide-nose-coaching**

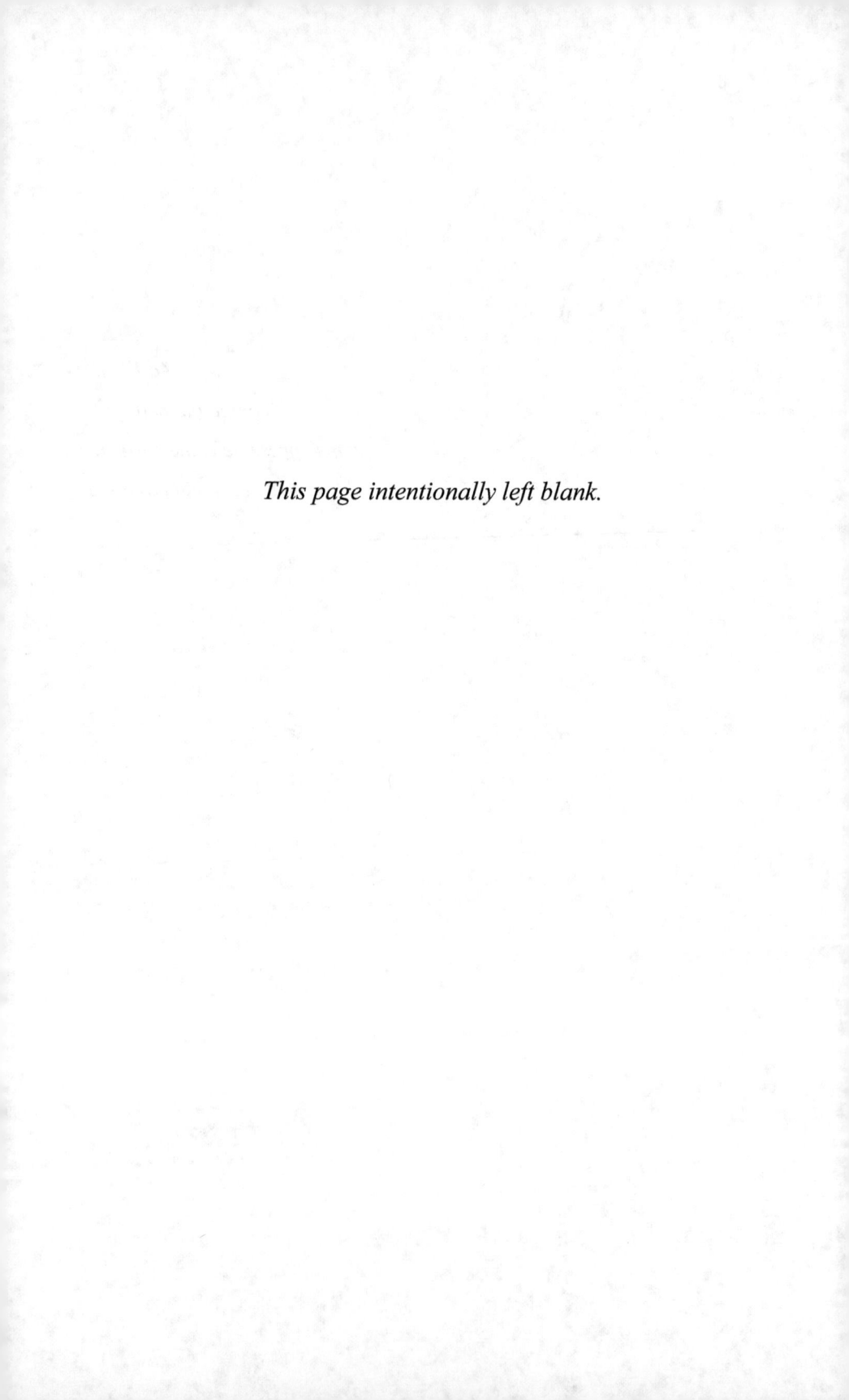

This page intentionally left blank.

Prefazione

Davide Nosè

7

This page intentionally left blank.

Bodybuilding e Doping

L'uso di steroidi anabolizzanti non è più circoscritto solo agli sport d'alto livello com'era un tempo. Negli anni si è ampiamente diffuso anche tra gli sportivi amatoriali, amanti del fitness e bodybuilding. Individui motivati che mirano ad aumentare la massa muscolare e l'attrattività fisica. Un'indagine svolta su 484 **atleti amatoriali** di 11 palestre tedesche della Germania settentrionale ha mostrato che il 24% degli uomini e l'8% delle donne ha dichiarato di far uso di farmaci anabolizzanti. Hanno consumato steroidi anabolizzanti androgeni (AAS, 96% orali; 64% intramuscolari), stimolanti (18%) e ormone della crescita (GH, 5%). Purtroppo, il 14% dei fornitori erano medici. I consumatori di sostanze dopanti miravano principalmente ad aumentare la massa muscolare (69%) e la forza (51%). Un recente rapporto su 180 pazienti, che hanno fatto visita ad un ambulatorio nei Paesi Bassi, specializzato nell'abuso di steroidi anabolizzanti (AAS) tra il 2011 ed il 2016, ha mostrato che l'abuso di AAS è iniziato ad un'età media di 23 anni. Il 95% ha utilizzato farmaci anabolizzanti in maniera ciclica (mediamente 4 cicli/anno) per una durata di 10 settimane. I cicli erano composti perlopiù da 2 – 3 farmaci alla volta, più comunemente testosterone, nandrolone e trenbolone. Il GH è stato utilizzato dal 34% dei dopati, in aggiunta al ciclo di AAS. Il 96% degli utilizzatori ha riscontrato effetti collaterali durante tali cicli, principalmente acne (38%), ginecomastia (34%), agitazione (27%), diminuzione della libido (34%), disfunzione erettile (+ 20%) ed alterazioni nei valori ematici.

Abuso di Farmaci Anabolizzanti (Vari) e Stimolanti

	Uomini (n=204)	Donne (n=51)	Totale (n=255)
Users	49 (24%)	4 (8%)	53 (21%)
Non Users	155	47	202

Sostanze utilizzate

Principio attivo	Nome commerciale	(%)	Dos. medio (mg)/d
Methandro-stenolon	Dianabol; Metanabol	37,5	36,3
Nandrolon	Deca-Durabolin	37,5	44,0
Testosteron	Systanon; Testoviron	37,5	58,5
Oxandrolon	Anavar; Oxitosona	15,0	25,0
Stanozolo	Winstrol; Stromba	39,0	37,4
Methenolon	Primobolan	27,5	75,6
HCG	Clomifen	5,0	40,0
STH	Somatotropin	2,5	4 I. E.
Clenbuterol	Spiropent	37,5	1,3
sonst. anabole Steroide	Omnadren; Proviron	60,9	53,3

Gli utilizzatori possono aver fatto uso di più sostanze contemporaneamente.

- Boos C, Wulff P, Kujath P, Bruch HP. Medikamentenmißbrauch beim Feizeitsportler im Fitneßbereich. Dtsch Ärztebl – 1998 (adattato).

Testosterone: Doping o Salute?

Inoltre, slegandoci un po' dal concetto di sport, è giusto far presente che un numero sempre più crescente di uomini assume steroidi androgeni anabolizzanti principalmente come farmaci per lo "stile di vita", nel tentativo di migliorare il proprio aspetto fisico ed il senso di benessere[1]. Purtroppo, la linea tra uso e abuso diventa sottile, soprattutto quando è l'individuo stesso ad autosomministrarsi i composti in oggetto. Ricordo che **il testosterone è un farmaco sicuro**, prescritto nelle terapie sostitutive **a dosaggi terapeutici**. I rapporti sui giovani atleti (e non) che soccombono per morte improvvisa a seguito dell'abuso di anabolizzanti sono motivo di allarme in quanto mostrano un'elevata incidenza di aterosclerosi coronarica ed infarto acuto; va fatto notare però, che il testosterone causa questa tipologia d'effetti collaterali nel momento in cui il dosaggio anabolico supera di gran lunga quello somministrato clinicamente (anche dieci volte di più rispetto alla terapia sostitutiva) e nella maggior parte dei casi venivano assunti una serie di altri farmaci, rendendo così difficile una diagnosi attendibile sulla morte[2].

[1] Abuse of Androgens H. -C. Schuppe, A. Jung & W. -B. Schill

[2] Kistler L (2006) Todesfälle bei Anabolikamissbrauch. Dissertation, München

Designer Steroids e Proormoni

Il primo approccio al doping tendenzialmente avviene con i farmaci **orali**. Questa scelta è dettata perlopiù dalla "paura dell'ago". A facilitare l'accesso al doping oggigiorno vi è il web, in particolar modo gli store online di "supplementi" *bordeline*, che altro non sono che farmaci. Chimici e ricercatori appartenenti a case farmaceutiche e/o a laboratori sotterranei (UGL) sfornano continuamente nuovi prodotti che non sono altro che modifiche, più o meno complesse, dei classici steroidi anabolizzanti. I *"Designer Steroids"*, visti da vicino, sono prodotti molto simili ai composti esistenti già ben noti, ma con una diversità chimica sufficiente per garantire loro un più difficile rilevamento da parte dei laboratori accreditati WADA. Il pensiero di rintracciare tutti i metaboliti possibili, di tutti i Designer Steroids, per eliminare il problema del doping, è un'impresa pressoché **impossibile**. In sintesi, i Designer Steroids (DS) sono nuovi steroidi prodotti da modificazioni alla struttura molecolare di altri steroidi esistenti. Differiscono dai Proormoni (abbreviato PH, *prohormones* in inglese) per via della loro farmacodinamica. I **PH sono inattivi** e necessitano di uno o più "passaggi" (conversione enzimatica) una volta assunti per diventare biologicamente attivi nell'organismo. I Designer Steroids al contrario, proprio come accade con gli steroidi, **sono già attivi** dal momento dell'assunzione.

- Designer steroids – Kazlauskas Handb Exp Pharmacol. 2010;(195):155-85. doi: 10.1007/978-3-540-79088-4_7 PMID: 20020364

Un esempio classico è quello del **Furazabol**, noto anche come Androfurazanolo, che alla fine è uno steroide androgeno sintetico **attivo** per via orale, derivato 17α del diidrotestosterone (DHT) ed è strettamente correlato alla struttura dello stanozololo, il famoso Winstrol. Il Furazabol ha un anello isossazolo invece dell'anello pirazolo, una modifica irrisoria che basta però a differenziarlo dai suoi progenitori. Altri derivati del Furazabol sono stati "sfornati" con il passare del tempo, aventi modifiche ad un gruppo funzionale 16-metilene, 16bmetil, 16a e 16b-idrossi, ma nessuno di loro ha mostrato un'attività anabolica paragonabile a quella del composto originario. Tali modifiche, seppure minime, a volte (**non sempre**) possono variare di molto l'effetto del composto. Ad esempio, lo stanozololo sembra essere circa due volte più potente del metiltestosterone, ma il Furazabol è risultato 29 volte più attivo per via orale nel produrre ritenzione d'azoto negli animali da laboratorio.

FURAZABOL

- Ueno K., Ohta G. (1967) Investigations on steroids VII, derivatives of 17b-hydroxyandrostano[2,3-c] furazan substituted at position 16.
- Klimstra PD (1969) Androgenic and anabolic steroids. Intra-Sci Chem Rep 3(1–2):83–103

La lista WADA (World Anti-Doping Code)

L'elenco degli steroidi anabolizzanti di cui è stato vietato l'uso da parte degli atleti d'élite ha una lunga storia che risale al 1974. Originariamente e per lungo tempo le liste venivano stilate dal Comitato Olimpico Internazionale poi, con la nascita dell'Agenzia Mondiale Antidoping (WADA – *World Anti-Doping Agency*), il compito di decidere quali sostanze vietare è passato a quest'ultima. Gli elenchi, tendenzialmente, sono gruppi finiti che richiedono l'aggiunta di singole sostanze secondo necessità. Questo può essere un processo lento, soprattutto quando gli elenchi vengono rivisti una volta all'anno. Il comitato tecnico ha "burocraticamente" superato questo problema includendo la frase "e composti correlati" all'inizio di ogni elenco. Questa frase in seguito fu cambiata in "composti farmacologicamente e chimicamente correlati" per inserire sostanze che **agivano** in maniera simile agli steroidi anabolizzanti, ma che avrebbero richiesto un considerevole dibattito sul fatto che fossero o meno correlati ad essi. Ulteriore dibattito scaturì dai farmaci beta-agonisti, che tecnicamente erano in grado di migliorare la performance, ma senza essere direttamente dei composti steroidei. Ciò ha portato ad un'ulteriore revisione dell'elenco, con la dicitura che passò da "steroide anabolizzante" ad "agente anabolizzante". Altri composti non propriamente steroidei e non per forza beta-agonisti, ma comunque anabolizzanti, sono i più "recenti" SARMs.

- R. Kazlauskas. National Measurement Institute, Australian Sports Drug Testing Laboratory. Doping in Sports, Exper. Pharmacology 195 2010

Un appunto va fatto sull'**epitestosterone**. Uno steroide endogeno di struttura molto simile al testosterone, ma priva di effetti fisiologici. Ciò significa che l'assunzione non migliora i parametri delle performance dell'atleta, ma è stato dimostrato che l'uso di sostanze anabolizzanti aumenta i livelli di testosterone, lasciando inalterati quelli di epitestosterone: ciò significa che risulta una sostanza utile per i **test antidoping**. Solitamente nell'organismo il rapporto tra le due sostanze è di 1:1, quindi se la correlazione trovata nel sangue di uno sportivo è superiore a 4:1 comporta una violazione, a meno che la persona in questione non fornisca prove di condizioni fisiologiche o patologiche che possano giustificare un tale squilibrio. L'epitestosterone può essere dunque assunto per mascherare alti livelli di testosterone: ma se ottenuta in maniera sintetica, anche questa pratica è rintracciabile. Nel 1989 è stata presentata un'osservazione in uno studio dermatologico secondo cui l'epitestosterone esercita un **effetto contrastante** all'azione del testosterone sull'organo del fianco del criceto siriano. Ulteriori studi hanno dimostrato che un'azione complessa costituita dal legame competitivo dell'epitestosterone al recettore degli androgeni, dall'inibizione della biosintesi del testosterone (e dalla sua riduzione a diidrotestosterone) e dall'attività antigonadotropica potrebbe essere espressa nei tessuti di ratto, topo e umano. Si presumere quindi che l'epitestosterone possa, come ormone naturale, contribuire alla regolazione di tali eventi androgeno-dipendenti come, ad esempio, il controllo della crescita della prostata o la divisione dei peli corporei.

- https://www.sanihelp.it/enciclopedia/scheda/9318.html

Panoramica Generale sugli Steroidi Anabolizzanti

Gli **steroidi anabolizzanti androgeni** (AAS) sono una classe di farmaci che contengono una forma dell'ormone **testosterone** prodotta sinteticamente, od un composto ad esso correlato o derivato da (o simile nella struttura e nell'azione). Per comprendere appieno come agiscono gli steroidi anabolizzanti è quindi fondamentale capire il funzionamento di base dell'ormone principe: il testosterone.

Testosterone

Dihydrotestosterone

19-nor-Testosterone

Testosterone (T)

Il testosterone è un ormone androgeno che viene secreto dalle cellule interstiziali dei testicoli ed è regolato dall'ICSH. **ICSH** (acronimo di *Interstitial Cells Stimulating Hormone*, ormone stimolante le cellule interstiziali), è un ormone, a struttura glicoproteica, secreto dall'ipofisi anteriore che agisce sviluppando nell'uomo i tessuti interstiziali del testicolo e stimolando la secrezione di ormoni androgeni. Nella donna, col nome di ormone luteinizzante (LH) ed insieme ad un altro ormone follicolo-stimolante (FSH) stimola la maturazione dei follicoli ovarici e la secrezione di ormoni a livello delle gonadi [1]. L'LH è, a sua volta, controllato da un ormone di rilascio secreto dall'ipotalamo. La secrezione di testosterone deve essere controllata da un circuito di *feedback* negativo che coinvolge la ghiandola pituitaria anteriore e l'ipotalamo. La produzione di sperma è controllata, in parte, da un altro circuito di *feedback* negativo che coinvolge l'ormone inibitore [2] [3]. Il testosterone è sia uno **steroide anabolizzante** (maggiore sintesi proteica e costruzione di tessuto) che **androgeno** (promotore delle caratteristiche maschili) poiché stimola la sintesi proteica ed è responsabile dei cambiamenti (sviluppo) caratteristici nei ragazzi durante l'adolescenza che comportano un elevato rapporto tra massa muscolare e massa grassa.

[1] https://www.corriere.it/salute/dizionario/icsh/index.shtml

[2] Molina PE. Endocrine Physiology. New York, NY: Mc- Graw-Hill. 2013.

[3] Widmaier EP, Raff H, and Strang KT. Vander's Human Physiology. New York, NY: McGraw-Hill, 2014.

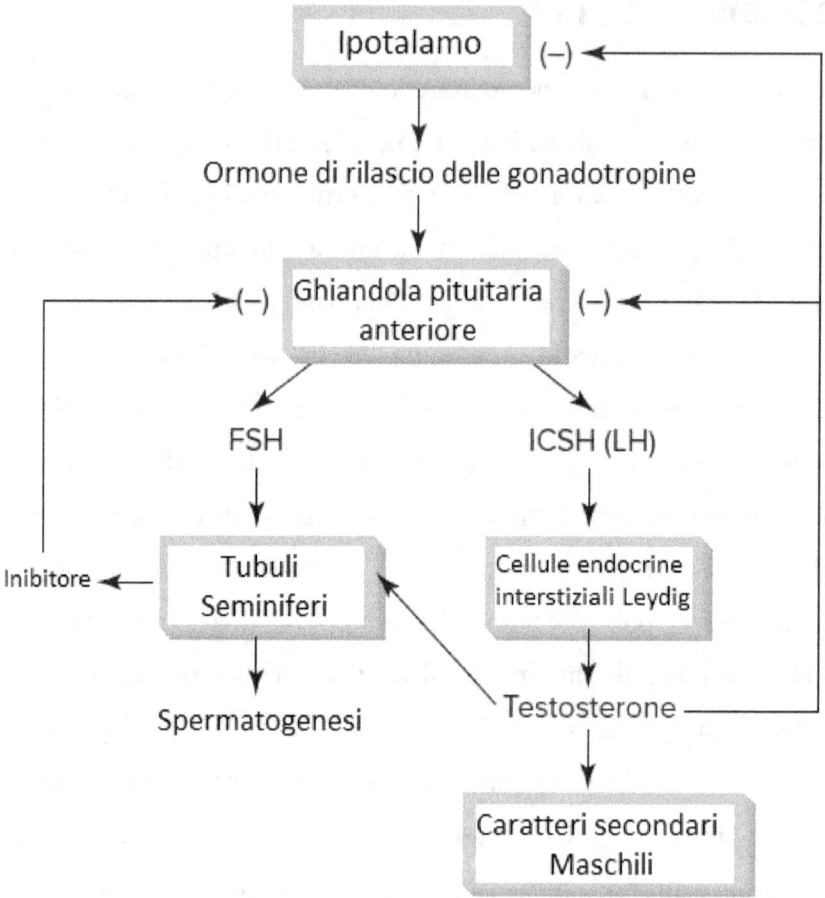

Controllo della secrezione di testosterone e della produzione
di spermatozoi da parte dell'ipotalamo e dell'ipofisi anteriore.

- https://it.wikipedia.org/wiki/Spermatogenesi

Nell'uomo LH ha un'azione trofica e di stimolo sulle cellule interstiziali del testicolo (cellule di Leydig) che producono testosterone. FSH è necessario per l'accrescimento e la maturazione dei testicoli e per l'induzione e il mantenimento della spermatogenesi. FSH stimola anche la produzione da parte delle cellule di Sertoli di una proteina legante gli androgeni. Per una completa maturazione degli spermatozoi è comunque necessaria la presenza di FSH, di LH e di testosterone che, prodotto dalle cellule di Leydig, viene fissato dalla proteina legante gli androgeni e raggiunge un'alta concentrazione nei tubuli seminiferi. Nella donna FSH è indispensabile per la maturazione puberale dell'ovaio e per l'accrescimento e la maturazione del follicolo. LH è indispensabile per il mantenimento del corpo luteo; in sinergismo con FSH contribuisce allo sviluppo del follicolo e all'ovulazione. La carenza di gonadotropine in epoca prepuberale provoca arresto della maturazione dell'apparato riproduttivo con mancata comparsa dei fenomeni puberali; nell'adulto provoca **ipogonadismo**. Testosterone nell'uomo ed estrogeni nella donna sono usati in pazienti adulti nei quali si vuole solo ripristinare la **libido**, la potenza e i caratteri sessuali secondari. I principali ormoni androgeni, il testosterone e l'androstenedione, sono gli immediati precursori dell'estradiolo e dell'estrone, attraverso la conversione denominata **aromatizzazione**.

La concentrazione plasmatica di testosterone aumenta dal 10% al 37% durante il lavoro sottomassimale prolungato[1], durante l'esercizio fisico portato ai massimi livelli[2] e durante gli allenamenti di resistenza o della forza[3]. Alcuni ritengono che queste piccole variazioni siano dovute ad una riduzione del volume del plasma o ad una diminuzione del tasso d'inattivazione e rimozione del testosterone[4]. Tuttavia, altri studiosi hanno concluso, sulla base di un parallelo aumento della concentrazione di LH, che l'aumento del testosterone plasmatico è dovuto ad un incremento diretto del tasso di produzione[2]. L'aumento del testosterone indotto dall'esercizio fisico è visto da sempre come lo stimolo primario della sintesi proteica muscolare e dell'ipertrofia; ma nuove ricerche suggeriscono invece che questo ormone rappresenta circa il 10% della variazione dell'ipertrofia osservata a seguito dell'allenamento di resistenza[5]. Detto questo, esiste una notevole variazione individuale nei tassi d'ipertrofia come risultato dell'allenamento di resistenza e si ritiene che parte di tale variazione sia dovuta alle differenze nella risposta indotta dall'esercizio sul testosterone. Rimane comunque il fatto che senza livelli adeguati di testosterone possiamo scordarci la maggior parte di guadagni in termini di resa, sia essa volta al miglioramento della condizione fisica o della performance. Inoltre, è giusto far presente che **il testosterone è derivato dal colesterolo**; quindi, non dovrebbe sorprendere che i livelli ematici scendono se la dieta è carente di colesterolo, questo per dire di star attenti alle diete *low fat*.

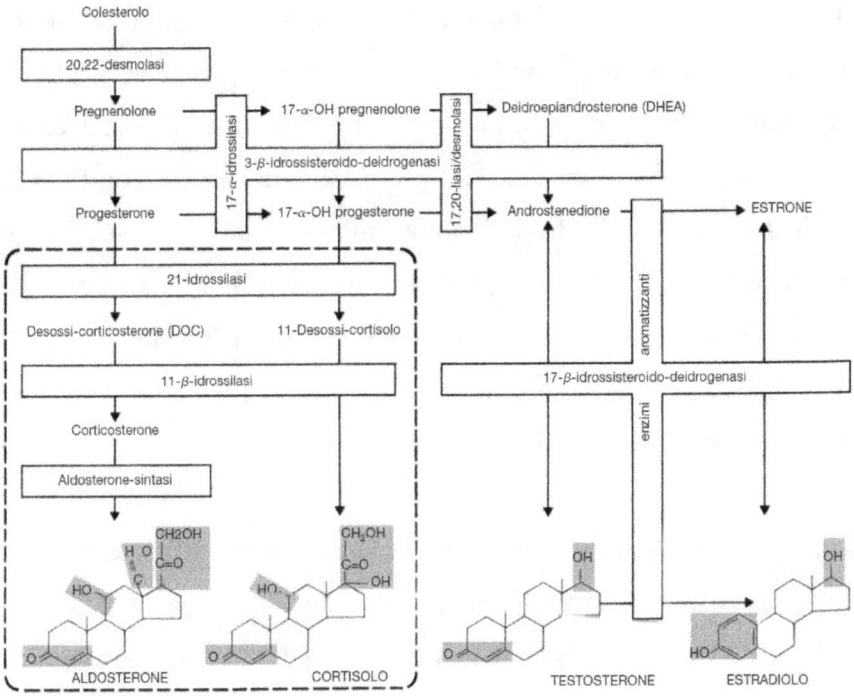

- Approssimativamente, il **testosterone (abbreviato: T)** ha una concentrazione di 320 – 1000 ng/dL nell'uomo adulto medio (sano) e di 30 – 50 ng/dL nella donna adulta fertile.

- La proteina che lega specificamente il testosterone, la *sex hormone-binding globulin* **(SHBG)**, ha differenti concentrazione nell'uomo rispetto alla donna (rispettivamente pari a 10 – 73 nmol/L ed 16 – 120 nmol/L).

- Il 17beta-estradiolo ed i metaboliti del testosterone (DHT ed androstenediolo) possono competere con il testosterone per il legame alla SHBG. Diversi ormoni possono influenzare la secrezione epatica di SHBG: ormoni tiroidei ed estrogeni la incrementano, mentre androgeni, cortisolo, GH (ormone della crescita - somatotropina) e PRL (prolattina) la riducono.

Per informazione: nella femmina il testosterone viene prodotto per secrezione diretta dall'ovaio e per conversione periferica a partire dagli androgeni surrenalici. La secrezione giornaliera di testosterone è costante, ma è presente un ritmo circannuale con **picco all'inizio dell'estate**. In circolo ha un'emivita di 55 minuti, in gran parte è veicolato da **proteine di trasporto** (44% a **SHBG**, 50% ad albumina e altre proteine). La **frazione biodisponibile, attiva dal punto di vista fisiologico, è la somma di quella libera** (circa il 2%) **e di quella non legata a SHBG**. Il testosterone agisce sugli organi bersaglio attraverso il legame ai recettori nucleari (AR) che attivano o inibiscono specifici geni. Parte delle azioni fisiologiche avviene dopo la trasformazione in **DHT** (attraverso la 5alfa-riduzione, il DHT è 2 – 3 volte più potente di T) o l'aromatizzazione a estradiolo.

[1] Vogel RB, Books CA, Ketchum C, Zauner CW, and Murray FT. Increase of free and total testosterone during submaximal exercise in normal males. Medicine and Science in Sports and Exercise 17: 119–123, 1985.

[2] Cumming DC, Brunsting LA, 3rd, Strich G, Ries AL, and Rebar RW. Reproductive hormone increases in response to acute exercise in men. Medicine and Science in Sports and Exercise 18: 369–373, 1986.

[3] Jensen J, Oftebro H, Breigan B, Johnsson A, Ohlin K, Meen HD, et al. Comparison of changes in testosterone concentrations after strength and endurance exercise in well trained men. European Journal of Applied Physiology and Occupational Physiology 63:467–471, 1991.

[4] Terjung R. Endocrine Response to Exercise. New York, NY: Macmillan, 1979.

[5] Schoenfeld BJ. Postexercise hypertrophic adaptations: a reexamination of the hormone hypothesis and its applicability to resistance training program design. Journal of Strength and Conditioning Research 27: 1720–1730, 2013b.

Come dicevo, solo il 2 – 3% del testosterone è immediatamente disponibile ai tessuti come testosterone libero, anche se **il testosterone è legato debolmente all'albumina** e può dunque essere facilmente catturato dai tessuti dell'organismo. Nel sangue, il testosterone è soprattutto **legato fortemente all'SHBG** e debolmente all'albumina. Quando il testosterone si trova nell'organismo in concentrazioni sovrafisiologiche (come accade per il doping) le percentuali di legame variano. Infatti, più la concentrazione è elevata, più quest'ultimo sarà legato alla albumina.

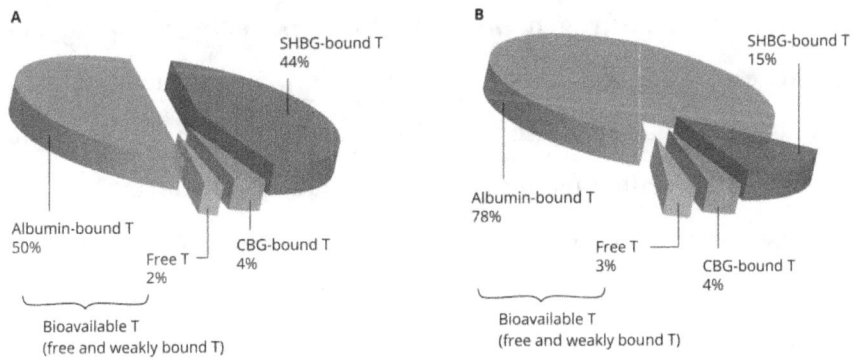

Distribuzione plasmatica stimata del testosterone con livelli fisiologici (A) e un esempio con livelli sovrafisiologici (B).

Il testosterone è un substrato per un enzima chiamato **aromatasi**. L'aromatasi altera l'anello A del testosterone e lo fa in maniera tale da convertire il testosterone (substrato) in **estradiolo** (prodotto finale)! Di conseguenza, un determinato enzima può alterare un substrato in maniera tale che il suo prodotto si leghi ad un recettore completamente differente, esercitando un effetto biologico contrario.

Cellule di Leydig

Le cellule di Leydig, anche note con il nome di cellule endocrine interstiziali di Leydig, sono localizzate nello stroma, tra i tubuli seminiferi dei testicoli di tutti i vertebrati e furono scoperte nel 1850 del medico tedesco Franz Leydig, da cui hanno preso il nome. Le cellule di Leydig producono e secernono il più importante ormone sessuale maschile, il **testosterone**. Dal punto di vista evolutivo, morfologico e funzionale si possono distinguere diversi tipi di cellule. Oggi sappiamo che ci sono **due distinti periodi di produzione di androgeni nei maschi**, il periodo fetale e quello adulto; e ci sono due differenti popolazioni di cellule di Leydig produttrici di androgeni: le cellule di Leydig fetali e quelle adulte (Figura 1). Le cellule fetali di Leydig producono gli elevati livelli di androgeni (testosterone o androstenedione, a seconda della specie) necessari per la differenziazione dei genitali maschili e per la mascolinizzazione del cervello. La produzione di testosterone diminuisce con il declino postnatale del numero delle cellule fetali di Leydig, raggiungendo il punto più basso all'inizio del periodo postpartum. Successivamente, il testosterone aumenta gradualmente a livelli elevati con lo sviluppo delle cellule di Leydig adulte dalle cellule staminali del testicolo neonatale. Una volta formate, le cellule di Leydig adulte raramente si rigirano o muoiono. L'attuale comprensione della funzione di queste cellule e della loro regolazione è stata resa possibile dallo sviluppo d'approcci sperimentali mediante i quali le cellule di Leydig possono essere analizzate in **vivo** ed in **vitro**, nonché tramite l'uso di linee cellulari.

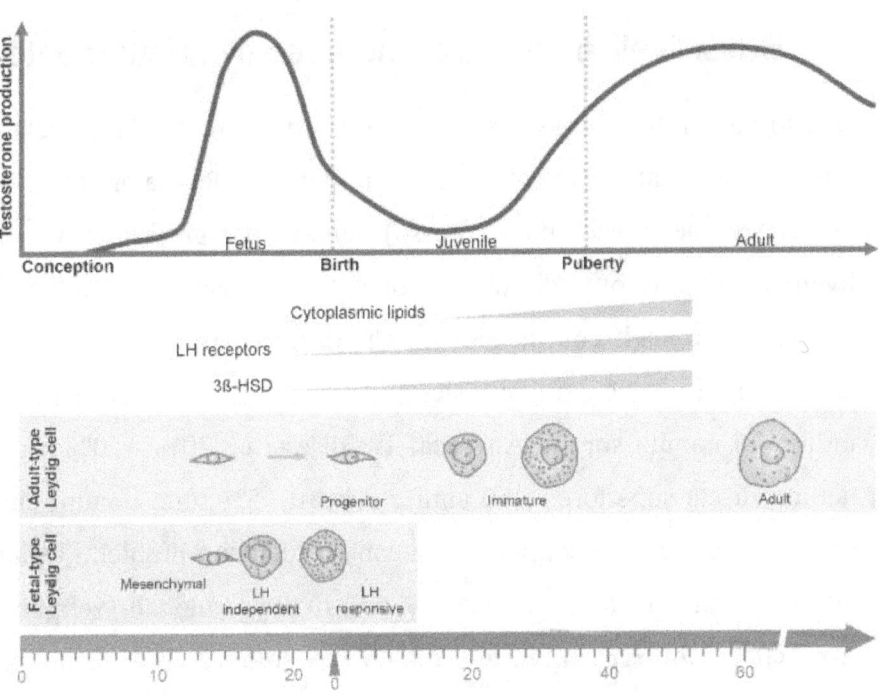

Figura 1 - Periodi fetali e adulti di produzione di testosterone.

Il declino della produzione di testosterone si verifica con **l'invecchiamento** ed altre condizioni (stile di vita, patologie), con conseguente riduzione dei livelli sierici di testosterone (ipogonadismo) e cambiamenti sia metabolici e sia nella qualità della vita. La **terapia sostitutiva con testosterone** (TRT) è fruibile ed ampiamente utilizzata per elevare i livelli sierici di testosterone negli uomini ipogonadici. La conoscenza dei meccanismi coinvolti nella formazione del testosterone ha reso ipotizzabile anche l'utilizzo di mezzi farmacologici per aumentare il testosterone sierico (e intratesticolare) stimolando direttamente **le stesse cellule di Leydig**.

- Leydig cells: formation, function, and regulation Barry R Zirkin and Vassilios Papadopoulos – PMID: 29566165 – luglio 2018

Bassi livelli di testosterone e relativo trattamento

Questo paragrafo rappresenta solo una piccola parentesi, tratteremo il tema relativo alla TRT e i vari prodotti per stimolare la produzione di testosterone (o sostituirsi ad esso) nei vari paragrafi dedicati. I livelli sierici ridotti di testosterone (l'ipogonadismo) possono verificarsi **sia negli uomini giovani che in quelli anziani**. In effetti, un calo significativo dei livelli sierici di testosterone colpisce circa 5 milioni di uomini solo in America. Tra di essi un 20% - 50% sono uomini di età superiore ai 60 anni e circa il 15% sono uomini che spesso fanno parte di coppie che cercano soluzioni a problemi legati all'infertilità. In Italia, le analisi dei livelli ormonali **vengono prescritte molto raramente**, solitamente solo se il paziente ha problemi a diventare padre. Non esiste ancora il concetto che sposa livelli ormonali ottimali alla qualità della vita. Spesso l'uomo depresso viene trattato con farmaci antidepressivi e non viene lontanamente presa in considerazione la TRT. L'ipogonadismo si divide principalmente in due tipi: si parla di "ipogonadismo **primario**" o "**ipogonadismo ipergonadotropo**" se la problematica è insita nel testicolo nel qual caso i bassi livelli di testosterone circolante si associano ad elevati livelli delle due gonadotropine, LH e FSH; al contrario parliamo di "ipogonadismo **secondario**/centrale" o "**ipogonadismo ipogonadotropo**", se caratterizzato da bassi livelli di testosterone **ma anche di LH ed FSH**, e dovuto ad un'alterazione a carico di ipotalamo e/o ipofisi, due altri importantissimi organi endocrini che regolano la stimolazione del testicolo così come di altre ghiandole endocrine periferiche (tiroide, surrene, eccetera ...)[1].

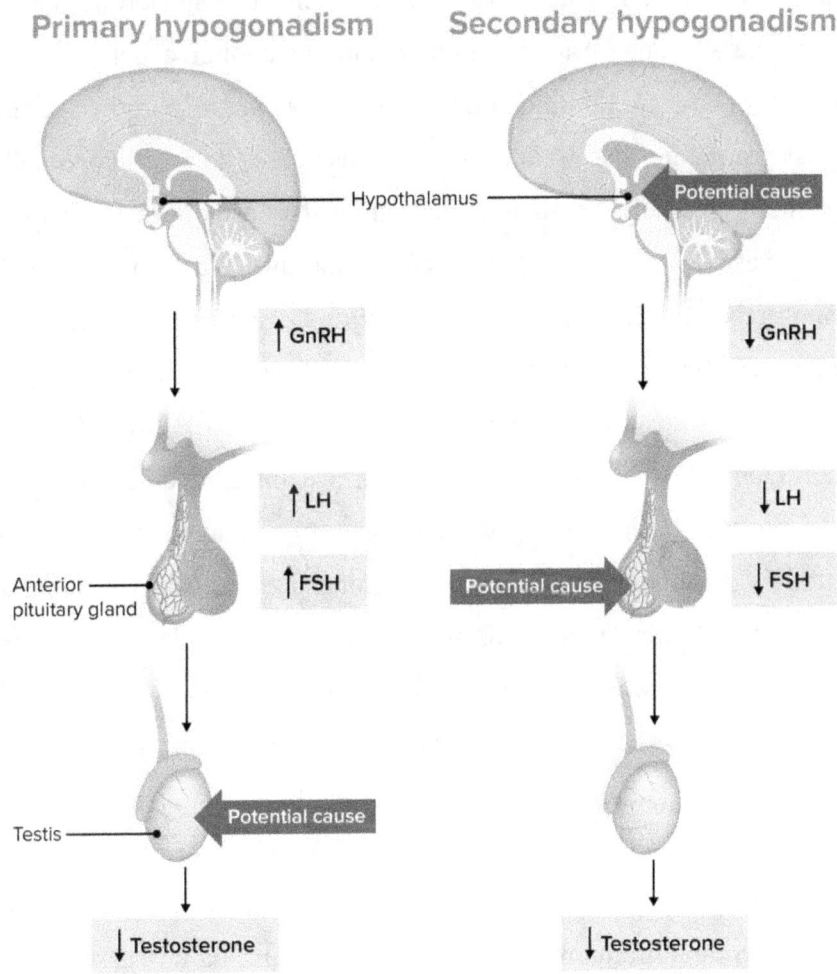

Sia negli anziani che nei giovani, la riduzione del testosterone sierico è associata a una serie di cambiamenti metabolici e della qualità della vita, tra cui diminuzione della massa magra corporea, della densità minerale ossea, della massa muscolare, della libido e della funzione sessuale, aumento dell'adiposità, osteoporosi, disturbi cardiovascolari e umore alterato. Negli uomini ipogonadici nei quali sono presenti deficienze della stimolazione centrale (**ipogonadismo ipogonadotropo**, sindrome di Kallman), il testosterone sierico può essere elevato direttamente somministrando LH o hCG, o indirettamente con Clomifene (Clomid®) o inibitori dell'aromatasi, tutti prodotti a cui è stata dedicata una sezione apposita nel libro. Tuttavia, l'ipogonadismo, nella maggior parte dei pazienti non è il risultato di carenze centrali, ma deriva piuttosto dalla diminuita reattività delle cellule di Leydig all'LH. In tali uomini, i tentativi di aumentare la produzione di testosterone delle cellule di Leydig e quindi i livelli sierici di testosterone mediante la somministrazione di LH in genere non sono efficaci. In questo caso, la somministrazione di testosterone esogeno, noto come **terapia sostitutiva del testosterone**, elimina molti dei sintomi derivanti da un basso livello di testosterone. La disponibilità di nuove forme di somministrazione di testosterone ed il marketing annesso hanno contribuito all'aumento delle vendite di testosterone su prescrizione del 500% dal 1993, con aumenti decisamente eclatanti negli USA dal 2000 [1a].

[1a] Kolettis PN, Purcell ML, Parker W, Poston T, Nangia A. Medical testosterone: an iatrogenic cause of male infertility and a growing problem. Urology 2015;85:1068–1073.

L'obiettivo principale della TRT è aumentare i livelli sierici di testosterone nel **range eugonadico**. I preparati di testosterone in uso sono iniezioni; cerotti transdermici scrotali e non scrotali; e preparazioni orali, buccali e in gel. Con le iniezioni, **i livelli sierici di testosterone sono inizialmente sovrafisiologici e poi si riducono**, richiedendo il monitoraggio dei livelli di testosterone e talvolta aggiustamenti tra le iniezioni (maggiore o minore frequenza e/o dosaggio diverso). Il testosterone somministrato mediante gel e altri metodi transdermici è più facile da usare e produce concentrazioni di testosterone più costanti. Tuttavia, studi recenti suggeriscono che potrebbe esserci un aumento del rischio di malattie cardiovascolari negli **uomini anziani** dopo la TRT, con il risultato che la FDA avverte (settembre 2014) che gli uomini che assumono testosterone esogeno possono incorrere in un aumento del rischio di ictus e infarto. Ci sono rapporti che suggeriscono che il trattamento con testosterone esogeno potrebbe aumentare il rischio di cancro alla prostata. Nonostante ciò, vi è una linea di pensiero abbastanza univoca sul fatto che la terapia con testosterone nei **giovani uomini ipogonadici** sia relativamente sicura e abbia effetti benefici. **Il testosterone esogeno sopprime la produzione endogena di LH, con conseguente riduzione della produzione di testosterone da parte delle cellule di Leydig e quindi la soppressione della spermatogenesi.** Il recupero della spermatogenesi dopo l'interruzione del trattamento richiede spesso **6 – 15 mesi** o più. Pertanto, la somministrazione di testosterone esogeno non è appropriata per gli uomini che desiderano procreare. Anche questi temi saranno affrontati nuovamente e più volte nei paragrafi dedicati.

Sebbene esistano metodi con cui aumentare il testosterone sierico senza TRT, inclusi hCG o inibitori dell'aromatasi per gli uomini con **ipogonadismo secondario**, questi approcci sono molto spesso inefficaci negli uomini con ipogonadismo primario. Come si è visto dapprima nei roditori e poi anche negli esseri umani, i livelli sierici di testosterone diminuiscono progressivamente con l'invecchiamento. In entrambi, queste diminuzioni derivano dalla **ridotta produzione di testosterone dovuta all'invecchiamento delle cellule di Leydig**, non da una riduzione del numero di cellule. Come negli uomini, l'invecchiamento nei ratti è caratterizzato da una riduzione del testosterone sierico e da livelli di LH invariati o aumentati, e dalla ridotta capacità delle cellule di Leydig di produrre testosterone in risposta a LH. La conoscenza delle fasi e dei meccanismi di formazione del testosterone ha permesso di considerare l'utilizzo di mezzi farmacologici per aumentare il testosterone sierico (e intratesticolare) stimolando le stesse cellule di Leydig. Tutte queste moderne tecnologie però non rappresentano ancora una soluzione, ma un'alternativa. Ad oggi la TRT sembra l'unica strada valida (con tutti i suoi pro e contro) per aumentare il T.

[1] https://www.auxologico.it/malattia/ipogonadismo-maschile

- Leydig cells: formation, function, and regulation Barry R Zirkin and Vassilios Papadopoulos – PMID: 29566165 – luglio 2018

Sex Hormone Binding Globulin (SHBG)

La globulina legante gli ormoni sessuali (SHBG) è una glicoproteina plasmatica, prodotta nel fegato, deputata al trasporto degli ormoni sessuali nel sangue. Difatti, essa è in grado di legare il testosterone, il diidrotestosterone (DHT) e l'estradiolo (estrogeno) e di trasportarli in forma inattiva nel circolo sanguigno. Questo vale sia per le donne che per gli uomini. È interessante notare che il DHT ha la più alta affinità di legame con SHBG, probabilmente a causa del legame idrogeno aggiuntivo che ha, seguito dal testosterone e poi dall'estradiolo[1]. La SHBG può essere influenzata da diversi fattori, tra cui una dieta ipercalorica, soggettività genetica e adiposità viscerale. Quando circolano nel flusso sanguigno, il testosterone, il DHT e l'estradiolo sono perlopiù debolmente legati all'albumina sierica ed alcuni saranno invece strettamente legati all'SHBG, solo una piccola quantità d'ormoni risulta essere non legata (libera). L'albumina sierica è la proteina più abbondante nel nostro plasma sanguigno ed ha una serie di funzioni che non si limitano solo al trasporto degli ormoni steroidei, questo grazie alla sua struttura a domini altamente flessibile[2]. Infatti, circa il 50 – 55% del testosterone è legato all'albumina sierica ed il 40 – 45% legato all'SHBG, sebbene tutto ciò **vari moltissimo** da persona a persona.

---

[1] Grishkovskaya I, Avvakumov G V., Sklenar G, Dales D, Hammond GL, Muller YA. Crystal structure of human sex hormone-binding globulin: Steroid transport by a laminin G-like domain. EMBO J. 2000;19(4):504-512. doi:10.1093/emboj/19.4.504

[2] Chem Sci. 2019;10(6):1607-1618. doi:10.1039/c8sc04397c

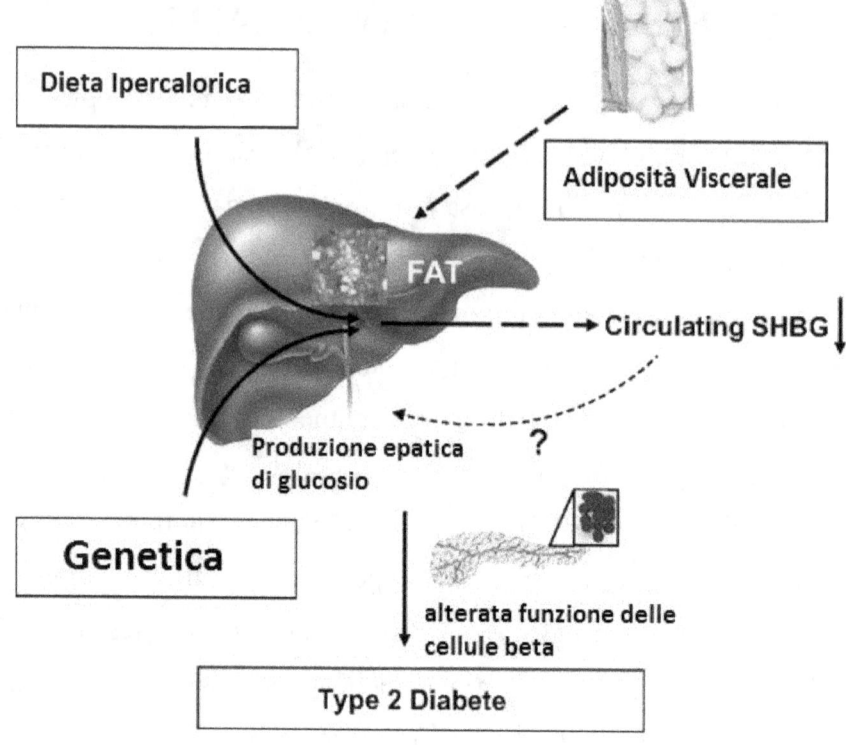

Quadro **ipotetico** riguardo cause e conseguenze
metaboliche dell'SHBG circolante nell'uomo.

Come ho detto, la sintesi di SHBG avviene a livello epatico e può essere stimolata o inibita da molteplici fattori fisiologici e farmacologici, che forse non tutti conoscono. È giusto far notare però che SHBG segue un certo ritmo circadiano, dove possiamo notare il suo picco massimo a metà pomeriggio attorno alle 15:00 – 16:00; al contrario il testosterone totale e quello libero mostrano picchi al mattino presto attorno alle 7:00 – 7:30. Ciò, ovviamente, è legato da una sorta di "**gioco inversamente proporzionale**". Quando abbiamo il valore minimo del testosterone totale e libero, SHBG tenderà ad aumentare, e viceversa sino al mattino successivo.

↑ COSA AUMENTA SHBG:

- Anoressia, bilancio energetico negativo, diete eccessivamente **ipocaloriche**

- Ipertiroidismo, eccesso di ormoni tiroidei, abuso di farmaci che stimolano eccessivamente l'attività tiroidea

- Malattie del fegato, fegato "intossicato", alterata funzionalità epatica, cirrosi epatica

- Deficit d'ormone della crescita, invecchiamento/anzianità

- Terapia con estrogeni o aumento degli stessi

- Gravidanza

↓ COSA ABBASSA SHBG:

- Obesità, aumento del grasso viscerale, dieta ipercalorica

- Diabete mellito di tipo 2 ed insulino-resistenza

- Ipotiroidismo

- Terapia corticosteroidea

- Terapia con **androgeni**, livelli di testosterone eccessivamente (e cronicamente) elevati, TRT con *micro-dosing*.

- Acromegalia

SHBG è un valore molto importante quando si parla di benessere generale, poiché è strettamente correlato alla biodisponibilità di testosterone libero. Uno studio [3] ha mostrato un calo **non** significativo (-19%) del testosterone **totale** dopo un forte deficit energetico di 4 settimane indotto dall'esercizio e dalla dieta (55%). Tuttavia, SHBG era **aumentato notevolmente**. Di conseguenza, il testosterone **libero** era diminuito altrettanto significativamente **del 42%**. Da questo studio possiamo capire che in situazioni di forte ipocalorica (con forte spossatezza) il valore del solo testosterone totale può essere fuorviante. Ricordo nuovamente che il **testosterone totale** rappresenta la somma del testosterone libero e di quello legato alle proteine; il **testosterone biodisponibile** è invece la somma dell'ormone libero con quello legato all'albumina, ma quello che conta veramente alla fine è il **testosterone libero** che considera solo la quota dell'ormone che circola nel plasma non legato alle proteine.

[3] S. M. Pasiakos, C. E. Berryman, J. P. Karl, H. R. Lieberman, J. S. Orr, L. M. Margolis, J. A. Caldwell, A. J. Young, M. A. Montano, W. J. Evans, et al. Effects of testosterone supplementation on body composition and lower-body muscle function during severe exercise-and diet-induced energy deficit: A proof-of-concept, single centre, randomised, double-blind, controlled trial. EBioMed, 2019.

- https://www.urologo-genova.it/articoli/testosterone-basso-valori-normali-totale-libero-biodisponibile.htm

- https://www.ospedaleniguarda.it/esami-di-laboratorio/info/283/TESTOSTERONE-LIBERO

Come abbiamo visto, la globulina legante gli ormoni sessuali (*sex hormone binding globulin*: SHBG) è una **proteina di trasporto** per il testosterone e l'estradiolo nel sangue. È una glicoproteina di grandi dimensioni con un peso molecolare di ca. 95 kDa. Il livello dell'affinità di legame dell'SHBG per gli steroidi, dall'alto in basso, è come segue: diidrotestosterone (DHT), testosterone, androstenediolo, E2 ed estrone. Inoltre, l'SHBG si lega debolmente al deidroepiandrosterone (DHEA), non però al deidroepiandrosteronesolfato (DHEA-S). **Anche una sua eccessiva riduzione può essere deleteria**, come accade in alcuni disturbi della sfera genitale. SHBG trasporta gli steroidi sessuali nel sangue e **regola il loro accesso ai tessuti bersaglio**. Nei fluidi biologici, SHBG esiste come omodimero e ciascun monomero comprende due domini simili alla laminina G (domini G) [4]. Se nel vostro protocollo chimico non vi è sufficiente carica androgena, o se il **bilancio** androgeni/estrogeni è compromesso, un valore **troppo basso** di SHBG può essere controproducente tanto quanto un valore elevato.

---

[4] I. Grishkovskaya, G. V. Avvakumov, G. Sklenar, D. Dales, G. L. Hammond, and Y. A. Muller. Crystal structure of human sex hormone-binding globulin: steroid transport by a laminin g-like domain. The EMBO journal, 19(4):504–512, 2000.

Pregnenolone (articolo tratto dal Blog di davidenosecoach.wixsite.com)

Se cercate sul web la parola: "pregnenolone" troverete che si tratta di un ormone steroideo coinvolto nella biosintesi di ... eccetera eccetera. Tutto corretto, ma a mio avviso ben più limitativo di quanto si possa pensare. Esso, infatti, nel grande albero della sintesi degli ormoni, è il ramo che viene subito dopo il colesterolo. Non è un semplice ormone, ma è un neurosteroide endogeno *(Baulieu, 1998)* nonché un precursore di numerosissimi altri steroidi, tra cui cortisolo, allopregnanolone, deidroepiandrosterone (DHEA), progesterone e potrei continuare ancora molto, vedere foto a seguito.

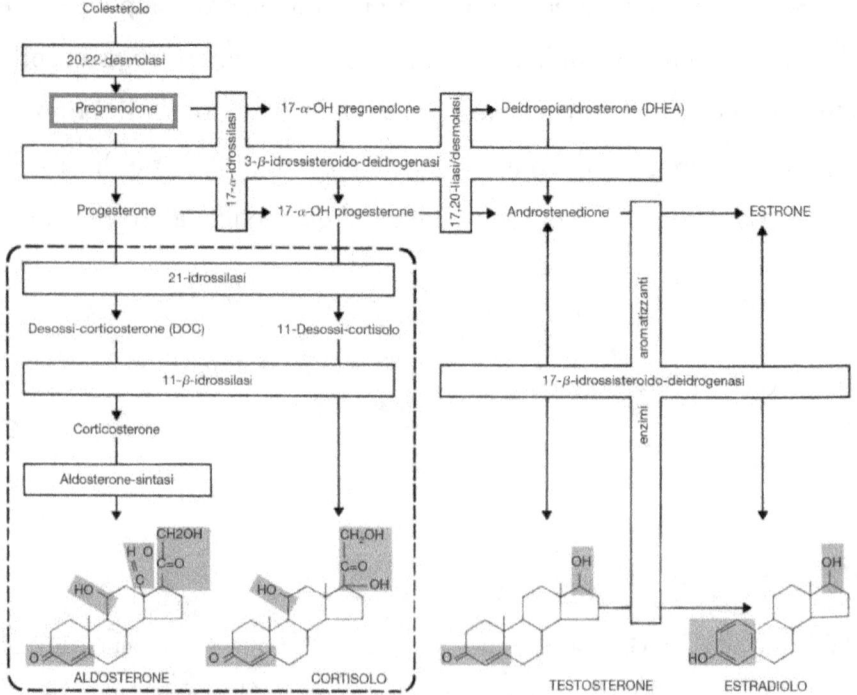

I risultati preclinici suggeriscono che l'integrazione orale con pregnenolone può avere un ruolo nei meccanismi di regolazione dell'ansia e della depressione *(Espallergues et al., 2012; Nothdurfter et al., 2012)*. Pensate che nei modelli animali, l'isolamento sociale è associato ad ansia, depressione e **diminuzione dei livelli di pregnenolone** *(Serra et al., 2000)*, mentre la somministrazione di quest'ultimo è associata a migliori prestazioni nei compiti cognitivi *(Flood et al., 1992; Isaacson et al., 1994)*. Il pregnenolone può agire attraverso molteplici meccanismi *(Roth et al., 2004; Zorumski et al., 2013)*, compresi i microtubuli *(Bianchi e Baulieu, 2012; Fontaine-Lenoir et al., 2006; Murakami et al., 2000)* ed il recettore CB1 (endocannabinoide) *(Vallee et al., 2014)*, nonché attraverso i neurosteroidi a valle. Giusto farlo presente, alcuni degli effetti che esercita derivano da meccanismi ancora non completamente chiariti.

L'evidenza scientifica ci dice che:

- Il pregnenolone ha effetti antidepressivi ed ansiolitici *(Reddy; Kulkarni, 1998)*.

- La somministrazione di pregnenolone, nei modelli di sperimentazione animale, ha comportato un miglioramento dell'apprendimento e della memoria con effetti sulla plasticità neurale. Ha anche mostrato effetti promettenti nel mitigare la perdita di memoria e persino alcuni cambiamenti strutturali indotti dalla malattia di Alzheimer *(Vallée, Mayo, Le Moal, 2001; Yanase, Fukahori, 1996)*. Interessante sotto questo punto di vista il suo inserimento in un contesto **anti-aging** dedicato al senior.

- È stato dimostrato che la somministrazione di pregnenolone riduce la formazione di gliosi (una specie di cicatrici) in seguito a lesioni cerebrali traumatiche, la tossicità neurale della proteina amiloide (amiloidosi) e regola la sintesi e la riparazione della mielina nel SNC e nel sistema nervoso periferico. Inoltre, protegge il tessuto nervoso da ulteriori danni a seguito di lesioni midollari e aiuta nel recupero della funzione motoria.

- Dal momento che il ruolo dei neurosteroidi nella trasmissione del segnale del dolore e nella modulazione dello stesso è ben noto, l'integrazione con pregnenolone può aiutare a contrastare il dolore cronico.

- Gli studi dimostrano che il pregnenolone potrebbe avere un certo potenziale come terapia per ridurre l'assunzione di alcol nelle persone che ne abusano. Recentemente è stato dimostrato anche che riduce alcuni degli effetti associati al consumo di cannabis e diminuisce la dipendenza dalla stessa (tossicodipendenza).

- È stato dimostrato che la somministrazione di pregnenolone allevia alcuni sintomi della schizofrenia *(Wong et al. - 2012)*.

- **Viene inserito saltuariamente nelle TRT** (terapia sostitutiva del testosterone), viene sconsigliato invece laddove l'equilibrio ormonale è turbato o non chiaro (abuso di farmaci o patologie).

Deidroepiandrosterone (DHEA)

Il Deidroepiandrosterone (DHEA) è un precursore degli ormoni sessuali maschili e femminili, compresi i famosi: testosterone e gli estrogeni. Questo prodotto è visto dagli ipogonadici (o presunti tali) come la panacea di tutti i mali, ma non è propriamente così. Negli uomini, con l'avanzare dell'età si verifica un calo progressivo dei livelli d'androgeni circolanti. In linea di massima tale declino inizia attorno ai 35-40 anni, con una decadenza annuale del testosterone circolante di circa l'1-3% e di DHEA fino al 4%. Tale fenomeno non è temporaneo, ma continua anno dopo anno la sua inesorabile discesa sino ai 90 anni. Le persone con bassi livelli ormonali possono assumere il DHEA per aumentare i livelli di testosterone ed estrogeni, anche se è giusto far comprendere che **esso non agisce direttamente sui recettori** AR e ER. Per tale motivo il DHEA viene considerato un pro-androgeno/estrogeno, in quanto **deve convertirsi** per creare ormoni attivi e tale conversione avviene secondo necessità (funzione adattogena). Le persone con livelli ormonali nella norma **non hanno bisogno** d'integrare il DHEA, poiché rischiano solo di subire gli effetti collaterali di una conversione non gradita. Come dicevo, essendo un precursore degli ormoni maschili e femminili potrebbero esserci effetti collaterali relativi alla produzione sia d'androgeni che d'estrogeni. Il DHEA è molto più affidabile se assunto da persone che soffrono di ridotti livelli di testosterone, magari legati all'avanzare dell'età. Poiché il DHEA è un lieve inibitore del **CYP3A4**, non deve essere assunto assieme a farmaci metabolizzati da tale enzima. **Dosaggio in uso: 25 – 50 mg / giorno.**

Sotto un certo punto di vista è molto più interessante l'applicazione di DHEA nella sfera femminile. Il trattamento medico per le donne carenti di androgeni è proprio il DHEA (Deidroepiandrosterone), che è uno degli ormoni più critici nelle donne, essendo un precursore chiave della sintesi sia degli androgeni e sia degli **estrogeni** [1]. Uno studio ha rilevato che 50 mg/die di DHEA, se assunti per 1 anno, "aumentano significativamente" la libido nelle donne di età superiore ai 70 anni [2]. Un altro studio ha scoperto che un ciclo di 6 settimane di DHEA ha migliorato la funzione sessuale nelle donne, inclusi l'eccitazione, la qualità dell'orgasmo e la libido [3]. Hanno scoperto anche che i sintomi della depressione sono diminuiti del 50%, migliorando significativamente l'umore. Queste donne hanno assunto 90 mg/die di DHEA per le prime 3 settimane, seguite da 450 mg/die di DHEA per le restanti 3 settimane. Altre ricerche [4] hanno dimostrato che 50 mg/die di DHEA, somministrati per 3 mesi, migliorano il benessere delle donne dell'82%. Hanno riferito anche: maggiore rilassamento, sonno migliorato, meno stress e livelli di energia più elevati. Alcuni preparatori utilizzano il DHEA nelle **PCT (terapia post ciclo) di donne che hanno assunto steroidi anabolizzanti**, esempio: 50 mg/giorno di DHEA per 12 settimane.

---

[1] https://academic.oup.com/humupd/article/13/3/239/2457836

[2] Dehydroepiandrosterone (DHEA), DHEA sulfate, and aging: contribution of the DHEAge Study to a sociobiomedical issue. PMID: 10760294

[3] Dehydroepiandrosterone monotherapy in midlife-onset major and minor depression. PMID: 15699292

[4] Effects of replacement dose DHEA in men and women of advancing age. Morales et al. 1994

La bibliografia medica andrologica ci dice che in un primo studio clinicamente controllato, la somministrazione del DHEA ha indotto un aumento dei livelli di IGF-1. Il 70% dei pazienti ha riportato un miglioramento del benessere generale. Ulteriori studi hanno dimostrato un'attivazione del sistema immunitario con un aumento dei monociti e dei linfociti T attivi **negli uomini anziani e nelle donne in post menopausa**. Un ulteriore studio su larga scala controllato con placebo, tuttavia, **non ha riscontrato alcun beneficio dalla somministrazione di DHEA**[5]. Mentre è stato osservato un leggero miglioramento della densità ossea lombare dopo la somministrazione orale di DHEA nelle donne anziane sane, tale miglioramento **non è stato osservato** negli uomini anziani[6]. Sono necessari altri studi per valutare l'efficacia della terapia con DHEA, ma di sicuro sappiamo che se questa può essere in qualche modo efficace, **lo sarà perlopiù per gli anziani e non per i giovani**.

[5] Flynn MA, Weaver-Osterholtz D, Sharpe-Timms KL, Allen S, Krause G (1999) Dehydroepiandrosterone replacement in aging humans. J Clin Endocrinol Metab 84:1527–1533

[6] von Mühlen D, Laughlin GA, Kritz-Silverstein D, Bergstrom J, Bettencourt R (2008) Effect of dehydroepiandrosterone supplementation on bone mineral density, bone markers, and body composition in older adults: the DAWN trial. Osteoporos Int 19:699–670

Androgeno ed Anabolizzante

Gli effetti dell'ormone T diventano più marcati durante il periodo della pubertà, quando una maggiore produzione di testosterone provoca notevoli mutamenti fisiologici nel corpo maschile. Ciò comprende la comparsa delle caratteristiche maschili secondarie come la voce più profonda, crescita dei peli sul corpo e sul viso, aumento della produzione di una sostanza grassa chiamata **sebo** dalle ghiandole sebacee, sviluppo degli organi sessuali, maturazione dello sperma ed aumento della libido. Tutti questi effetti vengono considerati le proprietà **mascolinizzanti o "androgene"** di questo ormone. L'aumento nella sintesi di testosterone promuove anche cambiamenti che interessano la sfera muscolare; infatti, con l'aumento di questo ormone possiamo osservare **una crescita della massa muscolare magra ed un aumento della velocità di sintesi proteica**, effetti che vengono denominati **"anabolizzanti"**. Il testosterone è il motivo per il quale gli individui di sesso maschile hanno una massa muscolare più voluminosa rispetto alle donne. I due sessi, fisiologicamente, hanno infatti livelli di testosterone notevolmente diversi. In realtà, nelle donne l'ormone sessuale dominante è l'**estrogeno**, che ha effetti nettamente diversi sul corpo.

Progesterone   Glucocorticoidi   Androgeni   Estrogeni

Testosterone <u>TOTALE</u>, valori ematici di riferimento *

Età	Uomini	Età	Donne
7-9 anni	< 9 ng/dL	7-9 anni	< 15 ng/dL
10-11 anni	2-57 ng/dL	10-11 anni	2-42 ng/dL
12-13 anni	7-747 ng/dL	12-13 anni	6-64 ng/dL
14-15 anni	33-585 ng/dL	14-15 anni	9-49 ng/dL
16-17 anni	185-886 ng/dL	16-17 anni	8-63 ng/dL
18-39 anni	300-1080 ng/dL	18-30 anni	11-59 ng/dL
40-59 anni	350-890 ng/dL	31-40 anni	11-56 ng/dL
> 60 anni	300-720 ng/dL	41-51 anni	9-55 ng/dL
		Postmenopausa	6-25 ng/dL

* Tali valori di riferimento possono variare leggermente tra i vari laboratori di analisi. Nota: **ng/dL = nanogrammi di testosterone per decilitro.**

Estradiolo (E2), valori ematici di riferimento *

LIVELLI D'ESTRADIOLO – Intervalli di riferimento	
Femmina - Fase follicolare	10 – 178 pg/mL
Femmina - Picco preovulatorio	48 – 388 pg/mL
Femmina - Fase luteale	31 – 247 pg/mL
Femmina - Menopausa	0 – 30 pg/mL
Maschi	20 – 45 pg/mL

* Tali valori di riferimento possono variare leggermente tra i vari laboratori di analisi. Nota: **pg/mL = picogrammo di estradiolo per millilitro.**

- www.my-personaltrainer.it/fisiologia/ormoni/valori-testosterone
- https://www.my-personaltrainer.it/fisiologia/ormoni/estradiolo

Si noti che vi sono zone del corpo più sensibili di altre all'azione del testosterone. Lo sviluppo dell'apparato pilifero dovuto ad un **eccesso di androgeni** non si limita a pochi peli sottili alle regioni preauricolari, ma assume i caratteri di un vero **irsutismo** con comparsa di peli terminali in tutte le **aree androgeno-sensibili**: al mento, all'addome, al tronco. I capelli si fanno invece più sottili e si osserva una regressione della linea di attacco sulla fronte e sulle tempie con uno stempiamento di tipo maschile (vedi sezione dedicata alle ¶ *Calvizie*). Acne e seborrea sono quasi costantemente presenti (vedi sezione dedicata alle ¶ *Reazioni cutanee e Acne*). La voce assume una tonalità bassa. Le masse muscolari soggette all'azione degl'androgeni non sono ipotrofiche, ma anzi ipertrofiche.

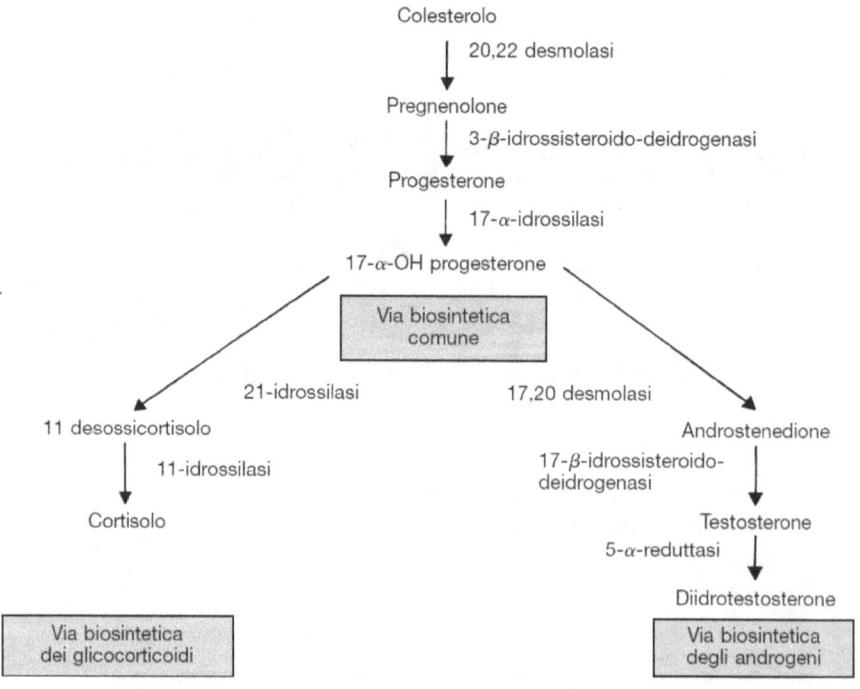

Indice Anabolizzante/Androgeno (A:A)

Il confronto tra effetto androgeno ed anabolico è stato quantificato in termini di "indice A/A" definito come il rapporto tra potenza androgenica e l'attività anabolica. L'indice terapeutico anabolizzante/androgeno (A:A), detto anche *anabolic to androgenic ratio*, ha come valore di riferimento il rapporto **100:100** del testosterone puro. Per valutare la potenza androgenica la procedura tipica consiste nella misurazione, a seguito della somministrazione di AAS, della crescita nei ratti delle vescicole seminali (come %) e della prostata. A seguito delle differenti risposte di questi tessuti ad uno stesso AAS viene fatta una media dei risultati. L'accrescimento del *"levator ani"* misura l'attività anabolica, anche se, questo muscolo potrebbe non essere l'ideale per questo uso dato che **contiene più recettori androgeni** rispetto al muscolo scheletrico. Facendo poi il rapporto tra i due valori (anabolico/androgenico) si ottiene un valore in grado di correlare la risposta anabolica/androgenica di uno specifico steroide e si chiama per l'appunto indice anabolico/androgeno. Se questo indice è maggiore di 1 si ha una tendenza all'effetto anabolico e quindi il nostro AAS sarà classificato come anabolizzante, se invece è minore di 1 avrà maggiore attività androgenica. Normalmente i valori nel ratto dell'indice anabolico/androgenico sono giudicati attendibili anche per l'uomo, anche se **sono possibili variazioni** dovute alla specie. **Attenzione!** Non esiste alcun AAS che si possa considerare privo di effetti androgeni; i quali dipendono molto dalla **densità recettoriale**.

- Università Di Pisa Dott. Calderone – Dott. Giorgi – Dott. Santarelli

Compound:	Androgenic	Anabolic
1-Testosterone	100	200
Anabolicum Vister(Quinbolone)(oral Boldenone)	50	100
Anadrol 50(Oxymetholone)	45	320
Anadur(Nandrolone Hexyloxyphenylpropionate)	37	125
Anatrofin(Stenbolone Acetate)	104-144	267-332
Anavar(Oxandrolone)	24	332-630
Andractim(Dihydrotestosteron)	30-260	60-220
Andriol(Testosterone Undecanoate)	100	100
Androderm(Testosterone)	100	100
Androgel(Testosterone)	100	100
Boldabol(Boldenone Acetate)	50	100
Cheque Drops(Mibolerone)	1800	4100
Danocrine(Danazol)	37	125
Deca-Durabolin(Nandrolone Decanoate)	37	125
Deposterona(Testosterone Blend)	100	100
Dianabol(Methandrostenolone)	40-60	90-210
Dimethyltrienolone	10000+	10000+
Dinandrol(Nandrolone Blend)	37	125
Durabolin(NPP)	37	125
Dynabol(Nandrolone Cypionate)	37	125
Equipoise(Boldenone Undecylenate)	50	100
Esiclene(Formebolone)	-------	------
Genabol(Norbolethone)	17	350
Halotestin(Fluoxymesterone)	850	1900
Hydroxytestosterone	25	65
Laurabolin(Nandrolone Laurate)	37	125
Madol(Desoxymethyltestosterone)	187	1200
Masteron(Drostanolone Propionate)	25-40	62-130
Megagrisevit-Mono(Clostebol Acetate)	25	46
MENT(Methylnortestosterone Acetate)	650	2300
Mestanolone	78-254	107
Methandriol(Mythelandrostenediol)	30-60	20-60
Methyl-1-Testosterone	100-220	910-1600
Methyldienolone	200-300	1000
Methylhydroxynandrolone(MHN)	281	1304
Methyltestosterone	94-130	115-150
Metribolone(Methyltrienolone)	6000-7000	12000-30000
Miotolan(Furazabol)	73-94	270-330
Myagen(Bolasterone)	300	575
Nilevar(Norethandrolone)	22-55	100-200
Omnadren(Testosterone Blend)	100	100
Orabolin(Ethylestrenol)	20-400	200-400
Oral Turinabol		100+
Oranabol(Oxymesterone)	50	330
Orgasteron(Normethandrolone)	325-580	110-125
Parabolan(Tren Hexahydrobenzycarbonate)	500	500
Primobolan(Methenolone Acetate)	44-57	88
Primobolan Depot(Methenolone Enanthate)	44-57	88

Sull'indice anabolizzante/androgeno A:A si potrebbe aprire una discussione **infinita**. Molti ritengono che questi numeri siano in gran parte **fuorvianti**, poiché si basano su un **esperimento inesatto**, vale a dire il test di *Hershberger*. Esistono diverse varianti del test *Hershberger* che differiscono per la quantità di sostanza in esame o per il numero di effetti misurati nel ratto. In linea di massima vengono utilizzati diversi ratti castrati non sessualmente maturi, ai quali viene somministrato per via intramuscolare uno steroide o un'altra sostanza da esaminare, per almeno una settimana. Gli animali di prova vengono quindi sezionati e vengono determinati i pesi del muscolo elevatore dell'ano, delle vescicole seminali e della prostata. Un effetto anabolico si verifica quando il peso del *levator ani* è aumentato. Se anche il peso delle vescicole seminali e della prostata è aumentato, c'è un effetto androgeno. Il rapporto tra gli effetti del peso anabolico e androgeno può essere dato come indice (indice di *Hershberger*). Il problema è che il **muscolo elevatore dell'ano** ha ricevuto parecchie critiche dalla comunità scientifica. Pare che quest'ultimo non risponda agli stimoli ormonali come un "classico" muscolo scheletrico. In effetti, è un **muscolo androgeno-dipendente** che fa parte del sistema riproduttivo del ratto. Quindi, in linea di principio, qualsiasi crescita di questo muscolo tende ad essere la conseguenza di un effetto androgeno, anziché anabolico [1] [2].

[1] K. J. Hayes. The so-called'levator ani'of the rat. Acta endocrinologica, 48(3):337–347, 1965.

[2] J. Van der Vies. Implications of basic pharmacology in the therapy with esters of nandrolone. Acta Endocrinologica, 110(3 Suppla): S38–S44, 1985.

Ad ogni modo l'indice A/A è utile nel momento in cui si progetta il ciclo di steroidi anabolizzanti che si andrà ad eseguire. Tendenzialmente in una fase di costruzione muscolare si prediligono molecole perlopiù anabolizzanti e meno androgene, al contrario nei periodi di dimagrimento in cui si ricerca maggiore definizione e qualità muscolare si prediligono molecole più androgene e meno anabolizzanti. Ovviamente gli effetti collaterali dipendono molto anche dalla scelta delle molecole. Quelle più androgene daranno problemi di acne, alopecia, ... mentre quelle perlopiù anabolizzanti e poco androgene possono causare calo della libido. Ci sono poi effetti collaterali che dipendendo dal processo di metabolizzazione della molecola e quindi possono causare **tossicità** epatica e/o renale, oltre alla **dislipidemia**. Altri effetti collaterali come l'eritrocitosi sono comuni un po' a tutti i prodotti e quindi **vanno preventivati sempre**.

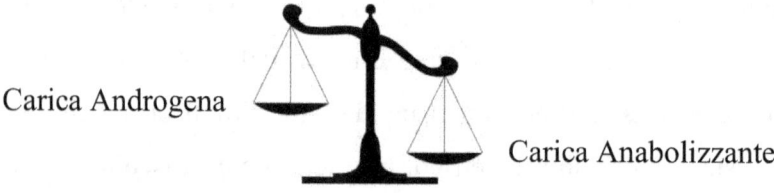

Carica Androgena   Carica Anabolizzante

Bulk – Fase di costruzione muscolare

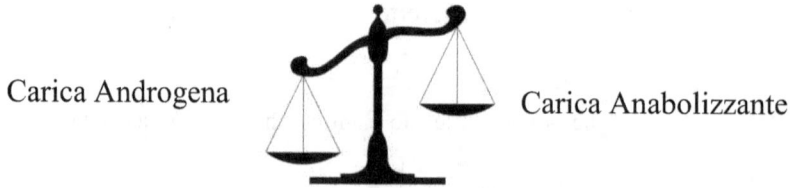

Carica Androgena   Carica Anabolizzante

Cut – Fase di definizione muscolare

Recettore degli Androgeni (AR)

Il meccanismo effettivo attraverso il quale il testosterone provoca le varie trasformazioni è alquanto complesso. Quando quest'ultimo si libera nel flusso sanguigno inizia ad interagire con varie cellule del corpo. Ciò include le cellule muscolari scheletriche, così come la pelle, il cuoio capelluto, i reni, le ossa, il sistema nervoso centrale ed i tessuti della prostata. Il testosterone si lega ad un bersaglio cellulare (un sito) per esercitare la sua attività e quindi il suo effetto riguarderà solo quelle cellule del corpo che possiedono il corretto sito bersaglio: il recettore ormonale; in tal caso il **recettore degli androgeni (AR)**.

La molecola di testosterone si lega al sito del recettore intracellulare formando un nuovo "complesso ormone-recettore". Questo complesso (ormone + sito recettore) migra nel nucleo della cellula, dove si lega ad una specifica sezione del DNA della stessa. Questo attiverà la trascrizione di specifici geni (vedi es. figura sotto), che nel caso di una cellula muscolare scheletrica determinerà soprattutto:

1. Aumento della sintesi delle due proteine contrattili primarie (actina e miosina) e pertanto **crescita del tessuto muscolare**;

2. Conservazione del **glicogeno** nel tessuto muscolare.

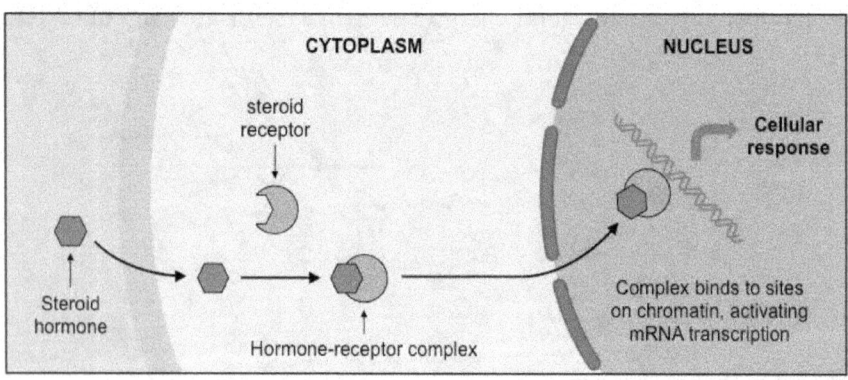

Stiamo parlando di un **processo lento**, che richiede ore, non minuti, per essere completato. Gli studi che analizzano l'azione di una singola iniezione di Nandrolone dimostrano che servono dalle 4 alle 6 ore prima che i recettori degli androgeni migrino dopo l'attivazione. Stiamo parlando perlopiù di **effetti genomici**, effetti "lenti", che si verificano dopo ore, anche se l'effetto tangibile sulla muscolatura si ha dopo giorni, settimane o addirittura mesi (tutto dipende dal tipo di prodotto, effetto desiderato od estere utilizzato).

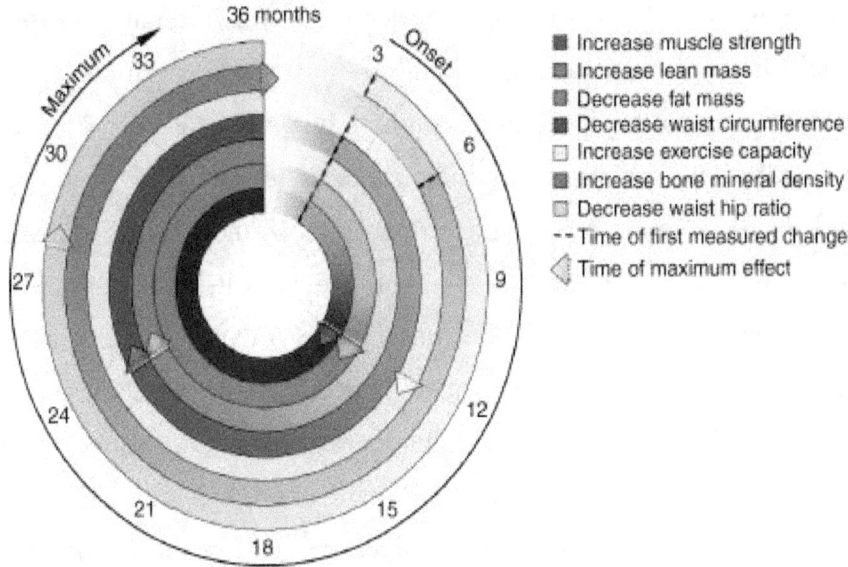

- Effects of various modes of androgen substitution therapy on erythropoiesis. Jockenhovel F, Vogel E, Reinhardt W, Reinwein D. Eur J Med Res 1997 Jul 28;2(7):293-8

- Testosterone increases lipolysis and the number of beta-adrenoceptors in male rat adipocytes. Xu XF, De Pergola G, Bjorntorp P. Endocrinology 1991 Jan;128(1):379-82

- The effects of androgens on the regulation of lipolysis in adipose precursor cells. Endocrinol 126 (1990) 1229-34

- Visceral fat accumulation in men is positively associated with insulin, glucose, and C-peptide levels, but negatively with testosterone levels. Seidell JC, Bjorntorp L, Sjostrom L, et al.Metabolism 39 (1990) 897-901

- Effects of testosterone and estrogens on deltoid and trochanter adipocytes in two cases of transsexualism. Vague J, Meignen J.M. and Negrin J.F. Horm. Metabol. Res. 16 (1984) 380-381

Come dicevo, il decorso temporale degli effetti indotti dalla **terapia sostitutiva con testosterone**, dalla loro prima manifestazione sino al raggiungimento degli effetti massimi, **richiede tempo**. Ad esempio, a seguito della **prima** somministrazione di testosterone, gli effetti sull'interesse sessuale compaiono dopo 3 settimane stabilizzandosi a 6 settimane, senza ulteriori incrementi previsti oltre tale tempistica (ovviamente a parità di dosaggio). I cambiamenti nelle erezioni/eiaculazioni possono richiedere fino a sei mesi. Gli effetti sulla qualità della vita si manifestano entro circa 3 – 4 settimane, ma i massimi benefici richiedono più tempo. Gli effetti sull'umore diventano rilevabili dopo 3 – 6 settimane con un massimo dopo 18 – 30 settimane (parlo perlopiù per "cicli duraturi" come le TRT). Gli effetti sull'eritropoiesi sono evidenti a 3 mesi, con un picco a 9 – 12 mesi, anche se certi prodotti sono più veloci e duraturi. L'antigene prostatico specifico ed il volume aumentano, marginalmente, stabilizzandosi a 12 mesi; un ulteriore aumento dovrebbe essere correlato all'invecchiamento piuttosto che alla terapia. Gli effetti sui lipidi compaiono dopo 4 settimane, il massimo dopo 6 – 12 mesi. La sensibilità all'insulina può migliorare entro pochi giorni, ma gli effetti sul controllo glicemico diventano evidenti solo dopo 3 – 12 mesi. **A dosaggi da TRT**, i cambiamenti nella massa grassa, nella massa magra e nella forza muscolare si verificano entro 12 – 16 settimane, si stabilizzano a 6 – 12 mesi, ma possono continuare marginalmente negli anni. **Esteri veloci / dosaggi maggiori daranno effetti più veloci**. Gli effetti sull'infiammazione si verificano entro 3 – 12 settimane. Gli effetti sull'ossatura (densità) sono rilevabili già dopo 6 mesi, pur continuando per almeno 3 anni.

Ricordate che l'espressione e la densità dei recettori androgeni intramuscolari è la **chiave** dell'ipertrofia muscolare, non tanto il dosaggio ormonale, sia esso circolante o intramuscolare. Motivo per il quale un protocollo chimico mal impostato rischia soltanto di "de-sensibilizzare" l'organismo. Lo spettro della *downregulation* incombe comunque, anche se le cose sono fatte bene, laddove l'anzianità chimica inizi a farsi sentire, quindi sul lungo termine. Oltre ad impostare un protocollo con tutti i sacri crismi (che non è facile), interessante è l'inserimento di dell'amminoacido L-Carnitina nella forma **L-Carnitina L-Tartrate.** In uno studio a cui sono stati somministrati a uomini sani 2 gr/die di L-Carnitina L-Tartrate per 3 settimane, i ricercatori hanno notato che il contenuto di recettori degli androgeni muscolari (misura da biopsie effettive) era aumentato in modo significativo. Più tardi gli stessi ricercatori hanno scoperto che quando lo stesso dosaggio viene utilizzato negli uomini che praticano allenamento di resistenza, l'aumento della densità dei recettori degli androgeni è ancora più alta rispetto ai soggetti non allenati. Oltre ad essere benefico per i recettori degli androgeni, è stato anche dimostrato che la supplementazione di carnitina migliora la qualità dello sperma umano, questo è probabilmente uno dei risultati dell'aumento della densità del recettore degli androgeni. Anche l'inserimento di **T3** è abbastanza sensato, dal momento che un po' tutti gli androgeni (chi più, come vedremo col Trenbolone, e chi meno) tendono a sopprimere la funzionalità tiroidea. I dati degli studi suggeriscono che T3 *down-regoli* gli ER e *up-regoli* gli AR [1].

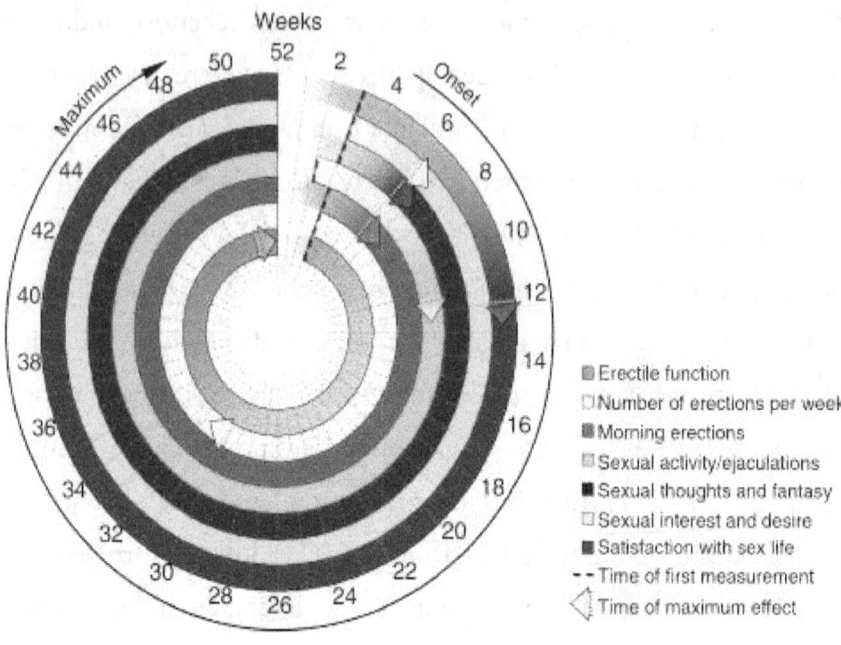

- Role of androgens in growth and development of the fetus, child, and adolescent. Rosenfield R.L. Adv Pediatr. 19 (1972) 172-213

- Metabolism of Anabolic Androgenic Steroids, Rogozkin, 1991

[1] J Endocrinol. 1996 Jan;148(1):43-50. doi: 10.1677/joe.0.1480043.

- Eur J Endocrinol. novembre 2011; 165(5): 675-685. Onset of effects of testosterone treatment and time span until maximum effects are achieved.

Effetti del Testosterone e i suoi Derivati

La principale modalità d'azione anabolica **diretta** di tutti gli steroidi anabolizzanti/androgeni è considerata l'attivazione del recettore degli androgeni e di conseguenza l'**aumento della sintesi proteica**. L'aumento della forza e della massa muscolare è dovuto inoltre all'effetto **anti-catabolico** degli steroidi. Questo meccanismo **indiretto** è considerato uno tra i più importanti e vede come protagonista il **cortisolo**. Gli ormoni glucocorticoidi hanno sostanzialmente un effetto opposto sulla cellula muscolare rispetto agli androgeni, per tale motivo la preponderanza di testosterone riduce l'azione del cortisolo. La crescita muscolare si ottiene nel momento in cui gli effetti anabolici del testosterone sono complessivamente più rilevanti rispetto agli effetti catabolici del cortisolo. Oltre alla sintesi proteica, un aumento dei livelli di androgeni migliora anche la sintesi della **creatina** nel tessuto muscolare scheletrico. Altro effetto indiretto dato dall'assunzione di ASS è la loro azione sul **fattore di crescita insulino simile** (IGF-1).

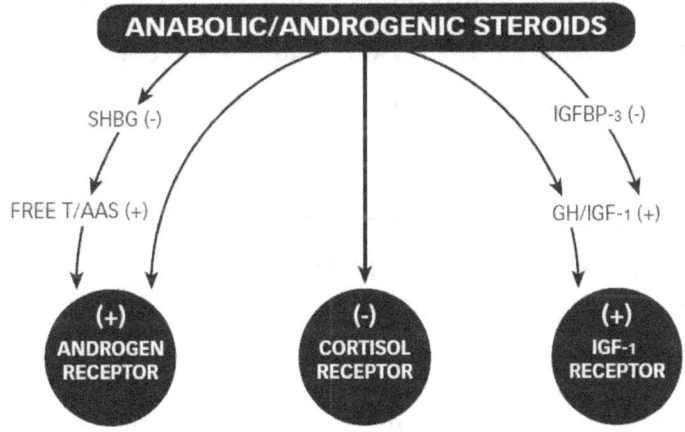

Cortisolo (Ormone dello Stress)

Il principale ormone **glucocorticoide** secreto dalla corteccia surrenale è il famoso cortisolo. La corteccia surrenale secerne principalmente tre tipi di ormoni steroidei: l'**aldosterone**, chiamato anche mineralcorticoide per i suoi effetti sui minerali sodio e potassio; i **glucocorticoidi** detti così per la loro capacità di aumentare la concentrazione plasmatica di glucosio, il principale tra loro è proprio il cortisolo; e gli ormoni sessuali, in particolare gli **androgeni**, prevalenti nel maschio. Attraverso una varietà di meccanismi, il cortisolo contribuisce a **mantenere stabile il glucosio plasmatico** durante la fase di digiuno e durante l'esercizio fisico prolungato a lungo termine. I suoi meccanismi d'azione sono:

1. Promuovere il **catabolismo proteico**.

    Infatti, il cortisolo è implicato nella formazione di glicogeno nel fegato (epatico), a partire dagli aminoacidi. Purtroppo, come ho già detto, quest'effetto avviene soprattutto a spese delle proteine che compongono il tessuto muscolare.

2. Favorire la **mobilitazione e l'utilizzo degli acidi grassi** dal tessuto adiposo. Il cortisolo è un ormone dotato di una lieve azione lipolitica, azione che però varia repentinamente quando viene secreto in maniera eccessiva (stress cronico).

3. Stimolare gli enzimi epatici coinvolti nella via metabolica che porta alla **sintesi del glucosio**.

4. Bloccare l'ingresso di glucosio nei tessuti (**aumento della glicemia**), forzando quegli stessi tessuti ad usare più acidi grassi come combustibile [1] [2].

CORTISOLO (ORMONE DELLO STRESS) E COMPOSIZIONE CORPOREA

➡ Il cortisolo è un ormone dotato di una lieve azione lipolitica, azione che però varia repentinamente quando viene prodotto in eccesso (stress cronico).

➡ La sintesi di cortisolo è maggiore nelle situazioni di forte stress psicofisico, motivo per il quale sconsiglio vivamente d'intraprendere qualsivoglia dieta se il mood non è quello giusto.

➡ Il cortisolo aumenta la glicemia e favorisce il catabolismo proteico. Quindi è deleterio sia in ipercalorica/iperglucidica e sia in ipocalorica, in quest'ultima rappresenta un rischio concreto di perdita di massa magra.

➡ Riduce le difese immunitarie, induce squilibri ormonali e riduce la sintesi di collagene e matrice ossea, con il rischio concreto di traumi e "fratture da stress".

➡ Abbattere il cortisolo però può avere effetti gravi (ipoglicemia, ipopituitarismo, ipotiroidismo, patologie al fegato, ...), ma modularlo per ridurlo ai range fisiologici invece è vantaggioso.

➡ La vitamina C riduce i picchi cortisolemici indotti dall'esercizio fisico, così come la fosfatidilserina, ma quest'ultima solo a dosaggi elevati. Omega–3 riduce leggermente il cortisolo. Ashwagandha è un ottimo cortisol control naturale, soprattutto su individui stressati.

Davide Nosè

[1] Fox SI. Human Physiology, 12th ed. New York, NY: McGraw-Hill, 2011.

[2] Widmaier EP, Raff H, and Strang KT. Vander's – Human Physiology. New York, NY: McGraw-Hill, 2014.

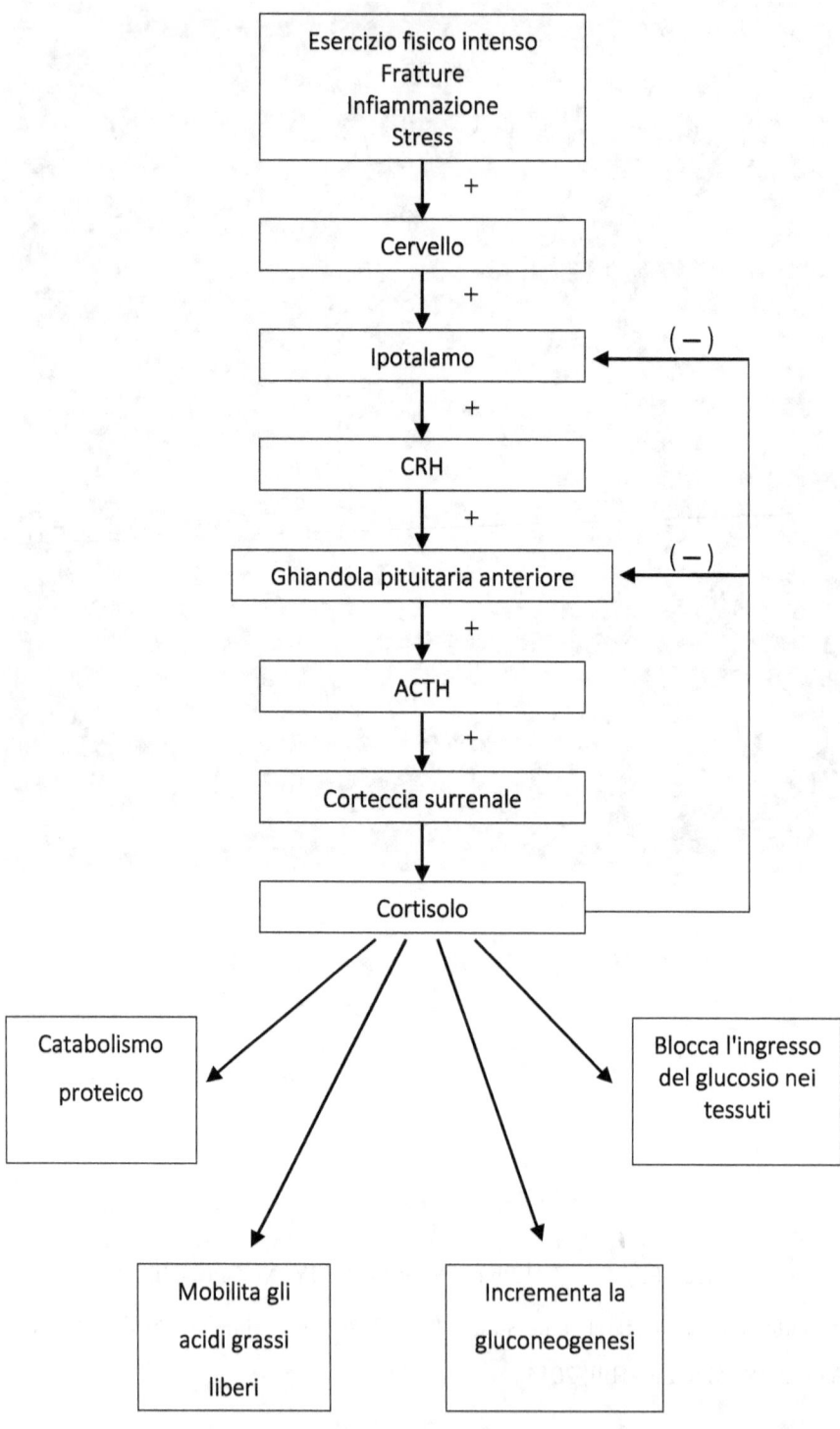

Un breve riassunto delle azioni e regolazione del cortisolo è rappresentato nello schema precedente. L'ipotalamo secerne l'**ormone di rilascio della corticotropina**, abbreviato in **CRH** (dall'inglese *corticotropin-releasing hormone*, e originariamente conosciuto come CRF, ovvero *corticotropin-releasing factor*), e anche chiamato corticoliberina, che provoca la secrezione di **ACTH** (ormone adrenocorticotropo, *Adreno Cortico Tropic Hormone*) nella circolazione generale, da parte della ghiandola pituitaria anteriore. L'ACTH si lega ai recettori della corteccia surrenale e aumenta la secrezione di cortisolo. All'aumentare del livello di cortisolo, CRH e ACTH sono inibiti in un altro sistema di *feedback* negativo. Tuttavia, l'ipotalamo, come qualsiasi altro centro del cervello, riceve input neurali da altre aree che lo compongono. Più di 70 anni fa, Hans Selye osservò che una vasta gamma di eventi stressanti, come ustioni, fratture ossee, privazione del sonno ed esercizio fisico intenso, portavano a prevedibili aumenti di ACTH e cortisolo; ha chiamato questa risposta con il nome di **sindrome generale di adattamento** (SGA). Un punto chiave in questa risposta è stato proprio il rilascio di ACTH e cortisolo per favorire l'adattamento (cit. *Wikipedia*). L'evoluzione della sindrome avviene in tre stadi:

1. **Reazione di allarme**, primo step della risposta, che comporta la secrezione di cortisolo.
2. **Resistenza**, il corpo tenta di combattere e contrastare gli effetti negativi dell'affaticamento prolungato.
3. **Esaurimento o Recupero**, nel caso i fattori di stress continuino ad agire, il soggetto può venir sopraffatto con conseguenti effetti sfavorevoli permanenti (malattia o morte).

L'utilità della SGA si spiega chiaramente nei periodi di "stress" causati da danni ai tessuti. Il cortisolo stimola il catabolismo proteico dei tessuti per formare aminoacidi, che possono quindi essere utilizzati nel sito del danno tissutale a fini di riparazione. Mentre è chiaro che il tessuto muscolare è una fonte primaria di aminoacidi, il sovraccarico funzionale dello stesso attraverso pratiche come l'allenamento di resistenza o il sollevamento pesi, ovviamente ben programmato e con gli adeguati recuperi, può prevenire l'atrofia muscolare che i glucocorticoidi stessi possono causare. [4] [5] [6] **L'esercizio fisico prolungato** abbinato ad una **dieta a bassissimo contenuto di carboidrati** (<10% dell'apporto energetico) aumenta i livelli degli ormoni dello stress (ad esempio: adrenalina e cortisolo) e le citochine (ad esempio: IL-6, antagonista del recettore IL-1 e IL - 10). È sacrosanto far notare che gli atleti che seguono una dieta carente di carboidrati sono vulnerabili agli effetti immunosoppressivi del cortisolo, tra i quali la soppressione della produzione anticorpale, la proliferazione dei linfociti e l'attività citotossica delle cellule NK.

[3] Selye H. The Stress of Life. New York, NY: McGraw-Hill, 1976.

[4] Almon RR and Dubois DC. Fiber-type discrimination in disuse and glucocorticoid-induced atrophy. Medicine and Science in Sports and Exercise 22: 304–311, 1990.

[5] Hickson RC, Czerwinski SM, Falduto MT, and Young AP. Glucocorticoid antagonism by exercise and androgenic-anabolic steroids. Medicine and Science in Sports and Exercise 22: 331–340, 1990.

[6] Hickson RC and Marone JR. Exercise and inhibition of glucocorticoid-induced muscle atrophy. Exercise and Sport Sciences Reviews 21: 135–167, 1993

ANALITA	SITUAZIONI FISIOPATOLOGICHE		SOSTANZE O FARMACI	
	diminuito	aumentato	diminuito	aumentato
Cortisolo	Insufficienza surrenalica, primitiva e secondaria Acromegalia (per ridotta attività della 11β-idrossisteroido-DH a livello epatico) Diabete mellito	Stress Gravidanza (per aumento di CBG) Ipercortisolismo endogeno Disfunzione epatica e renale (per ritardato metabolismo di CBG) Malnutrizione Obesità (in realtà vi è riduzione dei livelli di cortisolemia e aumentato metabolismo con conseguente incremento di CLU) Anoressia nervosa Depressione (per aumento centrale con dinamiche simili al Cushing) Deficit di GH	Androgeni Ormoni tiroidei Aminoglutetimide Chetoconazolo Mitotane Rifampicina Fenobarbital GH Insulina	Terapia estrogenica (per aumento di CBG) Alcool Anche il Tamoxifene e il Clomifene aumentano i livelli di CBG.

Citocromi P450 ed Interazione tra i Farmaci

La famiglia del citocromo P450 rappresenta il principale meccanismo di **detossificazione** dell'organismo per i farmaci. Attraverso di essi si verificano fenomeni di interazione che possono fare insorgere tossicità farmacologica oppure ridurre l'efficacia terapeutica dei medicinali. I farmaci antiepilettici, come la **carbamazepina**, attivano l'espressione del citocromo P450 CYP24A1 e possono perciò causare deficit di vitamina D e/o ridurre l'efficacia terapeutica dei medicinali accelerando il catabolismo dei metaboliti attivi. Altri farmaci possono modificare l'attività di altri enzimi del citocromo P450. Tra questi l'**omeprazolo inibisce** CYP3A4 e attraverso di esso aumenta l'attività dei calcio antagonisti, delle **statine**, della ciclosporina e del tacrolimo. All'opposto la **carbamazepina incrementa** l'attività del CYP3A4. Anche la **berberina** può inibire l'attività di numerosi enzimi coinvolti nel metabolismo dei farmaci (CYP2D6, CYP2C9 e CYP3A4). Sarebbe quindi prudente controllare le interazioni farmaco-farmaco quando s'assumono altri farmaci oltre a berberina.[2]

Prestate attenzione alla co-somministrazione di prodotti che interagiscono il citocromo P450 quando assumete farmaci orali.

- Giornale di Tecniche Nefrologiche & Dialitiche 2014; 26 (4): 359-360 2014 Wichtig Publishing - ISSN 0394-9362 DOI:10.5301/GTND.2014.12821

[2] Y. Guo, Y. Chen, Z.-r. Tan, C. D. Klaassen, and H.-h. Zhou. Repeated administration of berberine inhibits cytochromes p450 in humans, 2012.

Con l'invecchiamento, la capacità del fegato di metabolizzare tramite il sistema enzimatico del citocromo P-450 si riduce di un valore ≥ 30% poiché si riducono la massa epatica e il flusso ematico. Perciò, negli anziani i farmaci metabolizzati tramite questo sistema raggiungono livelli più elevati e hanno un'emivita prolungata (vedi figura sotto: Confronto dei risultati della farmacocinetica del diazepam in un giovane uomo [A]...). Poiché i neonati possiedono sistemi enzimatici microsomiali epatici ancora non completamente sviluppati, essi hanno difficoltà a metabolizzare numerosi farmaci.

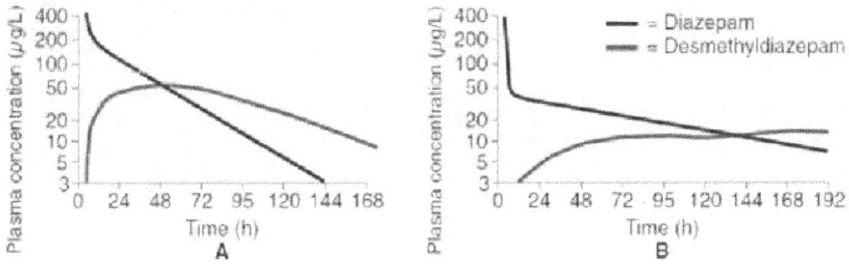

Esempio: Confronto dei risultati della farmacocinetica del diazepam in un giovane **adulto (A)** e in un **anziano (B)**. Il diazepam è metabolizzato nel fegato a desmetildiazepam dagli enzimi P-450. Il desmetildiazepam è un sedativo farmacologicamente attivo che viene escreto dai reni. 0 = momento somministrazione del farmaco.

- Adapted from Greenblatt DJ, Allen MD, Harmatz JS, Shader RI: Diazepam disposition determinants. 27:301–312, 1980.

Effetti Collaterali (Sides)

Il testosterone è un ormone steroideo che agisce su un'ampia varietà d'organi e tessuti. Alcuni siti sono d'interesse ai fini estetici e prestazionali, altri siti invece rappresentano perlopiù una fonte d'effetti collaterali e rischi per la salute. Vediamo di seguito quali sono i **principali** effetti nocivi derivanti dall'abuso di anabolizzanti.

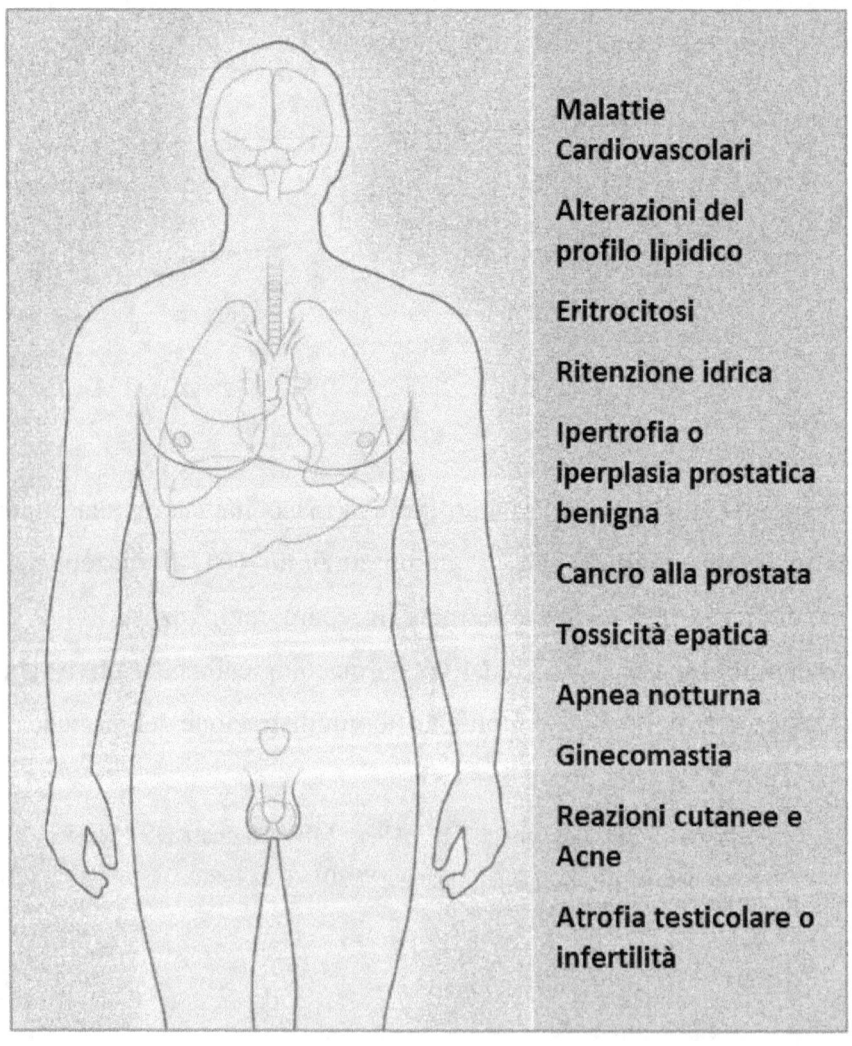

Malattie Cardiovascolari

Alterazioni del profilo lipidico

Eritrocitosi

Ritenzione idrica

Ipertrofia o iperplasia prostatica benigna

Cancro alla prostata

Tossicità epatica

Apnea notturna

Ginecomastia

Reazioni cutanee e Acne

Atrofia testicolare o infertilità

Malattie Cardiovascolari

La convinzione che il testosterone rappresenti un **fattore di rischio** per le **malattie cardiovascolari** si basa sul fatto che gli uomini hanno una maggiore incidenza d'eventi cardiovascolari avversi, fatali e non fatali, rispetto alle donne. Tuttavia, pochi dati, se non nessuno, supportano una netta relazione tra i livelli di testosterone più elevati dell'uomo e le patologie del cuore. Al contrario, diversi studi suggeriscono che livelli di testosterone più elevati, **seppur nel range fisiologico**, possano effettivamente avere un effetto benefico sul sistema cardiovascolare. Il problema sorge nel momento i cui i livelli diventano **sovrafisiologici**, come accade quando si abusa di AAS (a dosi sovraterapeutiche). In questo caso gli effetti negativi interessano allo stesso tempo vari fattori del rischio cardiovascolare.

1. Alterazioni sfavorevoli nel **profilo lipidico** (dislipidemia);
2. Ispessimento della parete ventricolare;
3. Aumento della **pressione sanguigna**;
4. Mutamenti nella reattività vascolare.

In acuto, questi farmaci sono certamente molto sicuri. Il rischio che una persona sana soffra di un attacco di cuore a causa di un ciclo isolato di steroidi è estremamente remoto. Anche il rischio d'ictus è estremamente basso. Il problema vero sorge nel momento in cui si abusa di questi farmaci per **lunghi periodi**, permettendo quindi a tali alterazioni sfavorevoli sul sistema cardiovascolare di "accumularsi". Importante sotto questo punto di vista è il **controllo periodico** dei parametri di salute del cuore (ecocardiogramma) ed analisi ematiche.

Colesterolo e Rischio Cardiovascolare

Quando si parla di rischio cardiovascolare è praticamente impossibile non parlare di **colesterolo**. Il colesterolo è una molecola organica lipofila essenziale per la vita umana. Ha numerosi ruoli che contribuiscono al normale funzionamento delle cellule. Ad esempio, il colesterolo è un componente importante della membrana cellulare. Contribuisce alla composizione strutturale della membrana stessa e ne modula la fluidità. Il colesterolo funziona come molecola precursore nella sintesi della vitamina D, degli **ormoni steroidei** (per es., cortisolo, aldosterone e androgeni surrenali) e degli **ormoni sessuali** (per es., testosterone, estrogeni e progesterone). Il colesterolo è inoltre un costituente del sale biliare utilizzato nella digestione, e facilita l'assorbimento delle **vitamine liposolubili** A, D, E e K. Poiché il colesterolo è perlopiù lipofilo, viene trasportato attraverso il sangue, insieme ai trigliceridi, all'interno delle particelle di **lipoproteine** (HDL, IDL, LDL, VLDL e chilomicroni). Queste lipoproteine possono essere analizzate e valutate in ambito clinico per stimare la **quantità di colesterolo presente nel flusso ematico**[1].

---

[1] Physiology, Cholesterol - Trevor Huff, Brandon Boyd, Ishwarlal Jialal – Treasure Island (FL): StatPearls Publishing; 2022

Le lipoproteine sono particelle sferiche che hanno generalmente una tipica struttura costituita da un nucleo centrale di lipidi idrofobici, come i trigliceridi ed il colesterolo esterificato, circondato da uno strato di lipidi polari (fosfolipidi) e apoproteine[1]. Il loro ruolo fisiologico è il **trasporto di colesterolo e trigliceridi**. Sono state descritte cinque classi di lipoproteine, diverse per dimensione e densità: lipoproteine ad alta densità (**HDL**), lipoproteine a bassa densità (**LDL**), lipoproteine a densità molto bassa (VLDL), lipoproteine a densità intermedia (IDL) e chilomicroni. La densità, con cui vengono classificate, aumenta e la dimensione diminuisce al diminuire della proporzione di trigliceridi delle particelle, ovvero, essa è inversamente correlata al quantitativo di colesterolo presente.

Lipoproteine	Densità (g/mL)	Dimensioni (Nanometri)	Colesterolo (%)	Trigliceridi (%)	Fosfolipidi (%)	Proteine (%)
HDL	>1.063	5-15	30	4	29	33
LDL	1.019-1.063	18-28	50	8	21	25
IDL	1.006-1.019	25-50	29	31	22	18
VLDL	0.950-1.006	30-80	22	50	18	10
CHILOMICROMI	<0.95	100-1000	8	84	7	2

Le più rilevanti per la salute e la corretta funzionalità cardiovascolare sono le **LDL** (colesterolo "**cattivo**"): trasportano il colesterolo sintetizzato dal fegato alle cellule del corpo; e le **HDL** ("**buono**"): rimuovono il colesterolo in eccesso dai diversi tessuti e lo trasportano nuovamente al fegato, che poi provvede ad eliminarlo.

---

[1] https://www.chimica-online.it/biologia/chilomicroni

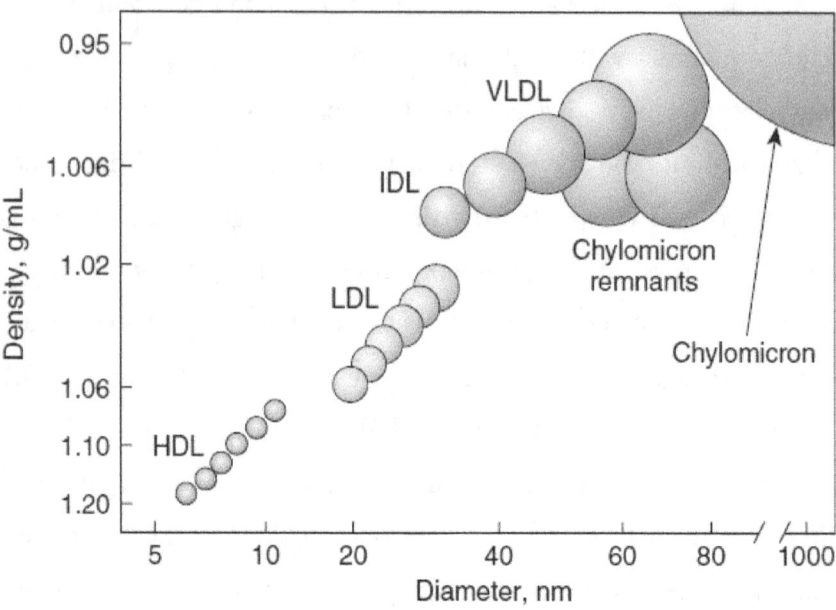

Figura. La densità e la distribuzione dimensionale delle principali classi di particelle di lipoproteine. Le lipoproteine sono classificate per densità e dimensione, che sono inversamente correlate. HDL, lipoproteine ad alta densità; IDL, lipoproteine a densità intermedia; LDL, lipoproteine a bassa densità; VLDL, lipoproteine a densità molto bassa. Immagine tratta da: Harrison's Principles of Internal Medicine, 20th Edition – J. Larry Jameson; Dennis L. Kasper; Dan L. Longo; Anthony S. Fauci; Stephen L. Hauser & Joseph Loscalzo.

Per la determinazione analitica dei lipidi plasmatici è importante rispettare un periodo di digiuno di almeno 12 ore

Ricapitolando:

Chilomicroni (CM): composti quasi esclusivamente da lipidi e responsabili del trasporto di trigliceridi (TG) esogeni (derivanti dalla dieta) al fegato.

VLDL: trasportano i TG endogeni (sintetizzati dagli epatociti con gli acidi grassi derivanti dalla dieta) dal fegato ai tessuti.

IDL: prodotto intermedio del catabolismo delle VLDL che con la progressiva rimozione dei TG dal core diventano LDL.

LDL: sono definite "colesterolo cattivo" perché sono costituite per la maggior parte da colesterolo (35% esteri colesterolo, 15% colesterolo libero, 10% TG, 20% fosfolipidi e 25% proteine) e sono responsabili della sua distribuzione ai tessuti. Inoltre, possono andare incontro a fenomeni di perossidazione lipidica ed essere captate dai macrofagi, contribuendo quindi alla formazione della placca aterosclerotica.

HDL: responsabili del trasporto "inverso" del colesterolo (cioè dalla periferia al fegato) e sono costituite da un 50% di lipidi, di cui solo il 5% è colesterolo libero.

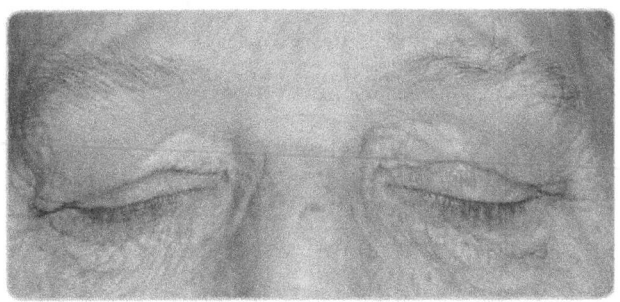

*Lo **Xantelasma** è un accumulo di grassi, in particolare di colesterolo, localizzato sulle palpebre.*

Per le valutazioni cliniche correnti non si adopera né l'ultracentrifuga, né l'elettroforesi, ma si dosano le concentrazioni di colesterolo totale nel siero e di colesterolo presente nelle HDL (quest'ultimo dopo avere isolato queste lipoproteine con un metodo fisico-chimico). La differenza tra i due valori permette di valutare la concentrazione nel siero del cosiddetto colesterolo non HDL, largamente rappresentato dal colesterolo presente nelle LDL. Per una stima migliore di quest'ultimo si possono dosare anche i trigliceridi e applicare **l'equazione di Friedewald**, o formula per calcolare la frazione LDL del colesterolo, dove: CT – (HDL + TR/5) in cui CT è il colesterolo totale, HDL la frazione HDL del colesterolo e TR i trigliceridi. La formula vale se abbiamo un valore dei TG sotto i 400 mg/dL, per TG > 400 mg/dL invece il calcolo è: Colesterolo non HDL = CT – HDL. È anche possibile precipitare le lipoproteine LDL e dosare direttamente il colesterolo che contengono. Solitamente è consigliato che la **colesterolemia totale venga mantenuta al di sotto di 200 mg/dL a tutte le età**, soprattutto per gli individui di sesso maschile. Recentemente, il concetto di livello di lipidi plasmatici **nella norma** (cioè presenti nella maggioranza degli individui normali di una data popolazione sana, in età adulta, di ambo i sessi) è stato sostituito dal concetto di livelli **"desiderabili"**, ovverosia tali da comportare una significativa diminuzione del rischio di cardiopatia ischemica (un evento cardiovascolare avverso).

Calcolo LDL
- se TG <400 mg/dL
    LDL = colesterolo tot - TG/5-HDL
- se TG >400 mg/dL
    Colesterolo non HDL = colesterolo tot - HDL

L'**aterosclerosi** (più spesso conosciuta nel mondo laico come arteriosclerosi) è una condizione patologica caratterizzata da alterazioni della parete delle arterie, che perdono la propria elasticità a causa dell'accumulo di calcio, colesterolo, cellule infiammatorie e materiale fibrotico[1]. Nella patogenesi (dove s'intendono i processi fisiopatologici attraverso i quali avvengono le alterazioni dello stato fisiologico che portano allo stabilirsi e allo svilupparsi di una malattia) dell'aterosclerosi è importante distinguere due tappe. La prima, preliminare, dà luogo a una lesione potenzialmente reversibile e consiste nell'accumulo di un certo numero di macrofagi carichi di lipidi, cellule schiumose, che determinano un'alterazione anatomica caratteristica, detta stria lipidica. La seconda, **non più reversibile** e destinata all'evoluzione, conduce alla formazione delle caratteristiche **placche aterosclerotiche**. Tradizionalmente l'aterosclerosi era considerata una **malattia da accumulo**: troppi lipidi nel sangue (colesterolo sempre alto) avrebbero portato alla loro deposizione nelle pareti arteriose. Attualmente questo modo di vedere la patogenesi dell'aterosclerosi viene ritenuto semplicistico ed incompleto[2]. Innanzitutto, i livelli di lipidi nel sangue rappresentano un **fattore di rischio**, ossia esprimono una certa probabilità di sviluppare la malattia, ma non rappresentano obbligatoriamente la causa. Inoltre, un'elevazione del colesterolo sierico, soprattutto nella sua forma LDL, è sì presente in circa il 50% dei casi di cardiopatia ischemica, ma nei rimanenti deve esistere qualche altro fattore che è indipendente dai lipidi e che, attualmente, viene connesso con un processo infiammatorio. Secondo questo modo di vedere, la patogenesi dell'aterosclerosi non si attribuisce a un processo degenerativo, ma a un **processo infiammatorio sistemico**. Tutto questo per far capire che il solo valore del colesterolo preso singolarmente non ha significato se non inserito nel contesto globale, che vedremo in seguito. Questo non significa che i livelli di lipoproteine nel siero non abbiano importanza e non vadano tenuti monitorati, dato che il colesterolo è contenuto nelle **placche aterosclerotiche**, ma che occorre anche un fattore che ne favorisca la deposizione nella parete delle arterie: quest'ultimo è l'**infiammazione**. Le **placche** che, come dicevamo inizialmente, sono costituite da colesterolo, con il tempo tendono a diventare sempre più grandi fino a sviluppare una sorta di "struttura di sostegno" composta anche da sostanze fibrose e cellule connettivali. Le placche possono staccarsi e formare un **trombo**, che può indurre un improvviso arresto del flusso sanguigno. A seconda di dove è localizzata, l'ostruzione di un vaso può provocare **infarto del miocardio** (a livello cardiaco), **ictus** (a livello cerebrale) o **claudicatio intermittens** (a livello degli arti inferiori). Tali malattie cardiovascolari (MCV o CVD dall'inglese *cardiovascular disease*) costituiscono la prima causa di mortalità e morbilità dell'adulto nei paesi industrializzati[3]. Come valutare il rischio rappresentato da valori elevati di colesterolo, o un assetto lipidico scorretto? E quali altre analisi possono aiutarci a comprendere l'entità di tale minaccia?

---

[1] https://www.humanitas.it/malattie/aterosclerosi/

[2] Medicina interna sistematica 5° ed. – Libro di Claudio Rugarli (2005)

[3] Gruppo Academy Editore – Corso d'interpretazione analisi del sangue.

Fattori di Rischio per Malattie Cardiovascolari

Come dicevo prima "il solo valore del colesterolo preso singolarmente non ha significato se non inserito nel contesto globale", ciò significa che il valore del colesterolo deve essere accostato ad un'anamnesi del paziente che prenda in considerazione anche gli altri **fattori di rischio per le malattie cardiovascolari**. Qui di seguito ne riportiamo solo alcuni tra i più conosciuti e temuti:

Ipertensione arteriosa. È un classico stimolo fisico, particolarmente nelle sedi dove il flusso sanguigno è turbolento. Il rischio di malattia cardiovascolare inizia ad aumentare quando i livelli di pressione arteriosa sono superiori a 110/75 mm Hg. La riduzione dell'ipertensione arteriosa abbassa chiaramente il rischio. I medici, generalmente, mirano a conseguire valori pressori inferiori a 140/90 mm Hg e spesso inferiori a 130/80 mm Hg in soggetti a rischio di malattia cardiovascolare, come i soggetti con diabete o nefropatia[1]. Una pressione arteriosa costantemente elevata (ipertensione arteriosa) può danneggiare la parete delle arterie e sottoporre il cuore ad uno sforzo che può rivelarsi fatale. Monitorate sempre tale valore.

Category	Systolic (mmHg)		Diastolic (mmHg)
Optimal	<120	and	<80
Normal	120 – 129	and/or	80 – 84
High normal	130 – 139	and/or	85 – 89
Grade 1 hypertension	140 – 159	and/or	90 – 99
Grade 2 hypertension	160 – 179	and/or	100 – 109
Grade 3 hypertension	≥180	and/or	≥110
Isolated systolic hypertension	≥140	and	<90

Classifica della pressione sanguigna secondo la European Society of Hypertension

| NO FUMO, CIBO, O CAFFÈ NELLA MEZZ'ORA PRECEDENTE | AMBIENTE TRANQUILLO | TEMPERATURA CONFORTEVOLE | 3-5 MIN DI RIPOSO | NON PARLARE DURANTE O TRA LE MISURAZIONI |

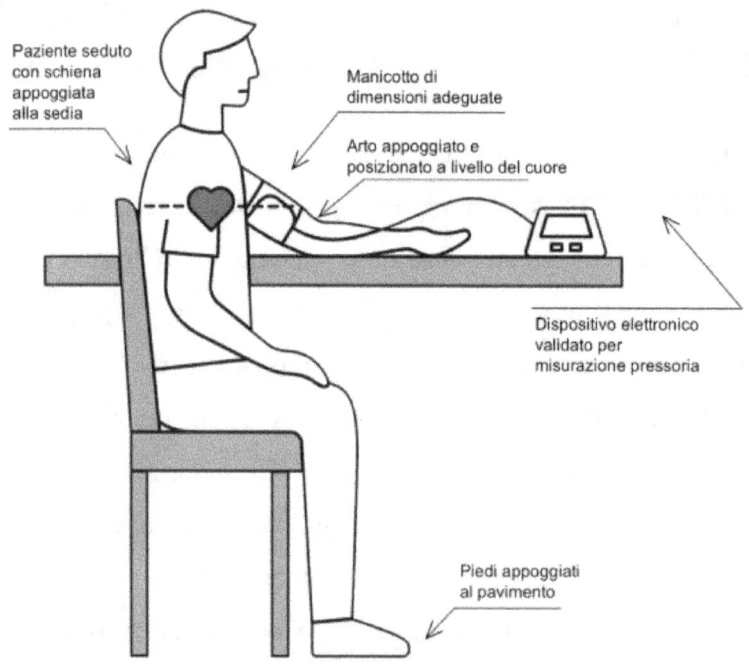

Modalità di auto-misurazione pressoria sfigmomanometrica tradizionale

- B. Williams, G. Mancia, W. Spiering, E. Agabiti Rosei, M. Azizi, M. Burnier, D. L. Clement, A. Coca, G. De Simone, A. Dominiczak, et al. 2018 esc/esh guidelines for the management of arterial hypertension. European heart journal, 39(33):3021–3104, 2018.

[1]   https://www.msdmanuals.com/it-it/casa/disturbi-cardiaci-e-dei-vasi-sanguigni/aterosclerosi/aterosclerosi

La pressione del sangue va monitorata con un **diario pressorio**, valori singoli non hanno rilevanza. Per compilare correttamente il proprio diario pressorio si devono effettuare almeno 3-4 misurazioni alla settimana, in orari diversi, meglio mattina e sera, e prima dei pasti principali. È fondamentale annotare sul diario la data, l'ora, il valore della pressione sistolica (massima) e diastolica (minima), e la frequenza cardiaca. Nella colonna dedicata alle note vanno segnalati fatti o situazioni particolari che potrebbe essere utile conoscere in sede di visita medica per la formulazione di una corretta diagnosi.

DIARIO PRESSORIO DI ....

DATA	ORA	MAX. (SISTOLICA)	MIN. (DISTOLICA)	FREQUENZA CARDIACA	NOTE
10|1|22	8¹⁵	130	75	78	
11|1|22	19⁰⁰	140	80	82	
13|1|22	8³⁰	135	78	78	
14|1|21	11³⁰	145	85	86	forse stress al lavoro
16|1|22	10⁴⁰	120	70	68	week end -

NOTA: Alcune testimonianze aneddotiche hanno riportato valori della pressione minima diastolica leggermente e costantemente più elevati negli sportivi che praticano pesi, rispetto ai valori standard. Secondo alcuni potrebbe essere dovuto ad una sorta di rimodellamento fisiologico del ventricolo sinistro del cuore dell'atleta a riposo, che genera alterazioni numericamente quantificabili in specifiche proprietà della camera. L'**ipertrofia cardiaca fisiologica** è una risposta normale all'esercizio ed in tal caso viene associata ad una funzione cardiaca normale o potenziata.

- https://www.donatoriamici.it/notizie-brevi/la-pressione-arteriosa-cosa-%C3%A8-come-misurarla-importanza-del-diario-pressorio

Radicali liberi. Si formano principalmente con il **fumo di sigaretta** e raffigurano per le cellule endoteliali il cosiddetto: insulto chimico.

Omocisteina. L'omocisteina è un valore che viene troppo spesso trascurato e che invece dovrebbe essere preso bene in considerazione da coloro che hanno a cuore la salute del sistema cardiovascolare. L'omocisteina in eccesso interferisce con il metabolismo del collagene nelle pareti vasali predisponendo ad una diatesi trombotica arteriosa e venosa; l'accumulo di omocisteina determina anche un'aumentata adesività piastrinica favorendo in tal modo la patologia occlusiva. Il mio consiglio è quello di tenerla sempre monitorata, assieme ai valori del colesterolo (totale, LDL, HDL e vari rapporti).

Omocisteina, valori ematici di riferimento *

Età	Uomini	Età	Donne
0-30 anni	4.6-8.1 µmol/L	**0-30 anni**	4.6-8.1 µmol/L
31-59 anni	6.3-11.2 µmol/L	**31-59 anni**	5-7.9 µmol/L
> 59 anni	5.8-11.9 µmol/L	**> 59 anni**	5.8-11.9 µmol/L

* I valori possono variare leggermente tra i vari laboratori di analisi.

Obesità, sedentarietà e cattiva alimentazione. Questa non è la lettura giusta per trattare il tema, ma credo che oramai si superfluo ribadire che l'**obesità**, soprattutto quella a livello addominale (del tronco), aumenta il rischio di coronaropatie. La sedentarietà porta inevitabilmente a obesità, e visto che l'ozio è il padre dei vizi, non è da escludere che la dieta dell'obeso/sedentario non sia proprio sana.

A questo punto dovreste aver capito che non è il solo valore del colesterolo o dei trigliceridi a causare il danno, ma il contesto generale in qui questi valori sono inseriti. Di seguito vedremo una serie di scenari, dal più lieve al più grave, in cui vi è un concreto rischio d'incorrere in malattie cardiovascolari. Esistono online anche diverse applicazioni che stimano il rischio cardiovascolare dell'individuo secondo determinati parametri (età, sesso, peso, valori ematici e pressione del sangue, …), di seguito riporto alcuni link ✍

ClinRisk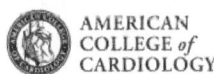

https://qrisk.org/three/

AMERICAN COLLEGE *of* CARDIOLOGY ASCVD Risk Estimator Plus

https://tools.acc.org/ascvd-risk-estimator-plus/#!/calculate/estimate/

Valutazione dei livelli di colesterolo e trigliceridi (nella prevenzione primaria)			
colesterolo totale:	(mg/dL)	**colesterolo-LDL:**	(mg/dL)
desiderabile nell'adulto:	< 200	ottimale	< 100
desiderabile nel giovane	< 180	quasi ottimale	100-129
borderline	200-239	desiderabile	< 130
elevato	> 240	*borderline*	130-159
trigliceridi:	(mg/dL)	rischio elevato	160-189
desiderabile	< 150	rischio molto elevato	> 190
borderline	150-199	**colesterolo-HDL:**	(mg/dL)
elevato	200-499	desiderabile nell'uomo	> 40
molto elevato	> 500	desiderabile nella donna	> 45
		colesterolo LDL / colesterolo HDL:	
		desiderabile	< 3:1
		colesterolo totale / colesterolo HDL:	
		desiderabile	< 5:1

Valutazione dei livelli di colesterolo e relativi rapporti TOT/HDL/LDL e trigliceridi. Gruppo Academy Editore – Corso d'interpretazione analisi del sangue.

CHOLESTEROL READING	CLASSIFICATION
Total Cholesterol (mg/dL)	
<180	Optimal
<200	Near-optimal
200 to 239	Borderline high
≥240	High
Low-Density Lipoprotein Cholesterol (mg/dL)	
<100	Optimal
100 to 129	Near-optimal
130 to 159	Borderline high
160 to 189	High
≥190	Very high
High-Density Lipoprotein Cholesterol (mg/dL)	
≥60	Optimal
40 to 59	Borderline/normal
<40	A major risk factor for heart disease
Total Cholesterol/HDL ratio[†]	
≤3.5:1	Optimal
<5:1	Near-optimal
>5:1	A major risk factor for heart disease
Triglycerides (mg/dL)	
<150	Optimal
150 to 199	Borderline high
200 to 499	High
≥500	Very high

Valutazione dei livelli di colesterolo e relativi rapporti TOT/HDL/LDL e trigliceridi. William Basic Nutrition Diet Therapy – 2013

Pressione Ematica –   Ematocrito e Giovani

Si noti che le alterazioni della viscosità ematica producono di fatto delle alterazioni pressorie di scarsa entità. Tra i fattori in grado di condizionare la viscosità del sangue, va citato per primo il rapporto tra plasma e globuli (ematocrito – HCT), il quale può essere alterato in caso di anemia in un senso, e di poliglobulia nell'altro. Inoltre, a detta di molti specialisti, nei giovani l'ipertensione è un problema trascurabile, giacché l'ipertensione è considerata una malattia che si manifesta con l'età matura, dopo i 40 anni e anche oltre. Ne consegue che nei giovani l'ipertensione viene trascurata, anche a livello medico. È molto frequente che i giovani ipertesi o in procinto di esserlo siano spesso lasciati senza diagnosi e senza terapia. Senza contare che nei giovani, il forte incremento di patologie come l'obesità e il sovrappeso, soprattutto come il diabete alimentare, oltre a essere dei noti fattori scatenanti dell'ipertensione, incidono non poco sulle condizioni di salute in generale, al pari della scarsa propensione a fare movimento fisico. Altri medici invece la pensano diametralmente opposta, secondo loro anche gli individui di 20-49 anni con ipertensione in stadio 1 hanno un rischio più elevato di insufficienza cardiaca rispetto agli individui senza ipertensione. A mio avviso dovrebbe essere detto di misurarsi più di frequente la pressione anche se si è giovani, e farlo indipendentemente dalle condizioni di salute, anche perché l'ipertensione è un disturbo silente, che nel 90% dei casi si manifesta senza sintomi ben specifici.

https://www.prevenzione-cardiovascolare.it/giovani-ipertesi-a-rischio/

Comprensione e Stratificazione del Rischio Cardiovascolare

Durante lo studio ed il trattamento del rischio cardiovascolare bisogna discernere tre situazioni:

- **Fattori di rischio**

Come quelli che abbiamo appena visto, ovvero circostanze in cui vi è un aumento del rischio di un evento cardiovascolare avverso e quindi determinati valori ematici prendono un peso maggiore rispetto ad un individuo che diciamo "può permettersi" dei valori leggermente fuori dal range standard. I fattori di rischio si dividono in non modificabili (sesso, età, anamnesi familiare) e modificabili (fumo di sigaretta, ipertensione arteriosa, diabete mellito e dieta sregolata, dislipidemia, ecc.).

- **Lesioni d'organo**

Non costituiscono patologie di per sé, ma rivelano un danno viscerale provocato dall'esposizione a fattori di rischio. La loro presenza aumenta notevolmente il rischio di eventi cardiovascolari avversi. Sono evidenti quattro localizzazioni: **retinopatia, nefropatia, ipertrofia miocardica, danno endoteliale**. Motivo per il quale, soprattutto in virtù degli ultimi due elencati, sarebbe buona cosa completare le analisi ematiche con un controllo del cuore annuale o semestrale (ecocardiogramma ed elettrocardiogramma a riposo e sotto sforzo).

- **Equivalente di rischio cardiovascolare**

Patologie che di per sé presuppongono un rischio cardiovascolare simile a quello di aver avuto un pregresso di infarto. Ictus, stenosi carotidea sintomatica, aneurisma dell'aorta addominale, diabete mellito (quando associato a danno d'organo), IRC (Insufficienza Renale Cronica) moderata o grave (GFR <60 ml/min).

A questo punto dovrebbe essere abbastanza chiaro che il controllo del rischio cardiovascolare deve essere multifattoriale; non serve a nulla ottimizzare un unico fattore di rischio se gli altri proliferano e progrediscono senza controllo. È fondamentale smettere di fumare, raggiungere un peso ideale, svolgere attività fisica e tenere sotto controllo la pressione arteriosa, limitare l'aggravarsi del DM seguendo una dieta sana e non eccessivamente ricca di zuccheri e correggere la dislipidemia limitando l'assunzione di grassi saturi.

All'interno delle dislipidemie il principale fattore di rischio è rappresentato dal colesterolo LDL su cui si concentra il trattamento giacché l'obiettivo è fissato in relazione al rischio cardiovascolare che corre il paziente. Per stabilire l'obiettivo di controllo del colesterolo LDL disponiamo di varie linee guida, tanto statunitensi quanto europee, le cui indicazioni sono in sostanza sovrapponibili.

- Manuali AIMS 2022 - VIII Edizione - Endocrinologia

Scenario1: Rischio leggermente aumentato

È il primo scenario che si presenta quando parliamo di aumento del rischio cardiovascolare. Si tratta dello scenario più comune e meno preoccupante, ma da non prendere alla leggera perché può degenerare con il tempo se non curato a dovere. In questo scenario ricadono principalmente gli individui di **sesso maschile, di età superiore ai 40 anni**. Il rischio aumenta progressivamente con l'avanzare dell'età dell'individuo di sesso maschile: gli uomini sono più a rischio rispetto le donne. Nella donna invece il rischio aumenta molto dopo la menopausa[1]. Tale individuo può avere un valore di colesterolo totale compreso tra 200 e 240 mg/dL, può essere sovrappeso o leggermente obeso, solitamente è iperteso, ha un HDL basso (< 40 mg/dL) e/o un rapporto colesterolo totale / HDL compreso tra 4 e 5. In questo contesto il medico valuterà anche il colesterolo LDL; solitamente **se non vi sono fattori di rischio aggiuntivi** e abbiamo un LDL ≤ 130 mg/dL, lo specialista raccomanda solo di seguire una dieta sana (niente cibi grassi e zuccheri) e fare attività fisica cardiovascolare. Laddove il valore di sia LDL ≥ 160, anche se non vi sono altri fattori di rischio, il medico può lo stesso prescrivere una terapia farmacologica (in genere statine) per ridurre il valore ad un dato accettabile. Come si deduce, in questa fase bisogna tenere in considerazione lo stile di vita del soggetto, i **fumatori** ad esempio hanno un'incidenza di malattie cardiovascolari maggiori rispetto ad un non fumatore (Fig. SC✛RE).

---

[1] https://www.cuore.iss.it/prevenzione/

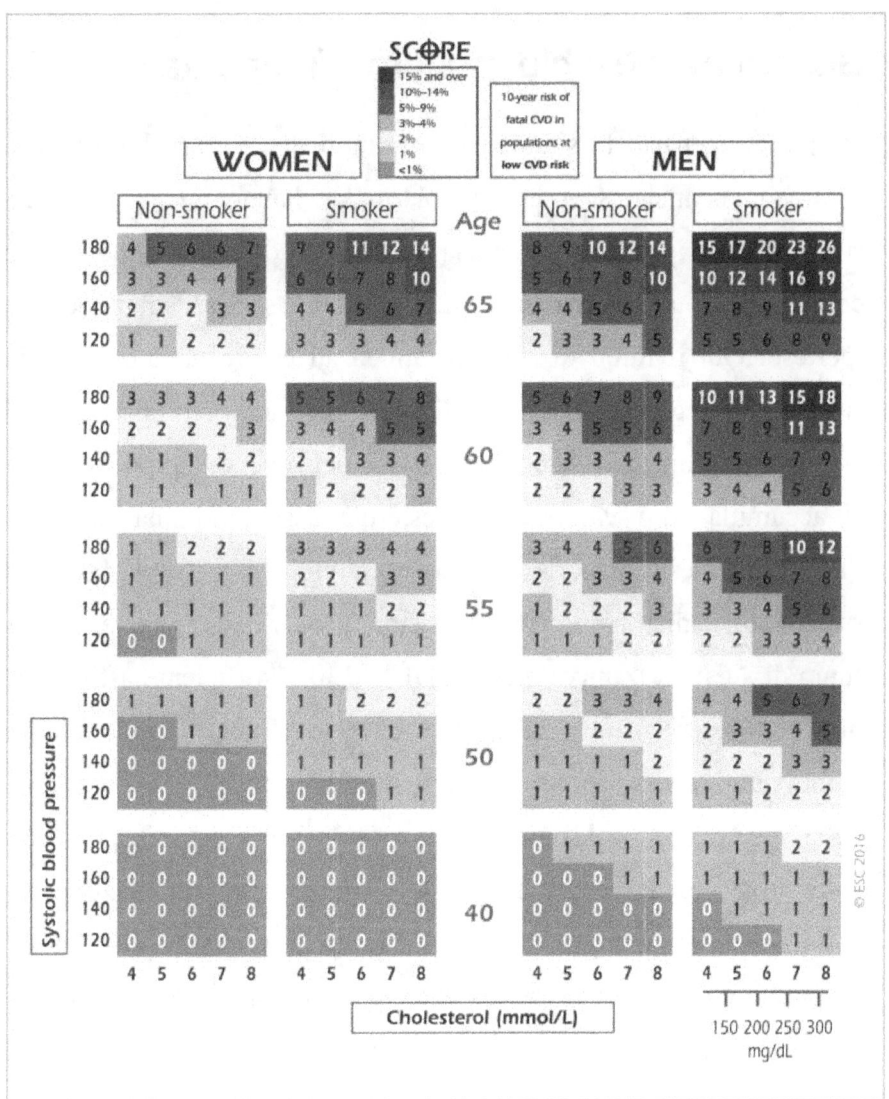

Grafico SC⊕RE: incidenza, sui 10 anni, di malattie cardiovascolari fatali nelle popolazioni di paesi a **basso rischio** cardiovascolare basato sui seguenti fattori di rischio: età, sesso, **fumo**, pressione arteriosa sistolica, colesterolo totale. CVD = malattia cardiovascolare; SCORE = Stima sistematica del rischio coronarico.

Rif. PMID: 27222591 PMCID: PMC4986030 DOI: 10.1093/eurheartj/ehw106

Scenario2: Rischio moderato/aumentato

In questo scenario la situazione si complica. I fattori di rischio si sommano o anche se presi singolarmente hanno un peso ed una rilevanza considerevole. Ci troviamo davanti ad un individuo con un colesterolo totale superiore a 250 mg/dL, spesso sovrappeso e iperteso. Qui il fumo di sigaretta inizia ad essere un problema da risolvere, in genere questo individuo consuma un pacchetto di sigarette al giorno. Se la cosa di protrae per diverso tempo il rischio si accumula ed i valori del colesterolo assumono una rilevanza diversa. In questo caso, davanti ad un individuo con 2 o più fattori di rischio conclamati (es. forte ipertensione, colesterolo totale elevato e fumo di sigaretta), un valore di LDL > 130 è sufficiente affinché il medico prescriva una dieta sana ed una terapia farmacologica. L'individuo spesso presenta **dislipidemia**, ovvero un'alterazione della quantità di lipidi nel sangue. Qui avremo un rapporto tra colesterolo totale e HDL, così come quello tra LDL/HDL, nettamente sfavorevole. In caso di forte dislipidemia abbiamo il rapporto colesterolo totale / colesterolo HDL superiore a 9.5 per gli uomini e 7 per le donne, e avremo un rapporto colesterolo LDL / colesterolo HDL superiore a 6.3 per gli uomini e 5 per le donne. In situazioni di questo genere il supporto dello specialista è mandatorio.

The Dutch SCORE-based risk charts seriously underestimate the risk of cardiovascular disease. T. Jørstad et al. – Neth Heart J. 2017 - PMID: 27943174.

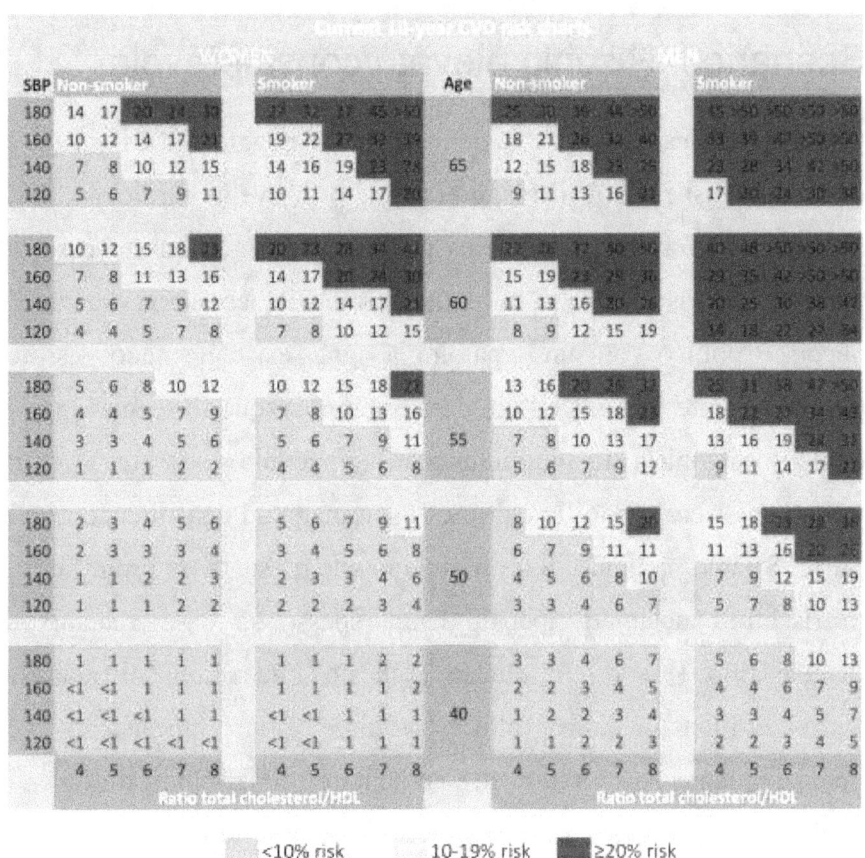

Grafico: incidenza, sui 10 anni, di malattie cardiovascolari in relazione al rapporto colesterolo totale/HDL, uomini/donne fumatori e non e SBP (pressione arteriosa sistolica). Rif. Neth Heart J.2017 Mar; 25 (3):173–180.

Scenario3: Rischio elevato/considerevole

Come avrete capito si tratta dello scenario peggiore tra i tre ed è quello dove si registra il maggior numero di eventi cardiovascolari avversi maggiori (infarto e ictus primi tra tutti). In questo caso la presenza o l'insorgenza di un'entità patologica accessoria durante il decorso clinico di una patologia già esistente può essere potenzialmente fatale. Detto in parole semplici, questo scenario vede come protagonista un individuo già cagionevole di salute, dove il fattore colesterolo non farà altro che sommarsi ad una situazione già grave. Stiamo parlando di un individuo che presenta tre o più fattori di rischio conclamati, iper-lipidemia spesso su base genetica e diabete tipo I o II. In questo contesto l'accumulo di placche aterosclerotiche, unito alle patologie già preesistenti, è potenzialmente in grado di aumentare il rischio di eventi cardiovascolari avversi oltre il 20% a 10 anni. Si noti che qui i valori limite del colesterolo LDL prendono un peso ben diverso rispetto ad un contesto senza fattori di rischio. La relazione tra i livelli nel siero dei vari tipi di colesterolo ed il rischio di malattia coronarica viene riportata nella tabella illustrata sotto (*Da Havel e Rapaport* – 1995).

CATEGORIA DI RISCHIO	COLESTEROLO LDL mg/dl)	COLESTEROLO non HDL (mg/dl)
Molto alto	≥ 190	> 220
Alto	≥ 160	> 190
Desiderabile	< 130	< 160
Ottimale per pazienti coronaropatici	< 100	< 130

Come potete vedere, quello che poteva essere un valore "accettabile" di LDL per un individuo senza ulteriori fattori di rischio cardiovascolare, diventa un valore limite, che spesso porta il medico curante a prescrivere una terapia farmacologica di supporto. Agli individui categorizzati come "alto rischio", con due o più fattori di rischio assieme, oppure diabete mellito, viene prescritta una dieta ed una terapia farmacologica già a livelli di LDL che superano i 100 mg/dL. Nei pazienti categorizzati come a **rischio molto elevato**, ove sono presenti due o più fattori di rischio assieme, età avanzata, ipertensione e stile di vita malsano (fumo, obesità e sedentarietà), recenti studi clinici suggeriscono un vantaggio aggiuntivo con la riduzione del colesterolo LDL a livelli inferiori addirittura a 70 mg/dL. I fattori di rischio più rilevanti secondo l'esperienza medica e le statistiche sono: 1) **età** > 45 anni (uomini) e > 55 anni o post-menopausa (donne); 2) **anamnesi familiare di coronaropatia in giovane età** (< 55 anni in un genitore di sesso maschile o un fratello o in genitore di sesso femminile o una sorella di età < 65 anni); 3) **ipertensione arteriosa** (anche se sotto controllo farmacologico); 4) **fumo di sigaretta** (più di 10 sigarette/al giorno); 5) colesterolo **HDL** inferiore a 40 mg/dL). Il trattamento inizia con una dieta ipolipidica, ipocalorica, ma quasi sempre è necessaria una terapia farmacologica.

Le persone che ricadono in questi scenari, in particolar modo il 2ndo ed il 3°, non dovrebbero minimante prendere in considerazione l'uso di steroidi anabolizzanti!

Alterazioni del Profilo Lipidico

L'uso di steroidi anabolizzanti/androgeni può influire negativamente sia sui valori di HDL (colesterolo buono) e sia su quelli di LDL (colesterolo cattivo). Il rapporto tra le frazioni di colesterolo HDL e LDL fornisce un'istantanea approssimazione sulla condizione delle placche arteriose. La tendenza generale osservata durante l'uso di steroidi è quella di un abbassamento delle concentrazioni di HDL, che va spesso di pari passo con un aumento dei livelli di LDL (dislipidemia) e più raramente dei trigliceridi. Lo spostamento può essere sfavorevole in tutte le direzioni. In alcuni casi, il conteggio del colesterolo totale non sembra variare significativamente, per questo il solo valore totale può dare una falsa rappresentazione della situazione dei lipidi. I valori da tenere attentamente sotto controllo solo il rapporto **TOTALE/HDL (deve essere inferiore a 5 nell'uomo e a 4,5 nella donna) e LDL/HDL (deve essere inferiore a 3,6 nell'uomo e 3,2 nella donna).** Mentre queste *ratio* dovrebbero tornare alla normalità in seguito alla cessazione dell'assunzione di steroidi, i depositi di placca nelle arterie sono più duraturi. Ne deriva dunque, come dicevo prima, che i danni più significativi al sistema cardiovascolare sono dati da cambiamenti sfavorevoli nei lipidi protratti per un **lungo e continuo periodo di tempo passato ad assumere steroidi.** Questo effetto sfavorevole è mediato dalla stimolazione androgenica della lipasi epatica, un enzima epatico responsabile della degradazione del colesterolo HDL (buono). L'attività della lipasi epatica è per l'appunto amplificata dall'effetto degli ormoni androgeni e diminuita da quello degli ormoni estrogeni.

Con una maggiore attività della lipasi epatica all'interno dell'organismo, le particelle **antiaterogeniche** (dicesi di farmaco o sostanza o stile di vita che svolge una azione positiva prevenendo o rallentando la formazione delle placche aterosclerotiche all'interno dei vasi) di colesterolo HDL vengono eliminate più rapidamente dalla circolazione. Questo effetto deleterio sui lipidi si osserva già a dosaggi sovraterapeutici "modesti". Ad esempio, studi con testosterone cipionato hanno riscontrato un calo del 21% del colesterolo HDL con un dosaggio di 300 mg a settimana. L'aumento a 600 mg non ha avuto alcun effetto addizionale significativo, suggerendo che la soglia di dosaggio per una forte soppressione del colesterolo HDL è piuttosto bassa. Anche qui però la soggettività la fa da padrone. I dati disponibili sulla relazione della terapia sostitutiva con testosterone ai profili lipidici non sono coerenti. Dosi sovrafisiologiche di androgeni sono inequivocabilmente correlate ad un abbassamento dei livelli di lipoproteine ad alta densità (HDL), ma la cosa diventa più rilevante e quasi scontata quando si utilizzano **steroidi androgeni orali non aromatizzabili**. Di fatto, numerosi studi controllati che utilizzano dosi fisiologiche sostitutive di testosterone (TRT) non hanno rilevato alcun cambiamento, o solo una minima riduzione, del colesterolo "buono" HDL, spesso accompagnato da una riduzione del colesterolo totale. [1] [2] [3] [4] [5] [6]

<u>Nota</u>: Integratori utili per il controllo del colesterolo sono: Riso Rosso Fermentato, Aglio, Niacina, Olio EVO, Olio di Krill, Caigua, Psillio e Bergamotto.

	Low risk (desirable)	Moderate risk	High risk	Desirable value
Trigliseride	< 150	150-400	400	< 130
Total cholesterol	< 200	201-24 q 0	240	< 150
HDL	> 40	35-40	< 35	
LDL	< 130	131-160	> 160	< 100
Ratio Total cholesterol to HDL	< 4,5	4,5-6,0	> 6,0	
Ratio LDL to HDL	< 3,0	-	> 3,0	

Source : DR.K.H. Cooper, M.D.,M.P.H., *controlling cholesterol 1989*

[1] Snyder PJ, Peachey H, Berlin JA, et al. Effects of testosterone replacement in hypogonadal men. J Clin Endocrinol Metab 2000; 85:2670-7.

[2] Sih R, Morley JE, Kaiser FE, Perry HM III, Patrick P, Ross C. Testosterone replacement in older hypogonadal men: a 12-month randomized controlled trial. J Clin Endocrinol Metab 1997; 82:1661-7.

[3] Dobs AS, Meikle AW, Arver S, Sanders SW, Caramelli KE, Mazer NA. Pharmacokinetics, efficacy, and safety of a permeationenhanced testosterone transdermal system in comparison with bi-weekly injections of testosterone enanthate for the treatment of hypogonadal men. J Clin Endocrinol Metab 1999; 84:3469-78.

[4] Wang C, Swerdloff RS, Iranmanesh A, et al. Transdermal testosterone gel improbe sexual function, mood, muscle strength, and body composition parameters in hypogonadism al men. J Clin Endocrinol Metab 2000;85: 2839-53.

[5] Singh AB, Hsia S, Alaupovic P, et al. The effects of varying doses of T on insulin sensitivity, plasma lipids, apolipoproteins, and C-reactive protein in healthy young men. J Clin Endocrinol Metab 2002; 87:136-43.

[6] Barrett-Connor EL. Testosterone and risk factors for cardiovascular disease in men. Diabete Metab 1995; 21:156-61.

- ANABOLICS 10th ed. (William Llewellyn's ANABOLICS) – 2000

Parte della variabilità negli effetti della terapia sostitutiva con testosterone sui lipidi può essere riconducibile al dosaggio. In uno studio[5], 61 soggetti eugonadici (cioè con normali livelli ematici di androgeni) di età compresa tra i 18 e i 35 anni sono stati assegnati in modo casuale a cinque gruppi che ricevevano iniezioni mensili di un agonista dell'ormone di rilascio delle gonadotropine (agonista GnRH) a lunga durata d'azione per sopprimere la secrezione endogena di testosterone ed **iniezioni settimanali di testosterone enantato** (a dosaggi di 25, 50, 125, 300 o 600 mg) per 20 settimane. Non ci sono state variazioni nei livelli colesterolo totale, LDL, lipoproteine a densità molto bassa VLDL (sigla dell'ingl. *Very Low Density Lipoproteins*), trigliceridi o livelli di proteina C reattiva, metabolismo del glucosio o sensibilità all'insulina a dosi **ridotte** di testosterone. Come dicevo prima, solo le dosi più elevate di testosterone (300 e ancor di più i 600 mg a settimana), ben comprese nell'intervallo **sovrafisiologico**, sono state associate ad una riduzione significativa delle HDL, mentre un piccolo aumento non significativo delle HDL è stato osservato con la dose più bassa. Anche la **somministrazione transdermica** di testosterone a dosaggi fisiologici sembra avere minimi effetti sui profili lipidici. Indipendentemente dalla modalità di terapia, i dati attuali suggeriscono che un **dosaggio all'interno del range terapeutico**, non sovrafisiologico, come quello della terapia sostitutiva con testosterone non è associato al peggioramento del profilo lipidico. La cosa cambia nettamente se parliamo invece di **sovradosaggio** (doping), questo per far capire che è sempre **la dose a fare il veleno**.

Bisogna dire però, che a parità di dosaggio, gli **steroidi orali**, in particolar modo i **C-17alfa alchilati** (alfa alchilazione C-17alfa), sono particolarmente potenti nello stimolare la lipasi epatica e consequenzialmente, sopprimere i livelli di HDL. Ciò è dovuto alla concentrazione di primo passaggio ed al metabolismo epatico. Un farmaco come lo Stanozololo (*Winstrol®*), ad esempio, può essere più mite del testosterone per quanto riguarda gli effetti collaterali androgeni, ma non quando si tratta di quelli a carico del sistema cardiovascolare. Uno studio che confronta gli effetti di un'iniezione settimanale di 200 mg di testosterone enantato con una dose orale giornaliera di soli 6 mg di Stanozololo dimostra chiaramente la forte differenza tra questi due tipi di farmaci. Dopo solo sei settimane, 6 mg di Stanozololo si sono dimostrati in grado di ridurre i livelli di colesterolo HDL e HDL-2 in media rispettivamente del 33 e del 71%. I livelli di HDL (principalmente la sottofrazione HDL-3) sono stati ridotti solo del 9% nel gruppo del testosterone. Anche i livelli di colesterolo LDL sono aumentati del 29% con lo Stanozololo, mentre sono diminuiti del 16% con il testosterone. Gli **steroidi esterificati iniettabili** sono tendenzialmente meno stressanti per il sistema cardiovascolare rispetto agli agenti orali. Un'altra cosa da tenere a mente è l'importanza degli estrogeni, che possono avere un impatto favorevole sui profili del colesterolo. **L'aromatizzazione del testosterone in estradiolo può quindi ridurre l'impatto negativo a carico del profilo lipidico**. Tendenzialmente, steroidi anabolizzanti che non aromatizzano (es. *Masteron®* Drostanolone Propionato, Trenbolone) hanno un impatto superiore sul colesterolo.

L'effetto positivo dato dagli estrogeni sui valori del colesterolo apre una questione importante sul loro mantenimento durante il ciclo. Il controllo degli estrogeni, seppur importante per evitare effetti collaterali di femminilizzazione nell'uomo, deve essere fatto impedendo un completo azzeramento dei livelli di quest'ultimi. Per prima cosa, **ci si dovrebbe interrogare sulla reale utilità di farmaci antiestrogeni in un ciclo dove non sono effettivamente necessari**. Seconda cosa, la scelta del farmaco antiestrogeni più indicato. Ad esempio, l'antagonista del recettore degli estrogeni Tamoxifene citrato (*NOLVADEX®*) non sembra causare effetti antiestrogenici sui valori del colesterolo, tant'è che in alcuni casi tende addirittura ad aumentare i livelli di HDL in alcuni pazienti trattati. Molte persone decidono di usare il Tamoxifene per combattere gli effetti collaterali dati dagli estrogeni piuttosto di un inibitore dell'aromatasi (Anastrozolo, Letrozolo, …), in particolar modo quando usano steroidi per periodi di tempo più lunghi e sono preoccupati per i loro effetti collaterali cardiovascolari **cumulativi**.

Il rapporto ottimale tra estrogeni e testosterone in un uomo sano non dovrebbe superare il rapporto 10/1.

In genere le concentrazioni di HDL ritornano alla condizione iniziale dopo circa 3 – 7 mesi dalla sospensione dei farmaci. Anche se l'abuso di steroidi a lungo termine, come già detto, proprio per la sua correlazione con la dislipidemia può portare allo sviluppo di **aterosclerosi**, ben più ostica da eliminare. Come cercare di contenere al massimo questo effetto collaterale? **Dieta sana, attività cardiovascolare, integrazione * alimentare** e **scelta dei farmaci**.

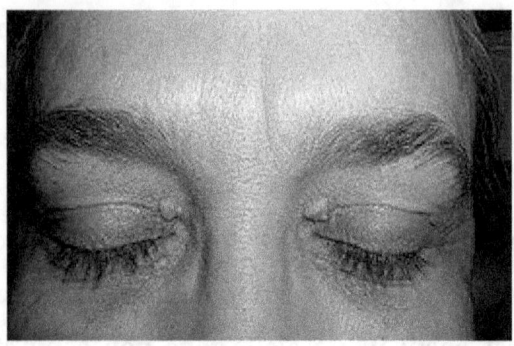

Gli **xantelasmi** assumono importanza per il loro significato indiziario di un sospetto stato d'**ipercolesterolemia**. Sono formazioni nodulari biancastre/giallastre, in genere in corrispondenza dell'angolo interno delle palpebre superiori, derivanti dall'accumulo d'esteri della colesterina in alcune grosse cellule schiumose disposte nel derma reticolare delle palpebre superiori e inferiori. Queste cellule provengono forse da macrofagi contenenti colesterolo.

*Vedi libro: Guida completa agli Integratori Alimentari per lo Sport e la Salute

- Testosterone dose-response relationships in healthy young men. Bhasin et al., 2001 10.1152/ajpendo.2001.281.6. E1172.

- Hepatic lipase activity influences high density lipoprotein subclass distribution in normotriglyceridemic men: genetic and pharmacological evidence. Grundy S et al. J Lipid Res 1999 40: 229-34.

- Changes in lipoprotein-lipid levels in normal men following administration of increasing doses of testosterone cypionate. Kouri EM et al. Clin J Sport Med 1996 Jul;6(3):152-7.

- Contrasting effects of testosterone and stanozolol on serum lipoprotein levels. JAMA 261:1165-8,1989.

- High-Density Lipoprotein Cholesterol Is Not Decreased if an Aromatizable Androgen Is Administered. Metabolism, 39:69-74,1990.

- https://it.wikipedia.org/wiki/Xantelasma

Study	AAS & dosage	Total C	LDLC	HDLC
Bhasin et al. [39]	TE, 600 mg per wk for 10 wks	↔ (?)	↔ (-5 %)	↔ (-10 %)
Bhasin et al. [41]	TE, 600 mg per wk for 20 wks	↔ (?)	↔ (?)	↓ (-21 %)
Bhasin et al. [42]	TE, 600 mg per wk for 20 wks	↔ (?)	↔ (?)	↓ (-22 %)
Herbst et al. [211]	TE, 600 mg per wk for 3 wks	↔ (-4 %)	↔ (+8 %)	↓ (-28 %)
Friedl et al. [157]	TE, 280 mg per wk for 12 wks	↔ (?)	↔ (?)	↔ (?)
Thompson et al. [493]	TE, 200 mg per wk for 6 wks	↓ (-11 %)	↓ (-16 %)	↓ (-9 %)
Zmuda et al. [564]	TE, 200 mg per week for 3 wks	↔ (-2 %)	↔ (+2 %)	↔ (-23 %)
Freed et al. [154]	Dbol, 10 or 25 mg dly for 6 wks	↔ (?)	–	–
Kuipers et al. [274]	ND, 200 mg 1st wk, 100 mg wkly for 7 wks	↔ (+8 %)	–	↔ (-10 %)
Kuipers et al. [274]	ND, 200 mg 1st wk, 100 mg wkly for 7 wks	↔ (+2 %)	–	↔ (-25 %)
Glazer et al. [172]	ND, 100 mg wkly for 6 wks	↔ (+2 %)	↔ (+5 %)	↔ (-4 %)
Hartgens et al. [198]	ND, 200 mg wkly for 8 wks	↔ (+ 6 %)	↔ (?)	↔ (-6 %)
Thompson et al. [493]	ST, 6 mg dly for 6 wks	↔ (+6 %)	↑ (+29 %)	↓ (-40 %)
Friedl et al. [157]	MT, 40 mg dly for 12 wks	↔ (?)	↑ (+30 %)	↓ (-46 %)
Granados et al. [182]	1AD, 330 mg dly for 4 wks	–	↑ (+33 %)	↓ (-39 %)

Effetto degli AAS sul colesterolo totale, LDL e HDL. Abbreviazioni: **C**, colesterolo; **LDLC**, colesterolo lipoproteico a bassa densità; **HDLC**, colesterolo lipoproteico ad alta densità; **TE**, testosterone enantato; **Dbol**, Metandrostenolone; **ND**, nandrolone decanoato; **1AD**, 1-Androsterone; **ST**, stanozololo; **MT**, Metiltestosterone, **wk**, settimana; **wks**, settimane; **wkly**, settimanalmente; **dly**, giornalmente. ↓ valori in calo dopo il trattamento; ↑ valori in risalita dopo il trattamento; ↔ valori stazionari dopo il trattamento. Si noti il considerevole impatto sul colesterolo da parte dei **farmaci orali**, addirittura sul breve termine.

- Peter Bond – Book on Steroids, 2022

Il Rapporto ApoB/ApoA1 come determinante del Rischio Cardiovascolare

La crescita culturale sull'associazione fra colesterolo e rischio cardiovascolare è stata costellata da diverse tappe. All'inizio si parlava solo di colesterolo totale, poi si è puntata l'attenzione sul colesterolo HDL e quindi sul loro rapporto, come predittori indipendenti del rischio di eventi. In seguito, data la difficoltà di aumentare farmacologicamente l'HDL (in epoche in cui l'acido nicotinico era disponibile solo in forme a rapido rilascio e senza inibitori del *flushing*), si è puntata l'attenzione sul colesterolo LDL calcolato con la celebre formula di Friedewald, che di per sé include il colesterolo ed una stima (seppur approssimativa) delle frazioni lipidiche intermedie. Dopo di che, con sorte alterna, si è cercato di introdurre il concetto di colesterolo non-HDL il cui relativamente scarso successo è forse dovuto al fatto di attribuire un rischio ad un "non qualcosa". Infine, in tempi relativamente più recenti, è stata riconcentrata l'attenzione sui trasportatori dei lipidi plasmatici, le **apolipoproteine**. Le lipoproteine sono complessi macromolecolari non-covalenti di lipidi e proteine, coinvolte nel trasporto di lipidi attraverso i fluidi corporei intra ed extravasali. Esistono 13 apolipoproteine (Apo), di cui quelle più importanti dal punto di vista diagnostico sono le Apo A1 (28 kd) e le Apo B100 (513 kd). Le Apo A sono presenti nelle HDL, nelle quali la parte proteica prevale su quella lipidica totale. La maggior componente proteica delle HDL è l'Apo AI, che rappresenta a grandi linee + 70% del contenuto totale.

Il numero di ApoAI per molecola di HDL è variabile, ma il livello plasmatico (usualmente superiore a 120 mg/dL) è in genere proporzionale alla colesterolemia HDL. Le Apo B100, invece, sono prevalenti nelle LDL, lipoproteine a bassa densità e nelle VLDL lipoproteine a bassissima densità entrambi i tipi particolarmente ricchi in lipidi (le ApoB48, più piccole, sono presenti solo nei chilomicroni e rappresentano ottimi marcatori della fase post-prandiale del metabolismo lipidico, ma non sono dosate di routine). Le ApoB sono macromolecole, quindi per ogni LDL vi è una sola ApoB. Da un punto di vista diagnostico questo dato è fondamentale perché consente la stima del numero di molecole di LDL e quindi la concentrazione di LDL piccole e dense più aterogene con un calcolo molto semplice: se il rapporto LDL/apoB è a favore dell'apoB vi saranno molte LDL piccole, se il contrario "poche" LDL di grandi dimensioni (e quindi meno aterogene). Le ApoB hanno diverse funzioni essenziali: da un lato, essendo idrofile, facilitano il trasporto del colesterolo nel sangue, dall'altro legandosi al recettore epatico per le LDL ne facilitano lo smaltimento. Usualmente nel plasma hanno una concentrazione inferiore a 130 mg/dL. In tempi recenti diversi ampi studi epidemiologici hanno attribuito al rapporto ApoB/ApoAI un ruolo fondamentale come predittore indipendente di rischio cardiovascolare. **Il rapporto ApoB/ApoAI rappresenta in realtà un modo "fine" per esprimere il classico rapporto LDL/HDL** ma, almeno concettualmente, con qualche valenza in più.

In primis è applicabile anche quando i trigliceridi siano elevati (e quindi quando il colesterolo LDL non è calcolabile con la formula di Friedewald) e, in seconda battuta (come sopra detto), fornisce anche una stima della quota di LDL piccole e dense. Ma il rapporto ApoB/ApoAI potrebbe essere anche un marcatore specifico di sindrome metabolica, essendo direttamente associato al grado di insulino-resistenza che inversamente all'adiponectinemia. Per quanto detto, una persona che aspira ad un basso rischio cardiovascolare dovrebbe presentare bassi livelli di ApoB ed alti livelli di ApoA1. Misurando entrambe queste apolipoproteine ed esprimendole nel rapporto ApoB/ApoA1 è possibile ottenere un affidabile marker di rischio cardiovascolare. I **valori desiderabili del rapporto ApoB/ApoA1 dovrebbero attestarsi tra 0,3 e massimo 0,7 - 0,9**. Valori superiori a 0,9 per gli uomini e a 0,8 per le donne sono un indicatore affidabile di persona ad **elevato rischio cardiovascolare**.

- http://www.cardiolink.it/index.php?option=com_content&view=article&id=4824&Itemid=11
- https://www.valorinormali.com/sangue/rapporto-apob-apoa1/
- https://www.my-personaltrainer.it/salute/apoA1-apoB-ratio.html#:~:text=I%20valori%20desiderabili%20del%20rapporto,di%20un%20elevato%20rischio%20cardiovascolare.

L'importanza dell'Omocisteina nella valutazione del Fattore di Rischio CVD

L'omocisteina è un valore che viene troppo spesso trascurato e che invece dovrebbe essere preso bene in considerazione da coloro che decidono d'intraprendere protocolli chimici di lunga durata. L'omocisteina in eccesso interferisce con il metabolismo del collagene nelle pareti vasali predisponendo ad una diatesi trombotica arteriosa e venosa; l'accumulo di omocisteina determina anche un'aumentata adesività piastrinica favorendo in tal modo la patologia occlusiva. Il mio consiglio è quello di tenerla sempre monitorata, assieme ai valori del colesterolo (totale, LDL, HDL e vari rapporti).

Omocisteina, valori ematici di riferimento *

Età	Uomini	Età	Donne
0-15 anni	3-10 ᴧmol/L	**0-15 anni**	3-10 ᴧmol/L
15-65 anni	3-15 ᴧmol/L	**15-65 anni**	3-15 ᴧmol/L
> 65 anni	3-20 ᴧmol/L	**> 65 anni**	3-20 ᴧmol/L

* Tali valori di riferimento possono variare leggermente tra i vari laboratori di analisi. Fonte: **https://www.ospedaleniguarda.it/**.

L'omocisteina è un aminoacido non proteico prodotto dal metabolismo della metionina, un aminoacido solforato essenziale che viene introdotto nel nostro organismo con la dieta (proteine). Per il controllo dei valori con le analisi del sangue si raccomanda il **digiuno** per 10-12 ore e **non fumare** nell'ora che precede il prelievo.

Ipertrigliceridemia, Ipercolesterolemia e Terapie Farmacologiche

L'iperlipoproteinemia può essere caratterizzata da ipercolesterolemia, ipertrigliceridemia o ambedue. Diabete mellito, obesità, consumo di etanolo, contraccettivi orali, glucocorticoidi, nefropatie, epatopatie e ipotiroidismo possono causare iperlipoproteinemia secondaria o peggiorare l'iperlipoproteinemia già presente. Questo per farvi capire che dovete valutare **con attenzione** il vostro stato di salute prima d'iniziare ad utilizzare steroidi anabolizzanti androgeni. Laddove la sola integrazione naturale non basti (e ce ne vuole perché non sia sufficiente), alcuni utilizzatori di AAS ricorrono a **farmaci** ipolipemizzanti. Tendenzialmente il primo approccio lo si ha con le **statine**, a cui aggiungere (se necessario) gli inibitori dell'assorbimento del Col., niacina o fibrati. Il "se necessario" è incredibilmente soggettivo e dipende dai livelli di **LDL (> 160 – 190)**, ipertensione, fattori di rischio legati alla genetica o famigliarità con eventi cardiovascolari avversi. L'olio di pesce non incide particolarmente sulla riduzione del colesterolo, ma sui trigliceridi, per tale motivo non è inserito nella tabella che segue. Ricordatevi sempre che i farmaci da soli non posso fare miracoli, serve un cambio radicale nello **stile di vita** che comprenda attività fisica cardiovascolare, dieta sana, riduzione del consumo di alcool e glicemia stabile. Nella tabella che segue troverete alcuni dei più comuni ed utilizzati farmaci ipolipemizzanti che si trovano in medicina (rif. *Harrison* -Principi medicina interna).

Farmaci	Tipi di lipoproteine coinvolte	Effetti collaterali comuni	Controindicazioni
Inibitori della HMG-CoA riduttasi Lovastatina, 20-80 mg/die Pravastatina, 40-80 mg/die Simvastatina, 20-80 mg alla sera Fluvastatina, 20-80 mg alla sera Atorvastatina, 10-80 mg alla sera Rosuvastatina, 10-40 mg alla sera	↓ LDL 18-55% ↓ TG 7-30% ↑ HDL 5-15%	Mialgie, artralgie, aumento delle transaminasi, dispepsia	Epatopatia acuta o cronica o miosite; il rischio aumenta in caso di compromissione della funzione renale e in associazione con un fibrato
Inibitori dell'assorbimento del colesterolo Ezetimibe, 10 mg/die	↓ LDL 18% ↓ TG 8%	Aumento delle transaminasi	
Sequestranti degli acidi biliari Colestiramina, 4-32 g/die Colestipolo, 5-40 g/die Colesevelam, 3750-4375 mg/die	↓ LDL 15-230% ↑ TG 10% ↑ HDL 3-5%	Stipsi, disturbi gastrici, nausea	Ostruzione delle vie biliari, ostruzione all'efflusso gastrico
Acido nicotinico A rilascio immediato, 100 mg 3volte/die, con aumento graduale fino a 1 g 3 volte/die A rilascio sostenuto, 250 mg-1,5 g 2 volte/die A rilascio prolungato, 500 mg-2 g al momento di coricarsi	↓ LDL 5-25% ↓ TG 20-50% ↑ HDL 15-35%	Vampate di calore e rossore (flushing, possono essere alleviate dall'acido acetilsalicilico), disfunzione epatica, nausea, diarrea, intolleranza al glucosio, iperuricemia	Malattia ulcerosa peptica, epatopatia, gotta
Derivati dell'acido fibrico Gemfibrozil, 600 mg 2 volte/die Fenofibrato, 145 mg/die	↑ o ↓ LDL ↑ TG 20-50% ↑ HDL 10-20%	Riduzione dell'assorbimento di altri farmaci Aumento di incidenza di calcoli alla colecisti, dispepsia, disfunzione epatica, mialgie	Malattia epatica o biliare, insufficienza renale associata ad aumento del rischio di miosite

Trigliceridemia

Per trigliceridemia si vuole intendere la quantità di trigliceridi nel sangue. Molecole composte da tre acidi grassi legati a una molecola di glicerolo, la cui formazione è strettamente legata al metabolismo dei carboidrati immagazzinati nel tessuto adiposo. Sono lipidi che assumiamo prevalentemente attraverso l'alimentazione, solo una piccola percentuale è prodotta, come altri grassi, dal fegato. I trigliceridi costituiscono il mezzo di utilizzo degli acidi grassi liberi assunti con la dieta. Essi sono trasportati dai chilomicroni, mentre il trasporto della quota endogena avviene grazie alle VLDL[1]. I trigliceridi si depositano nel tessuto adiposo e costituiscono una quota importante di lipidi plasmatici. I problemi sorgono nel momento in cui si accumula una quantità eccessiva di trigliceridi (ipertrigliceridemia). L'**ipertrigliceridemia** aumenta sensibilmente il rischio di sviluppare aterosclerosi, malattie cardiovascolari, del fegato e del pancreas. La diagnosi di ipertrigliceridemia si basa sulla misurazione a digiuno dei livelli plasmatici di lipidi. **L'ipertrigliceridemia nell'adulto è definita come i livelli di trigliceridi > 2,3 mmol/L (> 200 mg/dL).** Un aumento isolato dei trigliceridi plasmatici indica che sono elevati i chilomicroni e/o le lipoproteine a densità molto bassa (VLDL). Negli adulti un valore dei trigliceridi desiderabile s'attesta su < 1,7 mmol/L (< 150 mg/dL).

---

[1] https://it.wikipedia.org/wiki/Trigliceridemia

- https://www.fasda.it/trigliceridi-valori-riferimento/

Le principali cause di ipertrigliceridemia sono l'obesità, il sovrappeso, il fumo di sigaretta, una dieta sbilanciata (eccessivo consumo di cibi ricchi di grassi e zuccheri), diabete mellito, disturbi della tiroide e più in generale una cattiva alimentazione ed uno stile di vita sedentario. Si noti che l'assunzione di dosi elevate di alcool provoca un aumento dei trigliceridi e delle VLDL per inibizione dell'ossidazione degli acidi grassi e aumentata sintesi di trigliceridi a livello epatico. **L'alcool rappresenta l'unico fattore dietetico in grado di dare da solo ipertrigliceridemia.** I **contraccettivi orali** contenenti estrogeni possono dare un aumento della trigliceridemia e delle VLDL plasmatiche (tipo IV) per aumentata secrezione epatica di lipoprotcine particolarmente nelle donne che hanno una predisposizione genetica a sviluppare iperlipoproteinemie. Come per l'ipercolesterolemia, anche il trattamento della ipertrigliceridemia deve essere valutato in base al contesto generale dell'individuo. In caso di nessun fattore di rischio aggiuntivi il medico può consigliare "solo" un cambio dello stile di vita se il paziente presenta valori compresi **tra 200 e 500 mg/dL**. In caso contrario, ovvero se ci fossero altri fattori di rischio (età avanzata, famigliarità, coronaropatia, ...) tale range è più che sufficiente per iniziare una terapia farmacologica. Terapia farmacologica che diventa pressoché obbligatoria, anche in assenza di ulteriori fattori di rischio, qualora il valore dei trigliceridi **superasse i 500 mg/dL**. A **valori superiori di 1000 mg/dL** (o anche prima) la situazione deve essere prontamente messa a conoscenza del medico curante e si possono avere sintomi visibili come gli **xantomi eruttivi**, che costituiscono la manifestazione sulla pelle di una ipertrigliceridemia ben conclamata.

Colesterolo Alimentare e Salute

Oltre ad un effetto positivo sul dimagrimento dato dalle diete *high fat low carbs*, gli studi hanno dimostrato che le diete *high fat* riducono drasticamente i trigliceridi sierici. **Contrariamente a quanto si possa pensare**, si sono riscontrati anche miglioramenti sul profilo lipidico, con una riduzione del colesterolo totale ed aumento del HDL. Voglio ricordare che la 3-idrossi-3-metilglutaril-coenzima A (HMGCo-A) reduttasi è l'enzima che catalizza la conversione della HMGCo-A a mevalonato, prima tappa nella sintesi endogena del colesterolo, tale enzima viene modulato proprio dall'**insulina**. Ciò significa che un **aumento della glicemia** (imputabile perlopiù alle diete iperglucidiche *high carbs*), e di conseguenza dei livelli di insulina, porterà inevitabilmente ad un aumento della **sintesi endogena di colesterolo**. Un cambiamento di rotta "dietetico" verso l'ipoglucidica con rilevante apporto di grassi comporterà di conseguenza un effetto opposto e quanto appena accennato, con enormi benefici nel controllo glicemico. Sono noti alcuni effetti benefici anche per ciò che concerne il cancro ed i disturbi di tipo neurologico come, per esempio, il morbo d'Alzheimer e l'epilessia. Facciamo un breve discorso sul classico alimento demonizzato per il suo apporto di colesterolo dietetico: **le uova!** In media, le uova contribuiscono per ca. un 25% all'apporto di colesterolo alimentare. Un uovo di **grossa misura** apporta suppergiù **186 mg di colesterolo**.

Un atleta user non può cibarsi come un natural.

Tutto ciò farebbe pensare che vi sia una relazione tra il consumo di uova ed il rischio di CVD (Malattie Cardiovascolari), ma non è così. Anche se è giusto far presente che tutto questo **vale solo ed esclusivamente per le persone in salute**, vi sono effettivamente degli individui che debbono fare molta attenzione all'apporto dietetico di colesterolo e sono quelli che appartengono alle categorie:

1. Individui affetti da **diabete mellito di tipo 2**

2. Individui con una storia di patologie a carico del sistema cardiovascolare. Ictus, CHD (coronary heart disease), insufficienza cardiaca, … sono tutti eventi che impongono un **rigido controllo del regime dietetico** supervisionato da un medico specializzato.

3. Individui affetti da **ipercolesterolemia**.

4. **Individui che fanno uso di steroidi anabolizzanti.**
   In questo caso bisogna ridurre al **minimo** l'assunzione di **grassi saturi, grassi idrogenati, colesterolo alimentare e carboidrati semplici.**

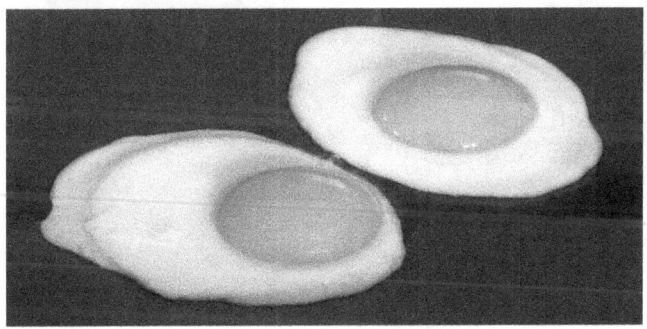

- Jo Ann et al. – Dietary Cholesterol and Cardiovascular Risk A Science Advisory from the American Heart Association – 2019

Alimenti	Colesterolo mg/100 g
Caviale	> 300
Uovo di gallina – intero	371
Burro	250
Pasta Frolla	224
Manzo – fegato	191
Pan di spagna	185
Gamberi	150
Ostrica	150
Cozza	121
Pollo al forno senza grassi e sali aggiunti	119
Agnello al forno senza grassi aggiunti	116
Acciuga o Alice – sott'olio	114
Grana	109
Brie	100
Cotechino precotto	98
Coppa Parma	96
Lardo	95
Zampone precotto	95
Pasta all'uovo secca	94
Salame ungherese	94
Pollo – con pelle	93
Parmigiano	91
Percorino romano	90
Salame Milano	90
Speck	90
Maiale – bistecca cotta senza grassi	89
Anguilla di mare	88

Fontina	82
Granchio	78
Coniglio al forno senza grassi aggiunti	73
Provolone	73
Polpo	72
Prosciutto di Parma	72
Vitello – Filetto	71
Vitello – filetto cotto senza grassi e sale	70
Agnello	70
Aragosta	70
Gongonzola	70
Mortadella	70
Croissants	52

Lista degli alimenti da evitare in caso di ipercolesterolemia.

Creatinfosfochinasi o CPK

La creatinfosfochinasi, o CPK, è un enzima che interviene nel meccanismo energetico associato alla creatina, ed è presente nei muscoli,. nel cuore e nel cervello. Il CPK indica la creatinfosfochinasi dei muscoli, e un suo valore aumentato può evidenziare una sofferenza muscolare, un trauma, ma anche la presenza di patologie **legate al cuore**. Persone con livelli di CPK elevati e nessun sintomo sono una sorta di enigma per certi versi. **I livelli di CPK aumentano temporaneamente dopo l'esercizio fisico o il lavoro manuale pesante, anche di 4 volte rispetto al limite superiore**, per tale motivo le analisi del sangue vanno eseguite dopo un minimo di riposo, che perlomeno deve essere commisurato allo sforzo effettuato. Anche determinati "traumi muscolari" come la semplice iniezione intramuscolare possono alterare i valori. Una CPK elevata ed asintomatica o minimamente sintomatica può essere dovuta anche ad una malattia neuromuscolare primaria od a una varietà di cause non neuromuscolari (ipotiroidismo, iperparatiroidismo, Cushing, iponatriemia, ipokaliemia, ipofosfatemia, ecc … ecc …). Esistono inoltre dei farmaci che elevano la CPK, le statine prima di tutto (nel caso assumere subito CoQ10), fibrati, antiretrovirali, beta-bloccanti, idrossiclorochina, isotretinoina e colchicina. CPK risente inoltre della celiachia, interventi chirurgici, malattie cardiache, malattie renali, o a volte semplicemente è una cosa ereditaria, nota a tutta la famiglia. Servirebbe un quadro clinico completo per capire come agire, perché la questione è **multifattoriale** (vedi *Fig. 2* di seguito).

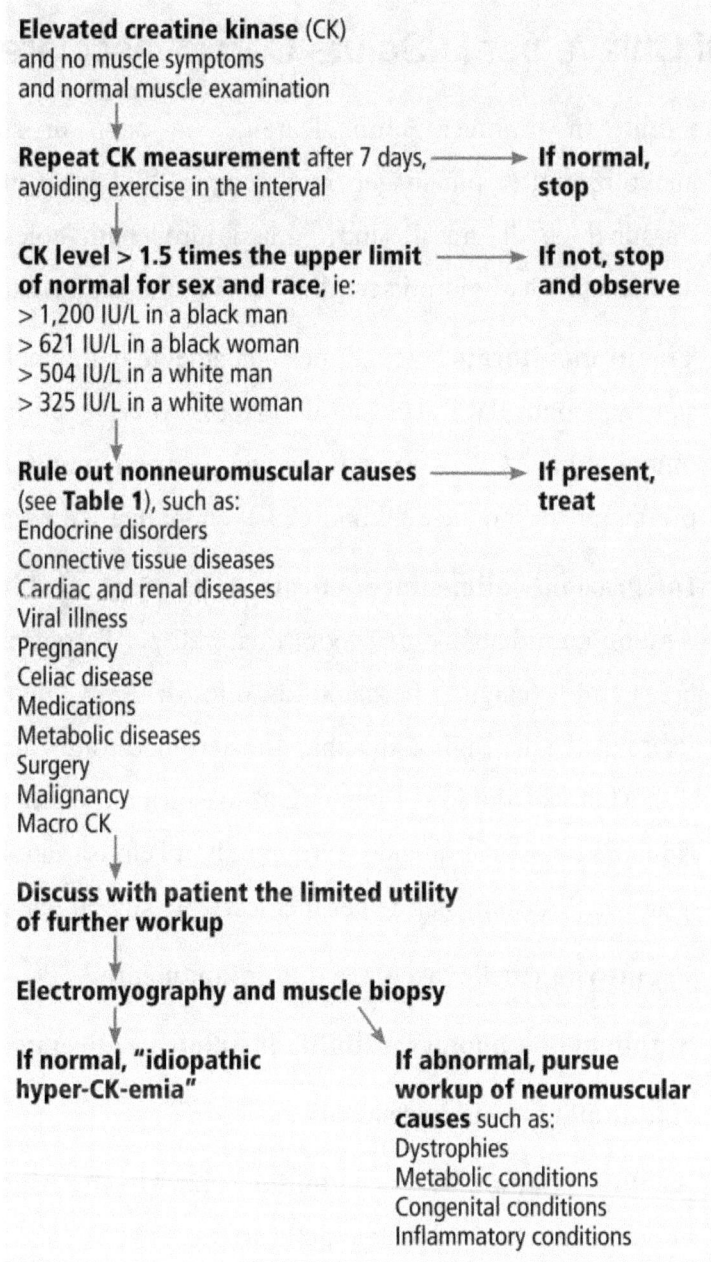

Elevated creatine kinase (CK)
and no muscle symptoms
and normal muscle examination

↓

Repeat CK measurement after 7 days, ────▶ **If normal,**
avoiding exercise in the interval   **stop**

↓

CK level > 1.5 times the upper limit ────▶ **If not, stop**
of normal for sex and race, ie: **and observe**
> 1,200 IU/L in a black man
> 621 IU/L in a black woman
> 504 IU/L in a white man
> 325 IU/L in a white woman

↓

Rule out nonneuromuscular causes ────▶ **If present,**
(see **Table 1**), such as: **treat**
Endocrine disorders
Connective tissue diseases
Cardiac and renal diseases
Viral illness
Pregnancy
Celiac disease
Medications
Metabolic diseases
Surgery
Malignancy
Macro CK

↓

Discuss with patient the limited utility
of further workup

↓

Electromyography and muscle biopsy

↓   ↘

If normal, "idiopathic   **If abnormal, pursue**
hyper-CK-emia"   **workup of neuromuscular**
                                                      causes such as:
                                                      Dystrophies
                                                      Metabolic conditions
                                                      Congenital conditions
                                                      Inflammatory conditions

Figura 2 Workup diagnostico dell'elevazione asintomatica della creatina chinasi.

- Approach to asymptomatic creatine kinase elevation. PMID: 26760521
- Creatine Kinase Levels After Exercise. Wilfried Kindermann, 2016

Punti Chiave per la Salute Cardiovascolare

1. **Cibati in maniera sana**. Durante un ciclo di steroidi anabolizzanti (e più in generale, sempre!) riduci al minimo l'assunzione di grassi saturi, grassi idrogenati, colesterolo alimentare e carboidrati semplici. Bevi molta acqua naturale.

2. **Tieniti monitorato**. Prevedi periodicamente delle analisi del sangue, controlla il colesterolo, ApoB/ApoA1, trigliceridi, omocisteina, "CPK", **troponina**, ecc... Tieni monitorata la pressione del sangue e fai un ECO al cuore due volte l'anno.

3. **Integrazione alimentare mirata e farmaci al bisogno**. Assumi quotidianamente prodotti naturali per il controllo del colesterolo (caigua, bergamotto, olio di Krill, berberina, lecitina di soia, aglio, niacina, fitosteroli, estratto di EVO, …). Mantieni fluido il sangue (cardioaspirina o nattokinase), riduci la pressione quando è troppo alta (Telmisartan 40 mg, aglio, …). Assumi statine per il colesterolo solo al bisogno.

4. **Fai attività cardiovascolare quotidianamente**.

5. **Mantieni una buona sensibilità insulinica e glicemia**.

6. **Non fumare e non bere alcolici**.

7. **Assumi vitamina D e vitamina K2 MK-7**. Aiutano a prevenire i depositi di calcio nelle arterie.

8. **Evita molecole impattanti**. Farmaci orali, farmaci inibitori dell'aromatasi (AI). Mantieni un buon livello d'estrogeni.

Eritrocitosi (o Eritrocitemia)

Il termine eritrocitosi è utilizzato per identificare un gruppo eterogeneo di patologie caratterizzate da un'espansione del compartimento eritroide, con conseguente **aumento dei valori di emoglobina** e di **ematocrito** al di sopra dei valori considerati normali per età e sesso. Gli androgeni e l'ormone somatotropo stimolano la sintesi dell'eritropoietina. L'eritropoietina (o EPO) è un ormone glicoproteico prodotto negli esseri umani dai reni ed in misura minore dal fegato e dal cervello, che ha come funzione principale la regolazione dell'eritropoiesi (produzione dei globuli rossi da parte del midollo osseo). È questo effetto che porta ad un aumento delle concentrazioni di globuli rossi, e possibilmente ad una maggiore capacità di trasporto dell'ossigeno, durante la terapia steroidea anabolica/androgena. Molti atleti pensano erroneamente che questa peculiarità appartenga solo a **Ossimetolone** e **Boldenone**, ma non è così. Difatti, la stimolazione dell'eritropoiesi si verifica con la quasi totalità degli steroidi anabolizzanti/androgeni, poiché questo effetto è legato per natura all'attivazione del recettore degli androgeni nelle cellule renali. Le uniche vere eccezioni potrebbero essere i composti come il **diidrotestosterone** o **alcuni** dei suoi derivati, che vengono rapidamente scomposti in seguito all'interazione con gli enzimi 3alfa-idrossisteroide deidrogenasi (il tessuto renale ha una distribuzione enzimatica simile al tessuto muscolare) e quindi manifestano una ridotta attività in questi tessuti.

- Androgens and Erythropoeisis. J Clin Pharmacol. Feb-Mar 1974 p94-101

VALORI DELLA SERIE ROSSA INDICATIVI DI ERITROCITOSI		
	UOMO	**DONNA**
EMAZIE (X 10^{12}/L)	>5,90	>5,2
EMATOCRITO (L/L)	>0,50	>0,46
EMOGLOBINA (g/dL)	>17,5	>16

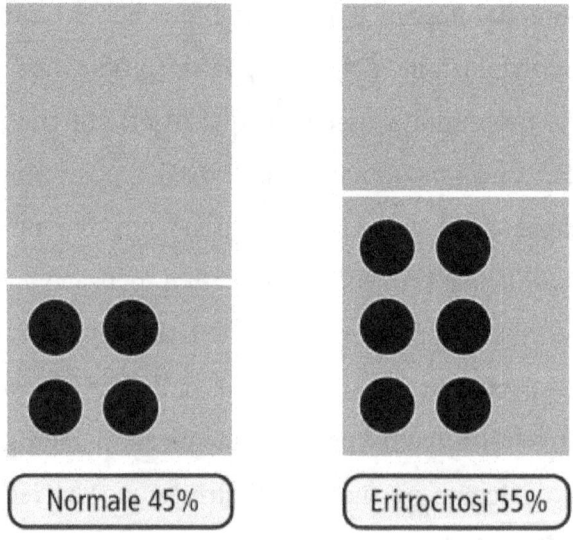

Normale 45%   Eritrocitosi 55%

Non tutti gli individui portano l'ematocrito alla stessa %, siano essi utilizzatori di AAS o meno. Alcune persone tendenzialmente hanno un ematocrito fisiologicamente più alto del solito. Questo dovrebbe far capire che l'uso di certi prodotti innalzerà il valore partendo dal basale. Si stima che un atleta naturale che inizia a far uso di AAS avrà un **incremento** del suo **ematocrito di minimo un 20 – 22%.**

- Steroidi anabolizzanti con un **forte** impatto sull'elevazione dell'ematocrito: **Ossimetolone** (*Anadrol®*), **Boldenone** (*Equipoise®*) e **Fluoxymesterone** (*Halotestin®*).

- Steroidi anabolizzanti con **moderato** effetto sull'elevazione dell'ematocrito: **Testosterone** (esteri vari), **Nandrolone** (*DECA-DURABOLIN®*, esteri vari), **Drostanolone propionato** *(Masteron®)* e **Trenbolone** (esteri vari).

- Steroidi anabolizzanti con **ridotto** effetto sull'elevazione dell'ematocrito: i restanti comunemente in uso, **alcuni derivati del DHT**[1] (es. Proviron, Stanozololo, Oxandrolone).

- Attenzione! Pare che Dianabol a bassi dosaggi **abbassi** HCT.

La **poliglobulia**, ossia l'aumento dei globuli rossi nel sangue, si ripercuote sul livello dell'**ematocrito**. Il test dell'ematocrito (HCT) è utile a indicare se un soggetto ha troppi globuli rossi nel sangue o troppo pochi, che è un indice di svariate patologie. Con l'aumento dell'ematocrito, aumenta anche la **viscosità del sangue**. Se il sangue diventa troppo denso, la sua capacità di circolare si riduce, con conseguente aumento del rischio di **gravi eventi trombotici** inclusi embolia ed ictus. Un livello d'ematocrito nella norma negli uomini è compreso tra il 42 e il 50% e nelle donne tra il 35 e il 45% (i numeri possono variare lievemente in base ai laboratori a cui si riferiscono).

Curiosità: L'**Oral Turinabol** ha una spiccata propensione alla **fibrinolisi**, ovvero la capacità di dissolvere il coagulo con conseguente aumento del tempo di coagulazione. Questa sua caratteristica non è un problema se co-somministrato con altri AAS.

	UOMINI	DONNE		%
	VALORI ASSOLUTI (INTERVALLO)			
Globuli rossi	5,2 (4,5-6,0)	4,5 (4,0-5,0)	$\times 10^{12}$/l	
Emoglobina	15,5 (14,0-17,5)	13,5 (12,0-15,0)	g/dl	
Ematocrito	46 (42-50)	40 (35-45)	%	
MCV	88 (80-95)	fl		
MCH		30 (27-33)	pg/GR	
MCHC		34 (32-36)	g/dl GR	
RDW		13 (11,5-14,5)	CV (%)	
Piastrine		300 (150-450)	$\times 10^9$/l	
Globuli bianchi		7,5 (4,2-10,5)	$\times 10^9$/l	100
Granulociti neutrofili		4,2 (2,0-6,8)	$\times 10^9$/l	45-60
Linfociti		2,4 (1,0-4,2)	$\times 10^9$/l	30-45
Monociti		0,4 (0,1-0,8)	$\times 10^9$/l	2-10
Granulociti eosinofili		0,2 (0,05-0,4)	$\times 10^9$/l	2-5
Granulociti basofili		< 0,1	$\times 10^9$/l	< 1

Parametri emocromocitometrici tipici nell'adulto. (Rif. Rugarli)

I primi tre valori (GR, HCT ed emoglobina) sono i più importanti.

Le indicazioni relative alla terapia sostitutiva con testosterone (TRT) ci insegnano che in un individuo **maschio in salute** che assume steroidi si può ritenere ancora accettabile un valore dell'ematocrito **fino al 52 – 54%**. <u>Un ematocrito del 60% o superiore è considerato critico (pericolo di vita)</u>. Negli utilizzatori di AAS l'ematocrito ed il livello d'emoglobina devono essere monitorati costantemente, assieme a tutti gli altri parametri (lipidi, fegato, …).

[1] Jockenhövel F, Vogel E, Reinhardt W, Reinwein D. Effetti di varie modalità di terapia sostitutiva degli androgeni sull'eritropoiesi. Eur Med Ris. 2(7):293-8, 1997

Recenti tesi suggerirebbero addirittura che l'effetto degli AAS sull'eritropoiesi sia perlopiù mediato da meccanismi estranei all'EPO. In effetti, la ricerca mostra un aumento **dose-dipendente** dovuto al testosterone sull'emoglobina e sull'ematocrito, ma senza un aumento associato dell'EPO [1]. Si presuppone che il meccanismo che associa il testosterone all'aumento dell'ematocrito sia riconducibile, oltreché all'EPO, anche/soprattutto alla soppressione dell'**epcidina**. L'epcidina è un ormone peptidico prodotto dal fegato. Scoperto nel 2000, sembra essere il principale regolatore dell'omeostasi del ferro, sia nell'uomo che in altri mammiferi. Durante le condizioni patologiche in cui il livello di epcidina è anormalmente **alto**, come l'infiammazione, il ferro sierico diminuisce a causa dell'intrappolamento dello stesso all'interno dei macrofagi e delle cellule epatiche e diminuisce l'assorbimento di ferro intestinale. Questo in genere porta ad **anemia** a causa di una quantità inadeguata di ferro sierico disponibile per lo sviluppo di eritrociti. Quando il livello di epcidina è anormalmente **basso**, come nell'**emocromatosi**, il sovraccarico di ferro si verifica a causa di un aumento dell'efflusso di ferro mediato dalla ferroportina dalla conservazione e dall'aumento dell'assorbimento del ferro intestinale.

---

[1] A. D. Coviello, B. Kaplan, K. M. Lakshman, T. Chen, A. B. Singh, and S. Bhasin. Effects of graded doses of testosterone on erythropoiesis in healthy young and older men. The Journal of Clinical Endocrinology & Metabolism, 93(3):914–919, 2008.

- https://it.wikipedia.org/wiki/Epcidina

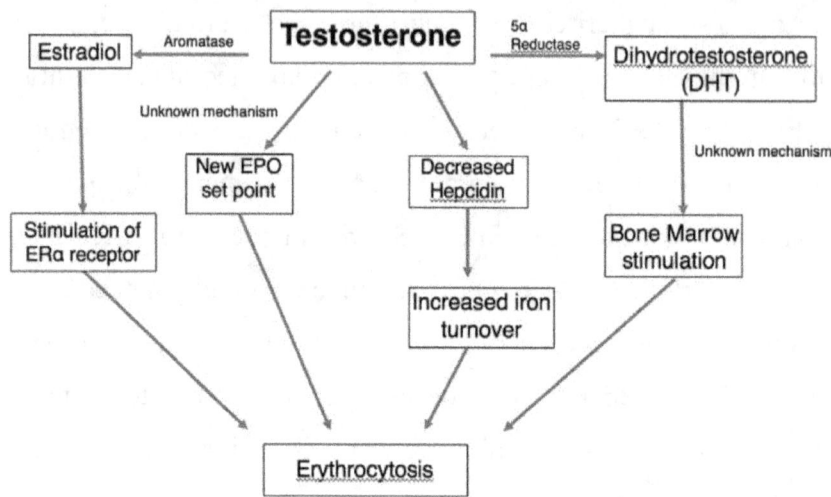

Contrariamente a tutti gli studi incentrati sul testosterone, Calado et al. si sono concentrati sull'**estradiolo** come fattore scatenante dell'eritrocitosi, basando la loro ipotesi sulla nota stimolazione delle cellule ematopoietiche da parte degli ormoni sessuali. L'estradiolo è prodotto dall'aromatizzazione del testosterone, Calado et al. hanno osservato che l'esposizione in vitro di linfociti del sangue periferico e midollo osseo agli androgeni ha aumentato l'attività della **telomerasi**, un enzima coinvolto nella replicazione cellulare. Le cellule mutate con bassa attività della telomerasi hanno mostrato livelli normali di telomerasi in seguito all'esposizione agli androgeni, ma il trattamento con estradiolo ha prodotto effetti simili sul ripristino dell'attività della stessa. La sottoregolazione del recettore dell'estrogeno-α, ma non del recettore dell'estrogeno-β, ha inibito la funzione della telomerasi, isolando così il bersaglio per l'espressione della telomerasi mediata dall'estradiolo, che potrebbe portare ad un aumento di proliferazione delle cellule ematopoietiche.

[1] Calado et al. 2009 https://doi.org/10.1182/blood-2008-09-178871

Di quanto aumenta il rischio d' **eventi trombotici** a 50%, 55%, 60% o addirittura a 65% d'ematocrito? Difficile rispondere a questa domanda. Alcuni studi [2] ipotizzano che, per gli uomini, ad ogni aumento del 5% dell'ematocrito, vi è un aumento 33% delle probabilità di un evento tromboembolico venoso. Bisogna precisare però che i dati erano aggiustati solo per età, indice di massa corporea e fumo, senza tener conto del livello d'attività fisica dell'individuo. Per mettere in prospettiva questo rischio, i ricercatori hanno trovato circa 1,6 eventi tromboembolici venosi per 1.000 anni-persona negli uomini con un ematocrito medio (range 43-46%). Per chiarezza, per coloro che non lo sapessero, gli "anni-persona" è una misura combinata del numero di soggetti e del tempo durante il quale sono a rischio di incorrere nell'evento in studio. Negli studi di coorte è la misura posta al denominatore nel calcolo del tasso di incidenza o di mortalità ed esprime la somma dei periodi a rischio di ciascun soggetto appartenente alla coorte [4]. Detto ciò, il concetto di prima significa che se il tuo ematocrito era nella media, c'era una probabilità dello 0,16% che saresti incappato in qualche evento tromboembolico nei successivi 10 anni. Ora, se al contrario il tuo ematocrito fosse più alto del 5%, quella probabilità aumenterebbe del 33% fino allo 0,21%. Un valore più rilevante, ma ancora ridotto. Fattori di rischio predominanti sono in primis, senza ombra di dubbio, il **fumo di sigaretta** e la **sedentarietà**. Nei cicli di steroidi anabolizzanti, in cui si utilizzano uno o più prodotti, l'aumento dell'ematocrito avviene **entro 1 mese** dalla prima somministrazione e sembra continuare a salire per **almeno 3 – 4 mesi**. Uno studio [3] (non controllato) ha riscontrato un aumento continuo dell'ematocrito negli uomini anziani che ricevevano testosterone undecanoato per 12 mesi. Pertanto, la valutazione della risposta dell'ematocrito all'utilizzo di steroidi anabolizzanti dovrebbe (tecnicamente) essere eseguita almeno dopo tre mesi d'utilizzo. Purtroppo, l'esperienza ci insegna che i bodybuilders dopati **non ci vanno leggero** e quindi tale incremento non può essere altro che **superiore** alle stime fatte negli studi, motivo per il quale si consiglia un monitoraggio più frequente dell'ematocrito, **prima/durante** e **dopo** un protocollo anabolizzante.

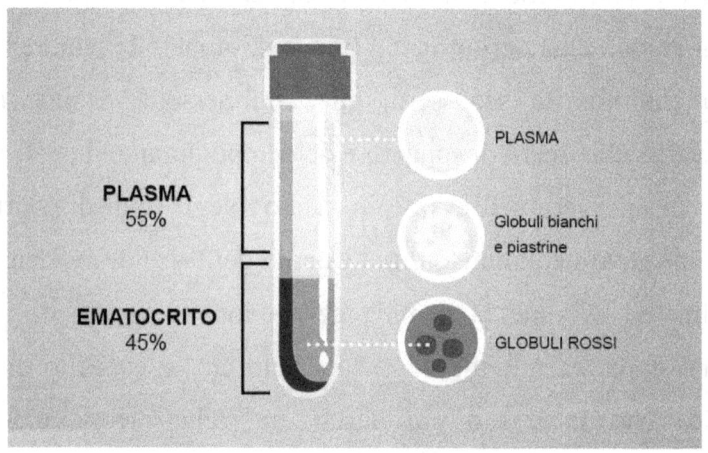

[2] S. K. Brækkan, E. B. Mathiesen, I. Njølstad, T. Wilsgaard, and J.-B. Hansen. Hematocrit and risk of venous thromboembolism in a general population. the tromsø study. haematologica, 95(2):270–275, 2010.

[3] F. Saad, L. Gooren, A. Haider, and A. Yassin. An exploratory study of the effects of 12-month administration of the novel long-acting testosterone undecanoate on measures of sexual function and the metabolic syndrome. Archives of andrology, 53(6):353–357, 2007.

[4] https://www.eraslazio.it/glossario/anni-persona

Come possiamo contenere l'aumento dell'ematocrito? Purtroppo, si può fare ben poco sotto questo punto di vista. Per valori dell'ematocrito molto elevati si dovrà intervenire subito con la sospensione o riduzione del dosaggio dei farmaci. In alcuni casi si dovrà ricorrere a **flebotomia terapeutica** (salasso) o prevedere la **donazione di sangue** periodica. Per ciò che concerne la prevenzione, quest'ultima parte prima di tutto dalla scelta di molecole che abbiano un ridotto impatto sull'ematocrito (come si diceva prima), escludendo dunque quelle più impattanti. Molto importante è l'apporto idrico – **bevete molta acqua, attività cardiovascolare bassa intensità quotidiana** e **ridurre l'assunzione di alimenti ricchi di ferro**. Un altro accorgimento in caso di ematocrito al di sopra del normale è l'assunzione quotidiana di **cardioaspirina**. La cardioaspirina, acido acetilsalicilico a 75–100 mg/die, è un farmaco antitrombotico, nonché un medicinale che viene utilizzato allo scopo di prevenire la formazione di coaguli di sangue (detti trombi) all'interno dei vasi sanguigni. Ci tengo a precisare che **la cardioaspirina non abbassa l'ematocrito**, ma riduce l'aggregazione piastrinica rendendo così il sangue più fluido. Questa facoltà la possiamo avere anche con l'assunzione di **Omega-3** ad elevati dosaggi. Difatti gli Omega-3 sono noti (anche) per i loro effetti antitrombotici, come la diminuzione dell'aggregazione piastrinica ed il conseguente miglioramento del flusso sanguigno. Un altro prodotto che sembra avere un discreto effetto sulla diminuzione dell'ematocrito è la **naringina isolata dal pompelmo** (500-750 mg).

- Ingestion of grapefruit lowers elevated hematocrits in human subjects – Robbins, Martin et al. 1988 Int J Vitam Nutr Res. 1988;58(4):414-7.

Potenziali benefici cardiovascolari degli acidi grassi Omega-3

EFFETTI ANTIARITMICI

Riduzione del tasso di morte improvvisa

Possibile prevenzione della fibrillazione atriale

Possibile protezione contro le aritmie ventricolari patologiche

Miglioramento della variabilità della frequenza cardiaca

EFFETTI ANTIATEROGENI

Riduzione dei livelli non HDL-C

Riduzione dei livelli di TG e VLDL-C

Riduzione dei chilomicroni

Riduzione dei residui VLDL e chilomicroni

Aumento dei livelli di HDL-C

"Miglioramento" (aumento) delle dimensioni delle particelle di LDL e HDL

Stabilizzazione della placca

EFFETTI ANTITROMBOTICI

Diminuzione dell'aggregazione piastrinica

Miglioramento del flusso sanguigno

EFFETTI PROTETTIVI ANTI-INFIAMMATORI ED ENDOTELIALI

Riduzione molecole di adesione endoteliale e ridotta espressione del recettore di adesione dei leucociti

Riduzione degli eicosanoidi e dei leucotrieni pro-infiammatori

Vasodilatazione

DIMINUZIONE DELLA PRESSIONE SANGUIGNA SISTOLICA E DIASTOLICA

Da Kwiterovitch PO Jr, ed. IL MANUALE DI DISLIPIDEMIA DI JOHNS HOPKINS . Lippincott Williams e Wilkins; 2010: 245-257.

- Hematocrit and the risk of cardiovascular disease--the Framingham study: a 34-year follow-up. Gagnon et al. 1994 Mar;127(3):674-82.

- Homocysteine induced cardiovascular events: a consequence of long term anabolic-androgenic steroid (AAS) abuse. M R Graham, F M Grace et al. Br. J Sports Med. 2006;40:544-48.

Anche se non è stato dimostrato direttamente che gli aumenti dell'ematocrito indotti dal testosterone possano aumentare il rischio di tromboembolia venosa, poiché è meccanicamente plausibile, è importante il monitoraggio regolare dell'ematocrito durante la terapia con testosterone, **soprattutto se quest'ultima è protratta continuamente ed ininterrottamente per molto tempo**. Nella pratica clinica, l'eritrocitosi si traduce comunemente in un **livello di emoglobina superiore a 18,5 g/dL e/o un livello d'ematocrito superiore al 52% negli uomini**, sebbene il *cut-off* esatto vari in base alle diverse le linee guida. La *Endocrine Society* utilizza un livello d'ematocrito superiore al 50% come controindicazione relativa all'inizio della terapia con testosterone ed un livello d'ematocrito superiore al 54% come motivo per interrompere la terapia con testosterone fino a quando l'ematocrito non sia rientrato a livelli accettabili. Anche la *European Association of Urology* (EAU) raccomanda il 54% come soglia superiore di sicurezza dell'ematocrito. Altre società professionali utilizzano livelli d'ematocrito che vanno dal 52% al 55% come soglie per modificare od interrompere la terapia con testosterone. Tutte le principali linee guida raccomandano vivamente di misurare l'ematocrito basale, a **3 e 6 mesi dall'inizio della terapia con testosterone**, e poi annualmente. Va notato che aumenti isolati dell'ematocrito possono essere il risultato di un'insufficiente assunzione di liquidi in una giornata calda o della **disidratazione** dopo un vigoroso sforzo fisico.

- https://hcp.nebido.com/hcp/ – Hematocrit elevation following testosterone therapy – does it increased risk of blood clots? – 2017

Solo misurazioni ripetute dell'ematocrito superiori al 54% devono essere seguite da tutti quegli interventi che abbiamo visto poc'anzi (somministrazione concomitante di aspirina, flebotomia terapeutica e/o interruzione del trattamento con testosterone) fino a quando l'ematocrito non ridiscende al di sotto del 54%. Dopo la normalizzazione del livello di ematocrito, il trattamento con testosterone può essere continuato con un dosaggio più ridotto. Per ciò che concerne la **TRT**, il rischio di raggiungere un ematocrito >54% è determinato dalla durata dei livelli di testosterone sovrafisiologici, che a sua volta è determinata dalla formulazione di testosterone (e quindi dalla sua farmacocinetica) e dalla dose. Formulazioni di testosterone intramuscolare a breve durata d'azione (testosterone cipionato ed enantato) sono associate ad aumenti più rapidi e marcati dei livelli di testosterone, e quindi dell'ematocrito, a causa dei livelli di testosterone sovrafisiologici raggiunti entro giorni dall'iniezione ed un ritorno al basale dopo 10-14 giorni, seguito da una diminuzione a livelli "fisiologici" entro 3-5 settimane se non reiniettati. Al contrario, altre **formulazioni** di testosterone che determinano un aumento più lento e più stabile dei livelli dello stesso, come iniezioni di testosterone undecanoato a lunga durata, gel o transdermico, danno come risultato una bassa incidenza d'eritrocitosi che dipende dalla dose e dal livello di testosterone raggiunto "indipendentemente" dalla durata della **TRT**. Il testosterone undecanoato a lunga durata d'azione mantiene i livelli di testosterone stabili entro il range per circa 12 settimane. L'emoglobina e l'ematocrito aumentano inizialmente nei primi 3-6 mesi, per poi stabilizzarsi durante periodo della **terapia sostitutiva**.

	Assessment of clinical response and side effects	Hct
CMHF	3 and 6 mo, then annually	Baseline, 3 and 6 mo, then annually to keep Hct <52%-54%
ISSAM	3, 6 and 12 mo, then annually	Baseline, 3-4 and 12 mo, then annually to keep Hct <52%-54%
SIE	3, 6 and 12 mo, then annually	Recommended CBC monitoring (timing NS) to avoid critical elevation of Hct
EMAS	3, 6 and 12 mo, then annually	Baseline, 3, 6 and 12 mo, then annually
ESA	3 mo, then annually	Baseline, 3 mo, then annually to keep Hct within the normal reference range
BSSM	3, 6 and 12 mo, then annually	Baseline, 3, 6 and 12 mo, then annually to keep Hct <54%
AUA	3, 6 and 12 mo, then annually	Baseline, then every 6-12 mo or sooner depending on prior values, to keep Hct <54%
EAU	3, 6 and 12 mo, then annually	Baseline, 3, 6 and 12 mo, then annually to keep Hct <54%

La maggior parte delle linee guida (**relative a uomini in salute**) sul monitoraggio della TRT indicano d'effettuare controlli periodici a 3 – 6 – 12 mesi dall'inizio, così da controllare che l'ematocrito non superi il 54%

Concludo con alcune precisazioni tecniche. Per poliglobulia si intende un aumento numerico del contenuto di cellule del sangue. In realtà il termine, nella pratica comune, è riferito all'aumento dei globuli rossi e quindi sarebbe meglio impiegare la dizione **eritrocitosi**. La sintomatologia clinica caratteristica delle eritrocitosi sembra dipendere in larga misura dall'**iperviscosità ematica**. L'eritrocitosi risente molto anche dello stress e dello stile di vita. In medicina è infatti nota l'**eritrocitosi da stress**. Si manifesta soprattutto in soggetti apparentemente sani, di sesso maschile, talora ipertesi e/o in sovrappeso, forti fumatori, che conducono una vita stressante e lamentano disturbi quali astenia, cefalea, dolori addominali, iperidrosi. Spesso vanno incontro a episodi di trombosi. L'eziopatogenesi di questa forma di eritrocitosi non è nota. I parametri di laboratorio segnalano un **ematocrito** costantemente **superiore al 50%, globuli rossi tra 6,5-7 × 10^{12}/l** (altro valore da tenere sott'occhio) ed **emoglobina tra 18-20 g/dl**. Questo per farvi capire che chi sceglie la strada del doping dovrebbe condurre uno stile di vita sano, per evitare di arrecare danni aggiuntivi alla salute.

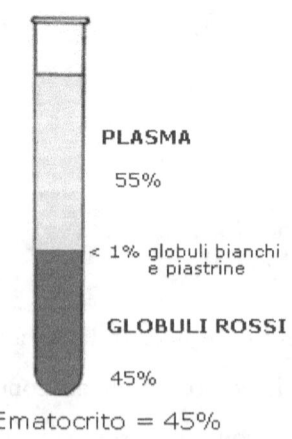

PLASMA

55%

< 1% globuli bianchi
e piastrine

GLOBULI ROSSI

45%

Ematocrito = 45%

Le persone affette da policitemia possono essere **asintomatiche** o manifestare sintomi correlati all'aumento della massa dei globuli rossi. I sintomi dominanti, dati appunto da un'aumentata massa di globuli rossi, sono legati all'iperviscosità ed alla trombosi (sia venosa che arteriosa), poiché la viscosità del sangue aumenta logaritmicamente ad ematocrito > 55%. Si possono presentare sintomi quali vertigini, tinnito (acufene intermedio a frequenza elevata), mal di testa, e disturbi visivi. Altro sintomo comune è l'**ipertensione** (vedere paragrafo dedicato). Si possono riscontrare inoltre prurito acquagenico (una sensazione d'intensità variabile, indotta dal contatto con l'acqua e caratterizzata dal desiderio di grattarsi), sintomi correlati all'epatosplenomegalia (aumento di volume del fegato e della milza), facile formazione di **lividi**, **epistassi** o sanguinamento dal tratto gastrointestinale. Anche l'ulcera peptica è un effetto collaterale comune. Infine, può esservi la comparsa dell'**ipossiemia** (un'anormale diminuzione dell'ossigeno contenuto nel sangue) che può dare cianosi a seguito di sforzi minimi, forti mal di testa, ridotta acutezza mentale e affaticamento. Per informazione, una valida alternativa alla cardioaspirina sembra essere la **nattokinase**. La nattokinasi è un enzima proteolitico estratto dal Natto, alimento tradizionale millenario giapponese a base di soia fermentata. Una volta caratterizzata ed isolata, negli anni '80 il Prof. Sumi, in Giappone, ne ha confermato **l'azione fibrinolitica** che contribuisce a **fluidificare** la circolazione sanguigna dai trombi.

- https://www.cofamispa.it/newsletter/nattokinasi-nsk-sd/

La comprensione del Sangue Umano

Nell'Enciclopedia Treccani lo troviamo descritto come: un liquido organico, opaco, viscoso, di colore rosso che, sotto l'impulso dell'attività cardiaca, circola nell'apparato cardiovascolare (cuore, arterie, capillari, vene), distribuendosi in tutti i distretti dell'organismo ed esplicando fondamentali funzioni metaboliche. Interrogando il sangue possiamo sapere (quasi) tutto riguardo il nostro corpo, da quello che inviamo ai tessuti sino alle sostanze di scarto che circolano. Nel sangue circolano eritrociti (deputati al trasporto di ossigeno ed anidride carbonica), piastrine (responsabili dell'emostasi), granulociti (un tipo di globuli bianchi), linfociti (effettori e regolatori della risposta infiammatoria), monociti (i globuli bianchi più grandi) e molto altro. Alcune di queste cellule hanno vita breve, come i granulociti che vivono meno di un giorno, altri durano mesi come gli eritrociti che possono arrivare sino a 120 giorni ed altri ancora sopravvivono per anni come i linfociti. Conoscere la vita di una cellula è importante perché serve per capire quando è il momento giusto per interrogare il sangue. Ad esempio, se si sta interrompendo una terapia con farmaci che aumentano l'emopoiesi e l'ematocrito serviranno quantomeno due/tre mesi prima di riscontrare delle variazioni sensibili nei valori, un nuovo esame di controllo troppo prematuro sarebbe fuorviante. Nella tabella che segue ritroviamo elencate le principali tipologie di cellule che troviamo nel sangue, la loro funzione principale e la **vita media**.

Cellula	Funzione principale	Vita media
Eritrociti o globuli rossi	Trasportare l'ossigeno e l'anidride carbonica ai tessuti attraverso l'emoglobina in essi contenuta.	**120 giorni**
Piastrine o trombociti	Svolgono un importante ruolo nella coagulazione del sangue insieme agli enzimi della coagulazione. La loro funzione è fermare la perdita di sangue nelle ferite (emostasi).	Circa 10 giorni
Granulociti neutrofili	Sono una tipologia di globuli bianchi (leucociti) che svolgono importanti funzioni di protezione nei confronti di infezioni di natura **batterica** o fungina.	7-10 ore nel sangue 1-3 giorni nei tessuti
Granulociti eosinofili	Sono una tipologia di globuli bianchi che svolge importanti funzioni di difesa dai **parassiti** che attaccano l'organismo.	6-12 ore nel sangue Settimane nei tessuti
Granulociti basofili o mastleucociti	La loro funzione è quella di contribuire al corretto sviluppo della risposta immunitaria, del sistema dell'infiammazione e della risposta allergica. Liberano istamina.	6 ore nel sangue Ore nei tessuti
Linfociti	Sono responsabili dell'immunità cellulo mediata.	Linfociti B pochi giorni Linfociti T mesi o anni
Monociti	Sono un tipo di globuli bianchi (i più grandi) che svolgono molteplici ruoli nell'ambito delle nostre difese immunitarie.	Diversi giorni nel sangue Diversi anni nei tessuti

Viscosità Flusso Ematico e Sintomatologia

La sintomatologia clinica caratteristica delle eritrocitosi sembra dipendere in larga misura dall'**iperviscosità ematica**. Nella pratica clinica si misura la viscosimetria relativa del sangue (cioè rispetto ad un'altra sostanza: per es., l'acqua distillata) a 37 °C, per mezzo del viscosimetro di *Ostwald*. La viscosità relativa, espressa in centipoise, corrisponde al tempo di scorrimento di un determinato volume di sangue diviso il tempo di scorrimento di un egual volume d'acqua, a temperatura e pressione costanti. Per la verità il sangue (una sospensione di cellule in plasma che è a sua volta soluzione acquosa di sali e di macromolecole idratate) è un caso alquanto complesso di liquido "non newtoniano" nel quale cioè la viscosità dipende non solo dalla pressione e dalla temperatura, ma anche dalla velocità di flusso. Tuttavia, il sangue nelle condizioni operative fisiologiche normali, si comporta sostanzialmente come un liquido "non newtoniano" solo per velocità molto alte o molto basse. La viscosità dell'acqua è fatta convenzionalmente uguale a 1 centipoise, quella del sangue intero 3,6-5,4; del plasma 1,9-2,3; del siero 1,4-1,8. La viscosità del sangue intero varia consensualmente in funzione di variazioni del valore ematocrito (anche della concentrazione delle proteine plasmatiche e della resistenza alla deformabilità delle emazie, che però, in questa particolare patologia, non variano) ma con un andamento non lineare. In effetti variazioni rilevanti dell'ematocrito, quali appunto si osservano nell'eritrocitosi, producono **incrementi** estremamente **elevati** nella viscosità ematica.

Una volta ottenuti i valori di flusso in funzione dei diversi HCT e conosciuta la quantità d'ossigeno presente nel sangue, si potrà facilmente calcolare la percentuale d'ossigeno trasportato. Quest'ultima sarà bassa non solo, come è naturale, con un HCT ridotto (inferiore al 30%) ma anche con un HCT elevato (superiore al 60%). Infatti, oltre il 60% di HCT la viscosità tende ad aumentare a tal punto che il flusso di sangue nei piccoli vasi (arteriole, precapillari e capillari) viene nettamente ridotto e il trasporto di ossigeno peggiora drasticamente. **Ai valori intermedi il trasporto d'ossigeno è migliore e raggiunge l'optimum attorno a un HCT del 45%.** Un valore che, detto tra noi, un utilizzatore abitudinario di steroidi **si può solo sognare.** Per questo motivo l'incremento della massa eritrocitaria al di là di certi valori comporta **sintomi e segni da ridotta ossigenazione** di vari organi e tessuti (sindr. da iperviscosità). L'ematocrito rimane a mio avviso uno dei problemi più difficilmente gestibili da parte di un *user*. Anche il ricorso ai salassi non è rappresenta "la soluzione". Senza dubbio un salasso eseguito sul breve termine farà crollare l'HCT di 3 – 4 punti percentuale, salvando prontamente la vita. Il problema è che alcuni studi e l'esperienza sul campo hanno dimostrato che salassi ripetuti nel tempo producono un effetto *rebound*, per cui il corpo alla fine produrrà più globuli rossi. Questo fenomeno si può contenere con prelievi di volume più ridotto, un po' come avviene con **coppettazione bagnata o umida (emospasia).** Nella cosiddetta "coppettazione umida" sulla pelle viene praticato un taglio, cosicché il sangue viene risucchiato nel recipiente in cui vi è una depressione.

Quest'ultimo sistema rappresentava, tanto tempo fa, un'alternativa all'applicazione delle sanguisughe, un altro sistema piuttosto popolare fino all'800. Tutte procedure, ad ogni modo, che richiedono personale altamente qualificato. Oltre ai prodotti integrativi che menzionerò nel libro sta destando particolare interesse anche l'utilizzo d'**inositolo esafosfato**, conosciuto **anche** come **acido fitico** o **IP6**. L'**inositolo esafosfato** è un composto chimico che si trova nelle bucce di alimenti ricchi di fibre come semi, cereali e noci. Tale componente sembra ridurre il rapido accumulo di globuli rossi indotto dagli androgeni. Anche gli ACE-Inibitori sono sotto la lente d'ingrandimento degl'interessati al tema ematocrito. Sono farmaci usati nella terapia dell'ipertensione arteriosa (sono inibitori dell'enzima di conversione dell'angiotensina). **Captopril** (Capoten®) ed **Enalapril** (Enapren®) sembrano essere in grado di ridurre l'EPO e di conseguenza anche l'ematocrito. Interessante sotto questo punto di vista anche **Exforge HCT**, altro farmaco in uso per il trattamento dell'ipertensione essenziale. Exforge HCT è un medicinale contenente tre principi attivi, amlodipina, valsartan e idroclorotiazide. Secondo gli studi, tale associazione ha prodotto una riduzione della massa cellulare dei globuli rossi (eritrociti, emoglobina, ematocrito e reticolociti) dopo 13 settimane di trattamento. Ha prodotto anche un aumento dell'urea sierica, un aumento della creatinina sierica, un aumento del potassio sierico, iperplasia juxtaglomerulare (JG) nel rene ed erosioni focali nello stomaco ghiandolare nei ratti. Tutte queste modifiche sono risultate reversibili dopo un periodo di recupero di quattro settimane.

Nella policitemia abbiamo un aumento di **tutta** la massa eritrocitaria, in primis Hb e Htc. I segni clinici di una policitemia sono molto vari. Spesso la policitemia è **asintomatica**, ma altre volte, come ho accennato anche prima, si presentano una serie di sintomi quali:

1. **Prurito** generalizzato (dato da elevati livelli di istamina), sudorazione notturna, calo ponderale (iper-metabolismo), gotta, epigastralgia (un dolore riferito alla regione superiore e centrale dell'addome).

2. **Trombosi arteriose e venose da iperviscosità sanguigna**. Esempio: trombosi delle vene sovraepatiche (epatomegalia dolorosa con ascite).

3. **Emorragie**. Come conseguenza dell'alterazione della funzione piastrinica e dell'aumento della massa eritrocitaria.

4. **Insufficienza vascolare periferica**. Arrossamento, cianosi, eritromelalgia (dolorosa vasodilatazione parossistica a carico delle piccole arterie delle mani e dei piedi), dolore a riposo di gambe e piedi che peggiora di notte.

5. **Sintomi neurologici**. Comporta la diminuzione del flusso ematico per iperviscosità, trombosi ed emorragie. Presentano cefalea, acufeni, vertigine, ipertensione arteriosa, etc.

All'esame obiettivo possono presentarsi eritrosi (colorazione rossiccia del viso), splenomegalia (30-60%), a differenza delle poliglobulie secondarie ed epatomegalia (25%).

- Accademia Italiana Medici Specializzandi SSM 2022 Ematologia 8° ed

Donazione di Sangue e TRT (articolo tratto dal Blog di davidenosecoach.wixsite.com)

La terapia sostitutiva con testosterone (TRT) viene prescritta ai pazienti ipogonadici (condizione in cui i testicoli o le ovaie non producono ormoni a sufficienza) per indurre e/o mantenere le caratteristiche sessuali secondarie, migliorare la funzionalità sessuale, il senso di benessere e la densità minerale ossea. L'obiettivo della TRT è quello di raggiungere livelli sierici di testosterone all'interno del range dei maschi eugonadici. I principali candidati a questa terapia sono soprattutto soggetti affetti da ipogonadismo ad insorgenza tardiva. L'**ipogonadismo ad insorgenza tardiva** (LOH o Andropausa) negli uomini che stanno invecchiando è una sindrome clinica e biochimica causata da un calo del testosterone che avviene simultaneamente al sopravanzare dell'età. Molteplici studi hanno sollevato preoccupazioni riguardo i possibili rischi della TRT, soprattutto in relazione ad una maggiore incidenza degli eventi cardiovascolari avversi, anche se le prove disponibili a riguardo sono contrastanti. La **policitemia** è l'effetto avverso più comune in una TRT, con conseguente aumento della viscosità del sangue e dell'adesività piastrinica, che predispone gli individui trattati ad un rischio di **trombosi** sia arteriosa che venosa[1].

---

[1] Blood donation and testosterone replacement therapy – Benjamin Chin-Yee, Alejandro Lazo-Langner, Butler-Foster, Cyrus Hsia, and Ian Chin-Yee – 2017

Motivo per il quale, le attuali linee guida raccomandano un monitoraggio a cadenza regolare e l'interruzione della TRT o la riduzione del dosaggio di tale terapia se l'ematocrito raggiunge/supera il valore del 54%. Questa soglia d'ematocrito viene interpretata da medici e pazienti come il momento in cui vi è la necessità di ricorrere alla **flebotomia** (salasso) o **donazione di sangue**. Gli studi[1] però ci indicano che tale trattamento non rappresenta sempre la soluzione al "problema". Le virgolette sulla parola << problema >> stanno a sottintendere che l'aumento dell'ematocrito e delle concentrazioni di emoglobina è una cosa fisiologica davanti ad un trattamento come la TRT ed è quindi improbabile che un paziente sottoposto a quest'ultima abbia (sul breve e soprattutto sul lungo termine) dei valori equiparabili a quelli di una persona non trattata. Secondo le statistiche (*Tabella 1*) i donatori sottoposti a TRT hanno dei livelli medi di emoglobina di 173 g/L (il range solitamente è compreso tra 140,0 - 170,0 g/L), con un 25% che riporta un picco costanti attorno ai 180 g/L e tendenzialmente un ematocrito del 54% circa. Ho notato una certa proporzionalità tra Hb e HCT nell'eritrocitosi da androgeni, solitamente HCT = Hb x 3 se al contrario notiamo valori di HCT elevati con Hb bassa forse la causa dell'eritrocitosi è da ricercare altrove, anche in altri fattori (**disidratazione** preesame per esempio).

---

[1] Blood donation and testosterone replacement therapy – Benjamin Chin-Yee, Alejandro Lazo-Langner, Butler-Foster, Cyrus Hsia, and Ian Chin-Yee – 2017

TABLE 1. Donor characteristics and hemoglobin measurements

Characteristic	No. (%)	No. Evaluated
Mean age [range], y	50 [36-65]	39
Testosterone formulation		39
Topical	14 (36)	39
Intramuscular	18 (46)	
Unknown	7 (18)	
Referred by physician	11 (28)	39
Mean Hb [range], g/L		
All donations and clinic visits	173 [134-205]	108
First donation	175 [141-197]	32
Second donation	174 [142-205]	27
Third donation	171 [145-186]	10
Fourth donation	168 [144-192]	4
Donations and clinic visits		
Hb $\geq$180 g/L	27 (25)	108
Hb $\geq$175 g/L	49 (45)	108
Repeat donors		
Hb $\geq$180 g/L	12 (44)	27
Hb $\geq$175 g/L	18 (67)	27
Mean donation interval [range], days	84 [56-399]	27

Hb = hemoglobin

Tabella 1 - Blood donation and testosterone replacement therapy - Benjamin Chin-Yee 2017

Questo per farvi capire che le donazioni, **eseguite secondo la cadenza e la modalità prescritta dal sistema sanitario nazionale**, non garantiscono una riduzione stabile di valori di emoglobina ed ematocrito. Questo non vale per donazioni che prevedono un prelievo più frequente, **ma più ridotto del sangue**, ma non esistono dati ad oggi che possano confermare tale tesi, ad ora solo aneddotica.

In America, l'intervallo medio di donazione tra i donatori ripetuti è di 84 giorni ed il limite inferiore consentito sono 56 giorni (dati del Canadian Blood Services). Ciò significa che servirebbero prelievi a cadenza quantomeno mensile per capire se la frequenza può incidere sulla stabilizzazione dei valori. Ad ogni modo, dati alla mano, al fine di mantenere i livelli d'ematocrito al di sotto del 54% la donazione ripetuta di sangue è stata insufficiente nel 44% dei donatori. Qui bisogna veramente capire se l'intento è quello di mantenere i valori all'interno di un range considerato "ammissibile" o se si stanno ricercando valori impossibili per un individuo sotto trattamento. Sappiamo che la TRT ha dimostrato un'incidenza del 24% di policitemia, definita come emoglobina maggiore di 170 g/L o ematocrito maggiore del 52% [2] e da questo non si scappa. Non a caso le linee guida Canadesi del 2015 non puntano a valori ematici di un "non trattato", ma fissano valori ragionevoli per il contesto in cui ci si trova, ovvero un 54% di ematocrito come limite massimo per la sospensione della terapia o riduzione del dosaggio. La donazione del sangue è una metodologia "salvavita" per impedire il rialzo dell'ematocrito al di sopra di valori allarmanti, è un ottimo intervento per un paziente in terapia sostitutiva, ma non possiamo dire che sia un trattamento ausiliario comprovato sul lungo termine.

[2] Outcomes of Long-Term Testosterone Replacement in Older Hypogonadal Males: A Retrospective Analysis RAMZI R. HAJJAR, FRAN E. KAISER, AND JOHN E. MORLEY Department of Internal Medicine, Division of Geriatric Medicine, St. Louis University Health Sciences Center, St. Louis, Missouri 63104

Idrossiurea (Onco Carbide®)

L'idrossiurea (detta anche **idrossicarbamide**) è un agente **chemioterapico** che si usa principalmente per il trattamento della leucemia mieloide cronica e nelle altre sindromi mieloproliferative croniche (trombocitemia essenziale, policitemia vera con alto rischio di complicazioni tromboemboliche e mielofibrosi idiopatica). L'idrossiurea è disponibile in capsule di colore rosa/verde da 500 mg. Nella policitemia vera (caratterizzata da un aumento dei globuli rossi, dei globuli bianchi e delle piastrine) l'idrossicarbamide viene somministrata inizialmente ad un dosaggio di 15 – 20 mg/kg/die. La dose di idrossicarbamide viene poi aggiustata individualmente per mantenere un ematocrito al di sotto del 45 % e la conta piastrinica al di sotto di 400 x 10^9/l. Nella maggior parte dei pazienti che utilizzato questo farmaco i livelli succitati possono essere raggiunti somministrando idrossicarbamide continuamente ad una dose media giornaliera da 500 a 1000 mg. Questo farmaco ha **numerosi effetti collaterali** (gravi) ed il suo utilizzo da parte dei bodybuilders per ridurre l'ematocrito è una pratica oramai **completamente in disuso**. Più recentemente gli **inibitori della JAK2** hanno dimostrato benefici nel controllo della conta ematica e della splenomegalia in pazienti intolleranti all'idrossicarbamide. Altri farmaci utilizzati per il controllo della conta ematica sono **anagrelide** ed Interferone alfa. Perlopiù l'anagrelide, che viene utilizzata principalmente nel trattamento della trombocitemia associata a problemi al midollo osseo. Volente o nolente, la **flebotomia rimane la strada più usata**.

- Concise Guide to Hematology – Lazarus, Schmaier, 2019

Assorbimento del Ferro

Valori bassi di ematocrito sono spesso correlati all'anemia, che in alcuni casi può essere dovuta a carenze nutrizionali. **Ferro basso** e carenza di vitamina B12 e di folati possono provocare una riduzione nella produzione dei globuli rossi e di conseguenza una **riduzione del valore dell'ematocrito**. Qualora l'intento fosse proprio quello d'indurre una sorta di anemia, o quantomeno non facilitare l'elevazione dell'ematocrito, vi sono degli accorgimenti dietetici che si possono adottare. **La vitamina C** ricavata dal cibo o dagli integratori alimentari **è il più forte potenziatore dell'assorbimento di ferro** e può persino invertire l'effetto inibitore di sostanze come il tè ed il calcio. La presenza di vitamina C in un pasto può aumentare la quantità di ferro non-eme che viene assorbita a pasto; si stima che bastino 25 mg di vitamina C può raddoppiare il ferro assorbito con il cibo. Un pasto con 50 mg di vitamina C può aumentare l'assorbimento di ferro non-eme fino a sei volte tanto, rispetto ad un pasto privo di vitamina C. La vitamina C svolge un ruolo molto importante relativamente all'utilizzazione del ferro mediando la trasformazione da ferro ferrico (Fe^{3+}) a ferro ferroso (Fe^{2+}) che è la forma assorbibile a livello intestinale. Inoltre, facilita la mobilizzazione del ferro complessato in alcune proteine come la transferrina, ferritina, emosiderina, che può avvenire se il ferro si trova nella forma ridotta. È giusto far notare però che la vitamina C migliora sensibilmente l'assorbimento del ferro alimentare, piuttosto che quello integrativo. Di conseguenza il primo step è proprio quello di correggere la dieta ed **escludere la vitamina C** dall'integrazione.

I più forti inibitori dell'assorbimento di ferro non-eme sono i fitati, noti anche con il nome di **acido fitico**. L'acido fitico è la principale forma di deposito di fosforo in molti tessuti vegetali, specialmente nella crusca, nei semi e nella frutta secca. Piccole quantità di fitati sono in grado di ridurre, fino a dimezzare, l'assorbimento del ferro. La soia inoltre possiede un fattore indipendente che riduce la biodisponibilità del ferro. Alcuni **polifenoli**, non tutti, inibiscono la biodisponibilità di ferro. I flavonoidi, ad esempio, non interferiscono con l'assorbimento del ferro. Solo i polifenoli con **acido gallico**, che si trovano spesso in **tannini**, interferiscono con l'assorbimento del ferro. Una riduzione dell'assorbimento avviene anche bevendo bevande con acido tannico, come **vino, tè** o **caffè durante o entro due ore da un pasto**. Anche le spezie come l'**origano** possono ridurre assorbimento del ferro. La vitamina C riduce notevolmente gli effetti inibitori degli ossalati e tannini. Poiché molte delle verdure contenenti ossalato contengono anche grandi quantità di vitamina C, codesta può autonomamente compensarne i suddetti effetti inibitori.

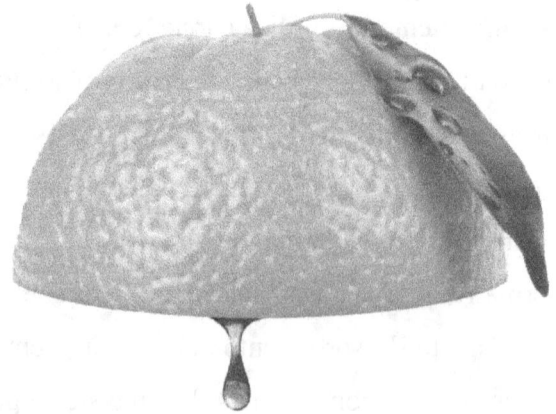

Vedi libro: Guida completa agli Integratori Alimentari per lo Sport e la Salute

Come dovrebbe essere composta la dieta nelle persone con sovraccarico di ferro?

1. Dieta vegetariana, semi-vegetariana o varia. Una dieta "vegetariana-latto-ovo-pollame-pescetariana" sembra ottimale. Evitate gli alimenti fortificati con ferro e gli integratori di ferro. **Ridurre l'assunzione di ferro EME e carne animale.** Ad oggi, è scientificamente provato dagli studi sulle donne in post-menopausa, che una dieta ricca di prodotti a base di semi di soia (tempeh, tofu) contenenti fitato nativo riduce significativamente lo stato di ferro corporeo (ferritina sierica).

2. Vai libera a frutta e verdura, però meglio evitare gli spinaci per via dell'acido ossalico che inibisce l'assorbimento dei minerali, soprattutto del calcio (noto antagonista del ferro). Ottimi anche i legumi ricchi di proteine, ad esempio fagioli bianchi, oppure soia. La frutta fresca va consumata **lontano dai pasti**, altrimenti in contenuto di vitamina C aumenta l'assorbimento del ferro. Come accompagnamento ai pasti è meglio scegliere verdura non a foglia verde, come il finocchio ad esempio.

3. Niente carne rossa, meglio carne bianca e magra da pollame, ma anche questa con moderazione. Evitate la carne lavorata. Evitate frattaglie, cibi contenenti sangue e selvaggina. Pesce meglio se solo bianco, poiché la **carne rossa del tonno** contiene mioglobina ed ha un contenuto di ferro più elevato. In linea di massima un individuo con elevati livelli di ferro nell'organismo dovrebbe seguire una **dieta ipo-proteica** (massimo 0,8 - 1,2 grammi di proteine per kg di peso corporeo al giorno). Pensate che in una flebotomia (salasso) da 500 ml di sangue, si perdono 130 - 140 g di proteine, equivalenti a 2 giorni di dieta bilanciata secondo i criteri dell'assunzione raccomandata. Il **filetto di merluzzo non contiene ferro eme**, mentre il 30 – 40% del contenuto di ferro nelle altre specie ittiche è ferro eme; quindi, possiamo dire che il merluzzo è una buona scelta[1]. I crostacei come le cozze azzurre, le ostriche, i granchi e le aragoste sono generalmente ricchi di ferro e dovrebbero dunque essere evitati o consumati in piccole quantità e **ben cotti**.

[1] Rijksinstituut voor Volksgezondheid en Miliey; NEVO -2016

4. Prodotti cereali o pane **integrale ok**, ma evitate i cereali fortificati con ferro. Valida scelta anche la crusca di frumento.

5. Via libera anche a latte magro, yogurt e formaggi ricchi di calcio e poveri di grassi. L'**acido lattico** presente nel latte fermentato non aumenta l'assorbimento del ferro, perché il contenuto di ferro nel latte è trascurabile, e sia le proteine che il calcio del latte inibiscono l'assorbimento del ferro.

6. Il consumo regolare di **alcol** predispone al **sovraccarico di ferro**, poiché l'assunzione di alcol è associato ad un aumento della ferritina. L'alcol sembra aumentare l'assorbimento del ferro ferrico dal pasto, probabilmente a causa dell'effetto stimolante sulla secrezione acida gastrica.

7. Le bevande consumate durante il pasto possono influenzare significativamente l'assorbimento del ferro alimentare, aumentando o diminuendone l'assorbimento. Bere bevande alcoliche aumenta l'assorbimento del ferro (come detto poc'anzi). Bere succhi di frutta, sia trasformati che freschi, contenenti vitamina C e con un pH basso, a causa del contenuto di acidi organici ed un alto contenuto di saccarosio e/o fruttosio, aumenterà significativamente l'assorbimento di ferro. Di conseguenza, questo tipo di bevande **non** deve essere assunto durante i pasti.

8. **Tè** (anche il tè nero) e **caffè** assunti assieme ad un pasto sono noti per essere potenti inibitori dell'assorbimento del ferro. **zinco** e ferro competono durante l'assorbimento intestinale.

Digiuno ed Ematocrito

L'assenza di cibo data dal **digiuno** innesca la cosiddetta **autofagia**. L'autofagia è un processo fisiologico importante che il corpo sfrutta per "sbarazzarsi" di ciò che non usa più (passatemi la spiegazione). Si tratta di un processo con cui le cellule del nostro corpo "cannibalizzano" alcuni loro componenti, tra cui le proteine ed altro materiale inutilizzato. Un meccanismo che da un lato permette l'approvvigionamento di nuova energia per la cellula e dall'altro promuove l'eliminazione degli scarti potenzialmente dannosi (cit. Masucci). Un interessante studio (Wojciak, 2013) ha analizzato come agisce la privazione di cibo su specifici parametri ematochimici. I risultati mostrano che il digiuno a breve termine (2 giorni) riduce significativamente le concentrazioni di ferro nel siero (*Serum*-Fe mg/dL) e nei capelli (*Hair*-Fe μg/g d.m.), così come i livelli di ferritina (*Ferritin* μg/dL), emoglobina (Hb g/dL), ematocrito (Hct %), globuli rossi RBC (x 10^{12}/L) e capacità totale legante il ferro (TIBC μg/dL). Questo può tradursi in un **male** per le persone che improvvisano diete "da fame" dalla sera alla mattina (accade perlopiù con le donne), solo per vedersi meglio allo specchio; ma può essere un **bene** per coloro che devono tenere sotto controllo dei valori ematici pericolosamente al di sopra della norma.

	2 Giorni di Digiuno	
	Prima	Dopo
Hair-Fe (µg/g d.m.)	$22.1 \pm 5.4^{\#}$	$14.1 \pm 2.0^{\#}$
Serum-Fe (mg/dL)	$132.8 \pm 4.8^{\wedge}$	$111.2 \pm 3.1^{\wedge}$
Hb (g/dL)	$13.4 \pm 0.7^{*}$	$12.3 \pm 0.8^{*}$
Hct (%)	$41.7 \pm 2.0^{*}$	$39.6 \pm 1.7^{*}$
RBC ($\times 10^{12}$/L)	$4.7 \pm 0.4^{*}$	$4.1 \pm 0.3^{*}$
MCV (fL)	90.6 ± 3.2	91.0 ± 4.1
MCH (g/dL)	29.2 ± 1.8	29.7 ± 1.4
MCHC (g/dL)	33.0 ± 1.6	33.6 ± 1.2
TIBC (µg/dL)	$360.2 \pm 65.5^{\wedge}$	$281.0 \pm 85.1^{\wedge}$
Ferritin (µg/dL)	$3.9 \pm 1.8^{\#}$	$2.7 \pm 1.7^{\#}$

- Effect of short-term food restriction on iron metabolism, relative well-being and depression symptoms in healthy women. Wojciak – 2013

Eritrocitosi da Stress o Sindrome di Gaisböck

Si manifesta soprattutto in soggetti apparentemente sani, di sesso maschile, talora ipertesi e/o in sovrappeso, forti fumatori, che conducono una vita stressante e lamentano disturbi quali astenia, cefalea, dolori addominali, iperidrosi. Spesso vanno incontro a episodi di **trombosi**. L'eziopatogenesi di questa forma d'eritrocitosi non è nota. I parametri di laboratorio segnalano un ematocrito costantemente superiore al 50%, GR tra 6,5-7 $\times$ 10^{12}/l ed Hb tra 18-20 g/dl. La massa eritrocitaria totale è nella norma come pure il tasso di eritropoietina e la saturazione arteriosa di ossigeno. È possibile distinguere due gruppi di persone. Nel primo il valore di ematocrito è elevato perché si verifica la coincidenza di una massa eritrocitaria ai limiti superiori (questo può essere importante nei forti **fumatori**, con un possibile aumento della carbossiemoglobina che non partecipa al trasporto di ossigeno) e di un volume plasmatico a quelli inferiori. Nel secondo, invece, la massa eritrocitaria è normale, mentre il volume plasmatico è diminuito. La terapia è indicata solo in quei soggetti ad alto rischio per complicanze cardiovascolari e tromboemboliche (forti fumatori, ipertesi, pletorici e obesi) e consiste in salassi e re-infusione di plasma, nell'indurre calo ponderale con una dieta adeguata, nel **controllo dei valori pressori** e **nell'astensione dal fumo**. Stile di vita sano e riduzione delle fonti di stress. È assolutamente **controindicato** l'uso di **farmaci diuretici**.

Policitemia vera e Poliglobulie secondarie

Quelle riportate nel titolo sono due definizioni spesso travisate. Una delle differenze fondamentali tra la policitemia vera e le poliglobulie secondarie è che, nella prima, è presente **leucocitosi** (un anormale aumento dei globuli bianchi presenti nella circolazione ematica), **trombocitosi** (l'aumento del numero di piastrine circolanti) e **splenomegalia** (un ingrossamento della milza che può essere associato a malattie ematiche o del sistema linfatico). Per distinguere la policitemia vera da una poliglobulia secondaria con insufficienza respiratoria, l'esame più importante è la saturazione arteriosa dell'ossigeno. Inoltre, l'**emogasanalisi** (comprende un insieme di esami che misurano i livelli di pH, ossigeno (O_2) ed anidride carbonica (CO_2) presenti in un campione di sangue) arteriosa può dare ulteriori informazioni rispetto alla presenza di un disturbo metabolico o respiratorio. Il trattamento delle poliglobulie secondarie è rappresentato da salassi quando l'ematocrito è superiore al **55%**. Tuttavia, la terapia principale è quella della situazione primitiva. In casi di ipossia cronica, la somministrazione di ossigenoterapia corregge parzialmente e lentamente l'eritrocitosi[1][2][3].

[1] Accademia Italiana Medici Specializzandi SSM 2022 Ematologia 8° ed

[2] https://labtestsonline.it/tests/emogasanalisi

[3] https://www.nurse24.it/studenti/indagini-diagnostiche/leucocitosi
https://www.msdmanuals.com/it-it/professionale/ematologia-e-oncologia/sindromi-mieloproliferative/trombocitosi-reattiva-trombocitemia-secondaria

POLI-GLOBULIA RELATIVA O FALSA	↑ della concentrazione delle emazie dovuta a una diminuzione del volume plasmatico: sindrome Gaisböck o pseudoeritrocitosi da stress o policitemia spuria, emoconcentrazione (disidratazione), insufficienza feocromocitoma surrenalico, ipertensione arteriosa, etc.	
POLI-GLOBULIA	Poliglobulia primaria	P. vera Altre
	Poliglobulia secondaria (da ↑ EPO)	↑ adeguato di EPO: ipossia sistemica: - Pat. cardiovascolare, respiratoria (BPCO) - Altitudine - Emoglobinopatie con ↑ affinità O_2 - Tabacco - Ipossia renale: idronefrosi, policistosi - Apnee ostruttive notturne
		↑ inadeguato di EPO: neoplasie: - Carcinoma renale (il più frequente), emangioblastoma cerebellare, epatocarcinoma, carcinoma dell'ovaio, mioma uterino, feocromocitoma - Post-trapianto renale
		Altre: - Eccesso di corticosteroidi o androgeni - EPO esogena

Diagnosi differenziale delle poliglobulie.

Volume Corpuscolare Medio (MCV)

Il volume corpuscolare medio, in inglese *mean corpuscular volume* (da cui l'acronimo MCV), rappresenta il **volume medio dei globuli rossi in un determinato campione di sangue**. Il parametro può essere misurato direttamente in laboratorio con un analizzatore ematologico, oppure può essere calcolato in base alla seguente equazione: **MCV = (ematocrito in % / numero di globuli rossi 10^12/L) x 10** esempio: Ematocrito (Hct) = 49,2 %; Globuli Rossi (RBC) 5,47 10^{12}/L ne deriva MCV = (49,2 / 5,47) x 10 = 89,9 fL (femtolitri). MCV è espresso in femtolitri e tendenzialmente il suo range di valori si attesta tra **80–95 fL** con un valore comune di 88 fL. È un parametro che può aiutare a valutare determinati tipi di anemia. Fornisce una valutazione del volume medio delle cellule ed è un importante e affidabile indice della qualità dell'emopoiesi (formazione e maturazione degli elementi corpuscolati). Anche le dimensioni dei globuli rossi si modificano con l'età e queste variazioni devono sempre essere considerate prima di contraddistinguere un'anemia. Alcune forme, come per esempio la talassemia minor, possono presentare un numero di globuli rossi normale o aumentato con contenuto corpuscolare medio di emoglobina ridotto e quindi con diminuzione della concentrazione di emoglobina nell'unità di volume di sangue; queste emazie hanno costantemente anche MCV ridotto, da cui una riduzione della % Hct.

Le Anemie - Integrazione ospedale territorio: percorsi diagnostico-terapeutici a cura del "Journal Club of Pediatrics" 2015 Responsabile: dr.ssa Iride Dello Iacono.

Nonostante il suo uso onnipresente ed il valore diagnostico consacrato dal tempo nella diagnosi delle anemie, un attributo essenziale di MCV è tutt'ora sotto esame. È stato a lungo sottovalutato che **la dimensione dei globuli rossi è correlata alla quantità di emoglobina** (Hb) che ospitano e, pertanto, è un importante fattore determinante del livello totale di Hb. Esaminando questo principio di base, è diventato possibile scoprire una relazione finora trascurata tra MCV, ematocrito (HCT) e globuli rossi descritta come un **equilibrio dinamico**. Questo principio si è dimostrato prezioso nell'interpretazione dei parametri RBC, in particolare per la valutazione dei pazienti con policitemia. La formula **HCT (%) = MCV (fL / 10) × RBC (10^12/L)** è stata testata per stabilire il contributo delle variabili indipendenti (MCV e RBC). Esempio HCT (%) = MCV (90.7 fL / 10) × RBC (5.69 10^12/L) = 9.07 × 5.69 = 51.6 % di HCT. Poiché la dimensione degli eritrociti (MCV) determina il contenuto di Hb degli eritrociti (MCH, che vedremo dopo), maggiore è l'MCV/MCH, maggiore è l'Hb e viceversa. Allo stesso modo, MCV è uno dei principali contributori di HCT perché HCT è il risultato di globuli rossi di determinate dimensioni: HCT = RBC × MCV. Questa formula classica non solo dimostra come viene calcolato l'HCT (manualmente o mediante analizzatori di cellule), ma illustra anche il fatto che **l'MCV è importante nella determinazione dell'HCT tanto quanto i globuli rossi**. Oltre al suo valore clinico, l'equazione **HCT = RBC × MCV** collega i tre parametri dei globuli rossi in maniera importante. Dimostra a tutti gli effetti che mentre i globuli rossi e l'MCV operano insieme, ogni parametro contribuisce individualmente al valore dell'ematocrito.

Contenuto cellulare Medio Emoglobina (MCH)

Rappresenta il contenuto medio di emoglobina nei globuli rossi del sangue. MCH viene espresso in picogrammi (pg) e tendenzialmente il suo range di valori nell'adulto si aggirerà tra **27 – 33 pg** con un valore comune di 30 pg. Tale valore si può ricavare anche dalla formula derivata: **MCH = Emoglobina (Hb) / numero di globuli rossi 10^12/L** esempio: MCH = con Emoglobina (Hb) pari a 166 g/L diviso i Globuli Rossi (RBC) 5,47 10^12/L avremo circa 30 pg. Come vedremo in seguito, in base ai valori di volume corpuscolare medio (MCV), contenuto corpuscolare medio di emoglobina (MCH) e intensità di colorazione si costruisce la seguente classificazione cosiddetta *"morfologica"* delle anemie. Un esempio: l'anemia sideropenica si manifesta quando la disponibilità di ferro nell'organismo è insufficiente per una adeguata sintesi di emoglobina. La sua caratteristica distintiva è perciò la diminuzione del contenuto corpuscolare medio di emoglobina che si accompagna ad una riduzione del volume medio dei globuli rossi (microcitosi). Un MCH basso è spesso indice di anemia ipocromica microcitica; l'analisi morfologica rivelerà in questo caso che i globuli rossi sono piccoli (microcitosi) e scarsamente colorati a causa del basso contenuto di emoglobina (ipocromia). Non deve essere confuso con **MCHC** (anche detta concentrazione media dell'emoglobina corpuscolare). MCH indica un valore assoluto in termini di peso per ogni globulo rosso che non è in relazione alle dimensioni di quest'ultimo, mentre MCHC è un rapporto, quindi un valore relativo che relaziona il contenuto di Hb con le dimensioni del globulo rosso.

Ampiezza di Distribuzione Eritrocitaria (RDW)

L'RDW (*Red Cell Distribution Width*), in italiano ampiezza di distribuzione eritrocitaria, indica sostanzialmente la variazione delle dimensioni dei globuli rossi all'interno di un campione di sangue. Quando si parla di RDW si pensa subito all'**anisocitosi**. Quest'ultima è caratterizzata dalla variabilità delle **dimensioni dei globuli rossi** (eritrociti, RBC) circolanti nel sangue periferico e dalla loro diversità. È indice di alcune forme di anemia o emoglobinopatie[1]. Il valore dell'RDW viene solitamente espresso come percentuale, ma in alcuni casi si può ritrovare in valore assoluto se misurato in femtolitri; e tendenzialmente il suo range di valori nell'adulto si aggira tra **11,5 – 14,5** con valore comune 13 %. Viene calcolato dividendo la deviazione standard della dimensione media delle cellule per l'MCV dei globuli rossi e moltiplicando per 100 per convertire in percentuale. È il coefficiente di variazione della dimensione del globulo rosso. In ogni caso di anemia significativa è necessario descrivere le caratteristiche morfologiche dei globuli rossi, determinare la relativa importanza dell'anormale produzione e della distruzione dei globuli rossi nella genesi dell'anemia e, quando possibile, identificarne il processo eziologico di base. La conoscenza sia del MCV che del RDW può essere d'aiuto per un più preciso orientamento diagnostico; è stata anche proposta una classificazione delle anemie basata proprio su questi due parametri. **MCV, MCH e RDW sono valori da valutare** se si parla di eritrocitosi.

---

[1]   https://www.issalute.it/index.php/la-salute-dalla-a-alla-z-menu/a/analisi-cliniche/rdw-anisocitosi

Punti Chiave per l'Eritrocitosi

1. **Mantieniti idratato.** In assoluto l'aggravante numero uno, perché se il volume occupato dall'acqua diminuisce, quello occupato dai globuli rossi aumenta percentualmente; quindi, devi **bere molta acqua durante il giorno.**

2. **Mantieni fluido i sangue con la giusta integrazione.**

3. **Valuta tutti i valori relativi al compartimento eritroide.** Non fermarti al solo valore dell'ematocrito (che è importantissimo), ma valuta anche il valore dell'emoglobina, MCV (molto importante), MCH, RDW ed il numero di piastrine. A causa delle piastrine alte circolanti, infatti, si può assistere a fenomeni coagulativi per la maggiore dell'aggregabilità delle stesse.

4. **Pratica attività cardiovascolare regolare e quotidiana.**

5. **Evita molecole particolarmente impattanti sull'ematocrito.**

6. **Poni dei valori limite del sangue realistici e coerenti al contesto in cui ti trovi.**

7. **Capta ogni minimo sintomo anomalo** e tieni monitorata la pressione del sangue quotidianamente.

8. **Prevedi dei periodi di scarico totale** in cui non assumi anabolizzanti sino al completo ripristino dei valori ematici.

Piastrine (o Trombociti)

Derivano dalla frammentazione del citoplasma dei megacariociti e si riversano nel sangue periferico per prendere parte al processo dell'**emostasi**. L'emostasi è la normale risposta fisiologica del corpo per la prevenzione e l'interruzione del sanguinamento/emorragia. Il numero non varia con l'età, ma fisiologicamente solo dopo l'esercizio fisico. **Trombocitosi** (o piastrinosi) e **trombocitopenia** (o piastrinopenia) indicano aumento e diminuzione. Le cause di trombocitosi sono molteplici; inoltre, la trombocitosi si può riscontrare anche in certi stati fisiopatologici, come ipossia, **esercizio fisico intenso**, stress post-operatorio, stato di gravidanza e puerperio. Anche le piastrine possono andare incontro a variazioni morfologiche, come anisocitosi, piastrine giganti, presenza di corpi inclusi, in numerosi disordini ematologici, in particolare nei disordini mieloproliferativi e mielodisplastici. Il valore delle piastrine (spesso abbreviato con PLT) viene solitamente espresso come **unità per microlitro di sangue**; e tendenzialmente il suo range di valori nell'adulto si aggira tra **150000 – 400000** con valore comune che tendenzialmente si assesta tra le **200000** e le **300000**. Se la conta piastrinica è anormalmente al di sotto della soglia minima (possono arrivare anche a 10 e 20 mila piastrine per microlitro nei casi più gravi) si consiglia di limitare tutte le attività. Quando le piastrine sono comprese tra 15 e 20000, una persona può eseguire **solo esercizi delicati** che non comportano resistenza, ad esempio seduti o in piedi, stretching delicato o camminata comoda in pianura.

Trombocitopenia

Per trombocitopenia s'intende la diminuzione del numero di piastrine al di sotto del limite inferiore della norma (150 x 10^9/l). Clinicamente la trombocitopenia è considerata rilevante quando la conta è inferiore a 100 x 10^9/l. Come dicevamo prima, il sangue solitamente contiene circa 150000 – 400000 **piastrine per microlitro** (equivalenti a 150 a 400 × 10^9 per litro). In linea di massima dobbiamo sapere che sotto le 50 x 10^9/l piastrine abbiamo un maggior rischio di sanguinamento post-trauma, mentre al di sotto delle 20 x 10^9/l piastrine abbiamo il rischio di frequenti emorragie spontanee. Nella maggior parte dei casi si osservano lesioni purpuriche (petecchie, ecchimosi), ma possono verificarsi emorragie mucose ed anche cerebrali (molto raramente). Aldilà delle numerose tipologie di trombocitopenie voglio ricordare che vi sono anche farmaci in grado di alterare la produzione e la funzionalità delle piastrine. Un **diuretico tiazidico** come la idroclorotiazide comporta la riduzione del numero di piastrine nel sangue, talvolta con comparsa di porpora. Altri componenti in grado di alterare il lavoro delle piastrine sono l'eparina, chinidina, fenitoina, sali di oro, etanolo. Invece, farmaci come l'**acido acetilsalicilico** (o ASA) come la CARDIOASPIRIN ® possono causare emorragie gravi, in quanto provocano un'alterazione dell'aggregazione piastrinica, il cui effetto, anche a seguito di una singola dose può durare per circa 4 – 5 giorni.

RISCHIO DI SANGUINAMENTO
<50 x 10^9/l: maggior rischio di sanguinamento post-traumatico
<20 x 10^9/l: frequenti emorragie spontanee

Trombocitosi (e Doping)

La trombocitosi è una malattia che si presenta con un aumento della produzione delle piastrine: il suffisso -osi indica infatti una sovrabbondanza di un qualche elemento, in questo caso i trombociti meglio noti come piastrine. Le piastrine alte si verificano quando ci troviamo in presenza di una **conta piastrinica elevata > 450000/mcL (> 450000 × 10⁹/L)**. Aldilà delle innumerevoli cause e tipologie, la trombocitosi si può riscontrare anche in certi stati fisiopatologici, come ipossia, **esercizio fisico intenso**, stress postoperatorio, ovulazione, gravidanza e puerperio. Esistono, inoltre, forme congenite familiari riconducibili a mutazioni del gene della trombopoietina e del suo recettore. La trombocitosi è spesso un riscontro isolato ed accidentale rilevato attraverso l'esame emocromocitometrico di routine. La trombocitosi è un fattore predisponente la **trombosi** sia venosa che arteriosa, tuttavia, paradossalmente, nei casi gravi (piastrine > 1500 x 10³/μL), può essere responsabile di malattia di *von Willebrand* acquisita, una disfunzione genetica contraddistinta da robuste emorragie spontanee.

Attenzione! L'utilizzatore di steroidi anabolizzanti, che tendenzialmente aumentano la viscosità del sangue, dovrebbe mantenere una conta piastrinica sotto le 200000 × 10⁹/L

- https://it.wikipedia.org/wiki/Trombocitosi
- https://www.msdmanuals.com/it-it/professionale/ematologia
- https://www.pazienti.it/contenuti/malattie/trombocitosi

Ematocrito e Terapia Sostitutiva con Testosterone (TRT)

Argomento che tratteremo più volte durante la presente pubblicazione. Pazienti ipogonadici sono noti per essere portatori di una lieve anemia; caratteristica che poi scompare grazie alla terapia con testosterone. Pertanto, l'emoglobina, la conta degli eritrociti e l'ematocrito sono tre parametri da tenere monitorati durante tale terapia[1]. Se le dosi di testosterone sono troppo elevate, l'emoglobina, gli eritrociti e l'ematocrito possono elevarsi oltre il range fisiologico e può svilupparsi policitemia. Ciò è particolarmente noto quando si fa uso di testosterone enantato[2] rispetto a forme con esteri più lunghi.

Testosterone formulation	Dosing regimen	Rate of hematocrit elevation >50%
Testosterone cypionate or enanthate [53] (short-acting injectable)	100-200 mg IM every week	67%
Testosterone undecanoate [54] (long-acting injectable)	1000 mg, first interval 6 weeks, followed by intervals of 12 weeks	7%
Transdermal gel [53]	Testosterone 50-100 mg every day(sachets) Testosterone 20-80 mg every day (dosing pump)	13%
Pellets [53]	Crystalline testosterone 75 mg/pellet implanted, 10-14 pellets every 3-6 month	35%

In tal caso, il dosaggio di testosterone della terapia deve essere ridotto. Se l'ematocrito supera il 55%, può essere prescritto un **salasso**. Soprattutto i pazienti più **anziani**, o quelli con **maggiore tessuto adiposo** e **geneticamente predisposti** con brevi ripetizioni CAG del recettore degli androgeni sono predisposti a policitemia [3][4].

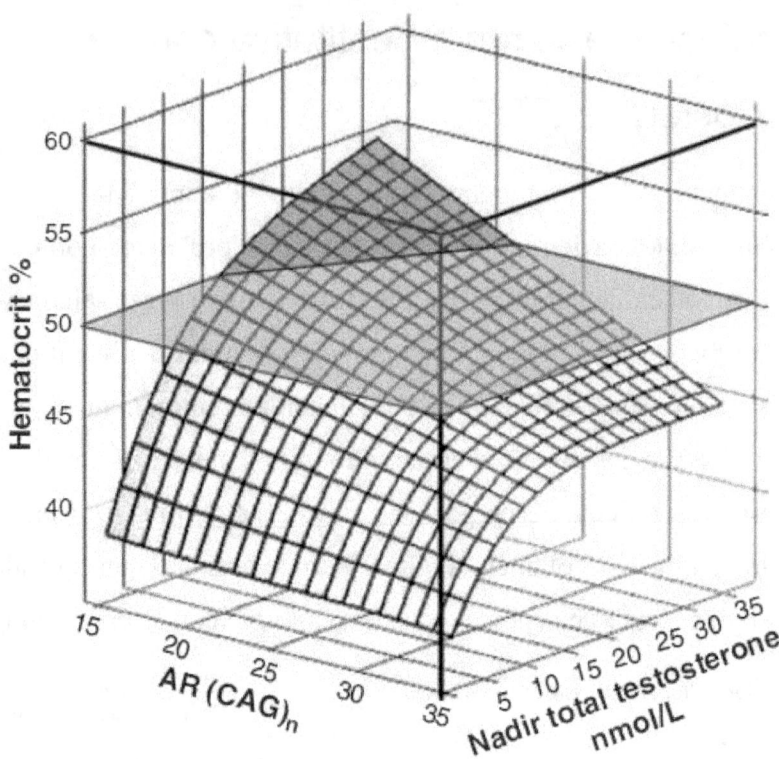

Figura 3 Zitzmann and Nieschlag 2007

[1] Jockenhövel et al. 1997 Effects of various modes of androgen substitution therapy on erythropoiesis – PMID: 9233903

[2] Calof et al. 2005 Adverse events associated with testosterone replacement in middle-aged and older men: a meta-analysis of randomized, placebo-controlled trials – PMID: 16339333

[3] Hajjar et al. 1997 Outcomes of Long-Term Testosterone Replacement in Older Hypogonadal Males: A Retrospective Analysis

[4] Zitzmann e Nieschlag 2007 – Androgen receptor gene CAG repeat length and body mass index modulate the safety of long-term intramuscular testosterone undecanoate therapy in hypogonadal men.

Ritenzione Idrica (RI) e Ipertensione Arteriosa

Gli steroidi anabolizzanti androgeni possono/sono in grado di aumentare la quantità d'acqua e di sodio ritenuti nell'organismo. Questo avviene sia per i compartimenti idrici intracellulari ed extracellulari. Come dicevo prima, oltre alla sintesi proteica, un aumento dei livelli d'androgeni migliora anche la sintesi della **creatina** nel tessuto muscolare scheletrico. La creatina aumenta la **ritenzione idrica intracellulare a livello muscolare**, al contrario della ritenzione idrica di cui tutti abbiamo paura, ovvero la ritenzione d'acqua a livello extracellulare, quest'ultima è data da squilibri ormonali e/o elettrolitici. Ad esempio, il volume e la pienezza acquisiti durante l'integrazione orale di creatina è frutto proprio della ritenzione idrica intracellulare a livello muscolare (cosa che accade anche con i glucidi). Il fluido intracellulare si riferisce propriamente all'acqua assorbita all'interno delle cellule. Sebbene ciò non comporti un aumento del contenuto proteico del muscolo, espande la cellula dello stesso e ciò viene spesso calcolato e visto come un aumento della massa magra totale. Giusto per puntualizzare: la massa magra o **LBM** (*Lean Body Mass*) è quella parte del corpo costituita da muscoli, organi interni, ossa, tessuto connettivo ed anche dai depositi di **grasso essenziale** (quello che circonda e compone gli organi interni). Se alla LBM sottraiamo il grasso essenziale, ciò che rimane è la **massa magra libera da ogni forma di grasso**, nota come **FFM** (*fat free mass* o massa alipidica).

L'acqua extracellulare viene immagazzinata invece nel sistema circolatorio, così come in vari tessuti del corpo, dov'è presente **fra le cellule** di quest'ultimi (interstiziale). L'aumento di fluido interstiziale può essere evidente e preoccupante sia dal punto di vista estetico, ma anche salutare. Qualora la ritenzione idrica fosse elevata ciò si tradurrebbe in un aspetto **gonfio** su tutto o in alcune parti del corpo (edema periferico o localizzato). In genere le prime parti del corpo a risentirne sono le mani, le braccia, il tronco ed il viso. Questo comporta una netta riduzione della definizione muscolare ed un aumento del peso corporeo. Una ritenzione di liquidi in eccesso può essere associata anche ad **un'elevazione della pressione sanguigna**, con conseguente stress a carico del sistema cardiovascolare ed urinario [1]. Gli estrogeni sia naturali che sintetici svolgono importantissime funzioni fisiologiche sia negli uomini che nelle donne. Come accennavo quando si parlava di lipidi, essi stimolano la sintesi di trigliceridi e l'aumento delle lipoproteine ad alta densità (HDL o colesterolo buono) proteggendo le pareti vasali dal danno arteriosclerotico. Nonostante tutte le benefiche proprietà di questi ormoni, un eccesso d'estrogeni è pericoloso sia dal punto di vista estetico che salutare, favorendo per l'appunto l'accumulo di tessuto adiposo e la comparsa di ritenzione idrica [2]. Quest'effetto sembra essere in parte mediato dai cambiamenti **nell'adiuretina o arginin–vasopressina** (AVP), un neurormone amminoacidico noto anche come ormone antidiuretico coinvolto nel controllo del riassorbimento d'acqua a livello renale [3]. Un aumento dei livelli d'estrogeni tende ad aumentare anche i livelli di AVP, che possono a loro volta favorire un maggiore stoccaggio di acqua nell'organismo.

Gli estrogeni sembrano agire anche nei tubuli renali, indipendentemente dall'aldosterone, aumentando il riassorbimento del sodio [4]. Il sodio è il principale elettrolita presente nell'ambiente extracellulare ed aiuta a regolare l'equilibrio osmotico delle cellule. Livelli più elevati di quest'ultimo possono aumentare significativamente l'acqua nel compartimento extracellulare. Gli steroidi che **convertono in estrogeni (steroidi aromatizzabili) o possiedono un'attività estrogenica intrinseca, sono associati ad una maggiore ritenzione idrica extracellulare** [5]. Tali steroidi sono tendenzialmente prediletti per i cicli in cui lo scopo è l'aumento della massa muscolare (*bulk*). In questa fase la definizione muscolare passa in secondo piano, anzi, spesso l'utilizzatore trova gradevole un aumento di volume e di peso, aldilà che si tratti di ritenzione idrica. Gli steroidi più comunemente in uso durante la fase d'aumento della massa e forza muscolare sono il **Testosterone** (esteri **non** veloci), l'**Ossimetolone** (*Anadrol®*) ed il **Metandrostenolone** (*Dianabol®*).

Ossimetolone (*Anadrol®*)

    Attività estrogenica → **Alta** (nonostante non aromatizzi)

    Attività progestinica → Discutibile

    Aromatizzazione → No

Metandrostenolone (*Dianabol®*).

    Attività estrogenica → Moderata

    Attività progestinica → Non significativa

    Aromatizzazione → **Si, elevata.**

Tanto per fare qualche puntualizzazione, voglio far notare che **oximetolone non aromatizza**, ovvero non si converte direttamente in estrogeni nel corpo. Indipendentemente dal fatto che esso non aromatizzi, in quanto si tratta di una **molecola derivata dal DHT**, Anadrol rimane una molecola con forte attività estrogenica. Giusto far capire che in questo caso i composti inibitori dell'aromatasi come Anastrozolo (*Arimidex®*) ed Exemestane (*Aromasin®*) non influenzeranno l'attività estrogenica derivante da questo steroide, quindi è inutile utilizzarli (tranne Letrozolo). Alcuni hanno suggerito che l'elevata attività estrogenica data da Ossimetolone è in realtà dovuta all'azione progestinica del farmaco, simile al nandrolone, dal momento che gli effetti collaterali sia degli estrogeni che dei progestinici possono essere molto simili. Tuttavia, esiste uno studio medico che non ha riscontrato alcuna attività del genere data dall'uso di Ossimetolone [6]. Alla luce di ciò è più ragionevole pensare che questo steroide possa interagire direttamente con il recettore degli estrogeni, rendendo utili farmaci antiestrogeni selettivi che agiscano in maniera competitiva (es. il *Nolvadex®* o il *Clomid®*) piuttosto degli inibitori dell'aromatasi di cui vi parlavo prima. Si ritiene inoltre che l'accumulo d'acqua nei muscoli, così come nelle articolazioni e nei tessuti connettivi aumenti la resistenza dell'individuo alle lesioni. Peculiarità che si sposa bene con i periodi di massa/forza, in cui generalmente si utilizzato carichi elevati in palestra. Pensate che l'utilizzo di steroidi con forte azione estrogenica, comporta una ritenzione idrica che può rappresentare buona parte (35% o più) dell'aumento di peso corporeo riscontrato durante il ciclo con questi medicinali, valutazione da tenere a mente.

Questo peso viene rapidamente "smaltito" una volta che il ciclo con tali steroidi si interrompe o la loro attività estrogenica viene ridotta.

È stato dimostrato che anche gli steroidi anabolizzanti non aromatizzabili, come ad esempio l'Oxandrolone e lo Stanozololo, promuovono una maggiore ritenzione idrica, a riprova che tale caratteristica non vale esclusivamente per le sostanze aromatizzabili od estrogeniche[7][8]. Tuttavia, la loro ridotta o nulla azione estrogenica tende a produrre dei modesti aumenti nello stoccaggio d'acqua e perlopiù di carattere intracellulare e non extracellulare, quindi meno evidenti all'occhio[9][10]. Questi steroidi sono notoriamente considerati più adatti per valorizzare la definizione muscolare e quindi più indicati ai culturisti che desiderano avere un fisico asciutto e tonico. Gli AAS più popolari, noti per la loro ridotta attività sulla ritenzione idrica sono: Fluoxymesterone (*Halotestin*®), Methenolone (*Primobolan*®), Nandrolone (qui però ci può essere ritenzione), Oxandrolone (*Anavar*®), Stanozololo (*Winstrol*®) ed il Trenbolone.

La ritenzione idrica in eccesso può essere affrontata con l'uso di farmaci ancillari come **l'antiestrogeno** Tamoxifene citrato od un **inibitore dell'aromatasi** (come quelli che ho menzionato prima). Riducendo al minimo l'attività degli estrogeni, questi farmaci sono in grado di ridurre efficacemente il livello d'acqua immagazzinata. **La ritenzione idrica non è un effetto collaterale persistente**, ma termina una volta interrotta la somministrazione di steroidi, permettendo il ripristino della fisiologica omeostasi idrica e salina.

Come abbiamo capito dunque, la principale funzione fisiologica della vasopressina è quella di conservare il contenuto di acqua nei tessuti corporei mediante riduzione dell'eliminazione d'acqua con le urine. Più il suo livello è elevato e minore sarà la produzione di urina e viceversa. L'**azione antidiuretica** si esplica a livello dei dotti collettori del rene dove la vasopressina, legandosi a recettori specifici (recettori V2), provoca riassorbimento di acqua, aumentando la permeabilità delle cellule dei dotti, in modo tale da permettere il passaggio di acqua dal lume dei dotti all'interstizio ipertonico delle piramidi renali. Un maggior accumulo di acqua si riflette anche sul sistema vascolare (aumento del volume del sangue), ponendo sotto sforzo il cuore e dando sintomi quali nausea, mal di testa, disorientamento e letargia. Non sorprende dunque che gli utilizzatori di AAS fortemente estrogenici facciano ricorso anche a piccole dosi di **diuretici** durante i loro cicli. Ultima nota: **anche il GH può causare ritenzione idrica e edema**, per tale motivo ne viene sospesa l'assunzione a ridosso di una di gara di bodybuilding. Anche la **Yohimbine HCL** è ovviamente in **Testosterone** causano RI. La vasopressina non è l'unico ormone che regola i fenomeni di concentrazione e diluizione delle urine: altri ormoni coinvolti sono l'**aldosterone** e i peptidi natriuretici come il peptide natriuretico atriale. Un aumento dei livelli di aldosterone avviene, anche, per effetto dei **farmaci estro-progestinici** e dei dopamino-agonisti. Diminuiscono invece per effetto degli antagonisti recettoriali dell'angiotensina (sartani) (effetto acuto), dei FANS, Clonidina, Aminoglutemide, ACE-inibitori (effetto in acuto) e i Beta-bloccanti.

[1] Salt, hypertension, and edema. Rössler R. Internist (Berl). 1976 Oct;17(10):489-93. Review.

[2] Sex hormone effects on body fluid regulation. Stachenfeld NS. Exerc Sport Sci Rev. 2008 Jul;36(3):152-9.

[3] Effect of ovarian steroids on vasopressin secretion. Forsling, M. L., P. Stromberg, and M. Akerlund. J. Endocrinol. 95: 147-151, 1982

[4] Estrogen influences osmotic secretion of AVP and body water balance in postmenopausal women. Nina S. Stachenfeld, Loretta Dipietro, Steven F. Palter, and Ethan R. Nadel Am J Physiol Regul Integr Comp Physiol, 1998.

[5] Independent and combined effects of testosterone and growth hormone on extracellular water in hypopituitary men. Johannsson G, Gibney J, et al. J Clin Endocrinol Metab. 2005 Jul;90(7):3989-94. Epub 2005 Apr 12.

[6] Les hormones anabolisantes du point de vue experimental. P.A. Desaulles. Helv. Med. Acta 1960:479-503.

[7] Casner, S. W., Early, R. G., and Carlson, B.R. Journal of Sports Med and Phys Fitness, 1971 11,98.

[8] The effects of anabolic steroids on growth, body composition, and metabolism in boys with chronic renal failure on regular hemodialysis. Jones RW, El Bishti MM et al. J Pediatr. 1980 Oct;97(4):559-66.

[9] A randomized, placebo-controlled trial of nandrolone decanoate in human immunodeficiency virus-infected men with mild to moderate weight loss with recombinant human growth hormone as active reference treatment. Storer TW, Woodhouse LJ, J Clin Endocrinol Metab. 2005 Aug;90(8):4474-82. Epub 2005 May 24.

[10] Bodybuilders' Body Composition: Effect of Nandrolone Decanoate. VAN MARKEN LICHTENBELT, W. D., F. HARTGENS, N.B. J. VOLLAARD, S. EBBING, and H. KUIPERS. Med. Sci. Sports Exerc., Vol. 36, No. 3, 2004.

Understanding Pressione del Sangue

La pressione sanguigna elevata, nota anche come **ipertensione**, è un killer silenzioso. La misurazione della pressione del sangue si divide in due valori: la pressione massima, chiamata anche **sistolica**, corrisponde al momento in cui il cuore pompa il sangue nelle arterie, e la pressione minima, nota anche come **diastolica**, che è la pressione nelle arterie quando il cuore si rilassa Il valore della pressione sanguigna sistolica e diastolica è espresso in millimetri di mercurio (mmHg). È considerata normale una pressione arteriosa compresa tra 115-120 (sistolica) e 75-80 (diastolica). La definizione di pressione alta, secondo le linee guida ESC/ESH del 2018, è un qualsiasi valore superiore a **140/90 mmHg**. Mantenere la pressione del sangue al di sotto di questo valore è **molto importante per la salute**. Una meta-analisi mostra che ogni diminuzione di 10 mmHg della pressione arteriosa sistolica riduce il rischio di eventi cardiovascolari del 20%, di malattia coronarica del 17%, di ictus del 27%, di insufficienza cardiaca del 28% e di tutte le cause di mortalità in generale del 13% [1]. Un'importante differenza tra gli utilizzatori di steroidi e non, è la loro corporatura, che (di solito) è più muscolosa e voluminosa per la prima categoria di persone. L'eccesso di peso aumenta il lavoro che il cuore deve fare per pompare il sangue in tutto il corpo. Per ogni chilogrammo di peso **in meno** la pressione arteriosa si riduce di un millimetro di mercurio (mmHg). Questo per farvi capire che **il cuore non distingue** il peso del muscolo dal peso della ciccia, e spesso un bodybuilder di 130 kg (visivamente in ottima forma) ha i medesimi problemi di un obeso.

Anche la misurazione della pressione con apposito strumento diventa più difficile (e non infallibile) per un bodybuilder, a causa della **circonferenza delle sue braccia**. La posizione ideale è quella del braccio collineare con lo sterno. La regola raccomanda di utilizzare un **manicotto di misura adeguata**, in relazione alla circonferenza del braccio, in particolare: circonferenza 22 – 26 cm manicotto *small* da adulti. Circonferenza 27 – 34 cm: manicotto standard da adulti. Circonferenza 35 – 44 cm: manicotto *large* da adulti [2]. Circonferenza 45 – 52 cm: manicotto da adulto per **coscia**. Attenzione anche a dove e chi vi misura la pressione, perché potrebbe falsare i valori. Viene definita **ipertensione da camice bianco** una condizione, piuttosto comune, per cui i valori pressori dell'individuo salgono oltre le soglie normali solo in presenza del dottore, cioè quando la pressione viene misurata in ambulatorio, o comunque in situazioni che generano **ansia**. Generalmente per un ambito medico potete tenere un *cutoff* di **140/90 mmHg**, mentre se eseguite autonomamente la misurazione, magari nella tranquillità di casa vostra, potete tenere **135/85 mmHg** come valori di riferimento[3].

[1] D. Ettehad, C. A. Emdin, A. Kiran, S. G. Anderson, T. Callender, J. Emberson, J. Chalmers, A. Rodgers, and K. Rahimi. Blood pressure lowering for prevention of cardiovascular disease and death: a systematic review and meta-analysis. The Lancet, 387(10022):957–967, 2016.

[2] nurse24.it/studenti/procedure/pressione-arteriosa-cos-e-come-si-misura.html

[3] B. Williams, G. Mancia, W. Spiering, E. Agabiti Rosei, M. Azizi, M. Burnier, D. L. Clement, A. Coca, G. De Simone, A. Dominiczak, et al. 2018 esc/esh guidelines for the management of arterial hypertension. European heart journal, 39(33):3021–3104, 2018.

Abbiamo appena visto che i valori di pressione massima (pressione sistolica) e minima (pressione diastolica) sono diversi tra loro: la differenza tra il valore di pressione massima e quella minima, corrisponde alla "**pressione arteriosa differenziale**" o, più semplicemente, "**pressione differenziale**" anche detta "pressione pulsatoria" o "pressione di pulsazione". Ad esempio, se la pressione massima è 130 mmHg e quella minima è 80 mmHg, la pressione differenziale sarà:

130 mmHg – 80 mmHg = 50 mmHg

Se la pressione massima è 120 mmHg e quella minima è 75 mmHg, la pressione differenziale sarà:

120 mmHg – 75 mmHg = 45 mmHg

La pressione differenziale (chiamata in inglese *pulse pressure*) si differenzia dalla pressione arteriosa media: quest'ultima rappresenta la media pressoria all'interno delle arterie durante tutto un ciclo cardiaco e dipende dalla portata cardiaca e dalle resistenze arteriose periferiche. La pressione arteriosa media è calcolabile matematicamente empiricamente sui valori di pressione arteriosa sistolica e diastolica, evitando al paziente una invasiva misurazione della pressione venosa centrale. La pressione differenziale generalmente tende ad oscillare **tra i 40 ed i 50 mmHg**. È necessario, tuttavia, ricordare che tale valore non è sufficiente per escludere del tutto un problema relativo al sistema cardiovascolare.

Un valore della pressione differenziale al di fuori di tale range (inferiore o superiore) può voler significare da un aumento della rigidità delle grandi arterie elastiche secondaria a fenomeni di invecchiamento della tonaca media (riduzione della componente elastica ed aumento di quella connettivale e del calcio), a lesioni di natura aterosclerotiche, ad una qualche disfunzione endoteliale, ecc.

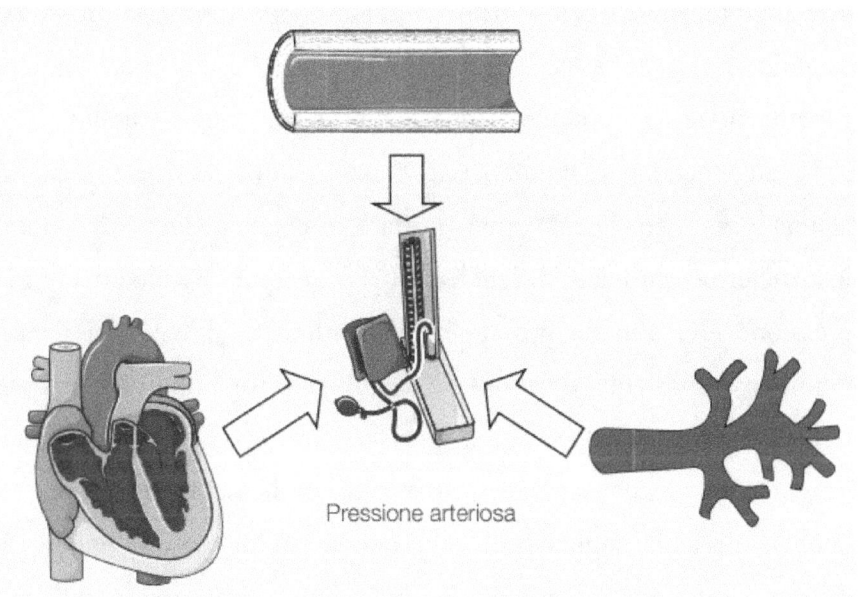

Pressione arteriosa

Figura 4 La prevenzione è basilare. Monitorate sempre la vostra pressione ematica.

- https://medicinaonline.co/2019/02/27/pressione-differenziale-differenza-tra-massima-e-minima-normale-alta-e-bassa/

- https://www.giornaledicardiologia.it/archivio/781/articoli/8806/

MICARDIS® – Telmisartan

Telmisartan è un principio attivo che appartiene ad una classe di medicinali noti come "antagonisti del recettore dell'angiotensina II". L'angiotensina II è una sostanza prodotta dall'organismo, che causa il restringimento dei vasi sanguigni e di conseguenza **aumenta la pressione sanguigna**. Telmisartan Mylan blocca l'effetto dell'angiotensina II così i vasi sanguigni si rilassano e la pressione sanguigna si abbassa. Telmisartan viene usato per trattare l'ipertensione (pressione sanguigna alta) negli adulti. Se l'ipertensione non è trattata, può danneggiare i vasi sanguigni in alcuni organi e questo può portare ad un attacco di cuore, insufficienza cardiaca o renale, ictus o cecità. Normalmente, la pressione alta non dà grossi sintomi, prima di fare grossi danni. Perciò è importante **provvedere regolarmente alla misurazione della pressione del sangue**, per verificare se è nella media. Telmisartan viene usato anche per ridurre il rischio di attacco di cuore o di ictus negli adulti che sono a rischio perché hanno un ridotto o bloccato apporto di sangue al cuore o alle gambe, hanno subito in passato un ictus od un danno d'organo causato dal diabete. Negli studi preclinici si è visto che Telmisartan può causare una **riduzione dei parametri eritrocitari** (eritrociti, emoglobina, ematocrito), alterazioni nell'emodinamica renale (aumento di azotemia e creatininemia) e un aumento nella potassiemia. La riduzione dei parametri eritrocitari non è da vedere solo come un effetto collaterale, soprattutto se si sta tendando di ridurre l'ematocrito. La dose spesso efficace è di 40 mg una volta al giorno.

L'angiotensina II è un potente vasocostrittore.

Ipertensione, o comunque la pressione sanguigna costantemente elevata (pari o superiore a **135/85** sia per misure sistoliche che diastoliche) è una prerogativa di molti utilizzatori di steroidi. L'aumento della pressione sanguigna è riconducibile ad una serie di fattori, tra cui per l'appunto la **ritenzione idrica**, l'aumento della **rigidità vascolare** e l'aumento dell'**ematocrito**. Gli steroidi aromatizzabili o altamente estrogenici (utilizzati perlopiù in **massa**) sono quelli che influenzano maggiormente la pressione sanguigna.

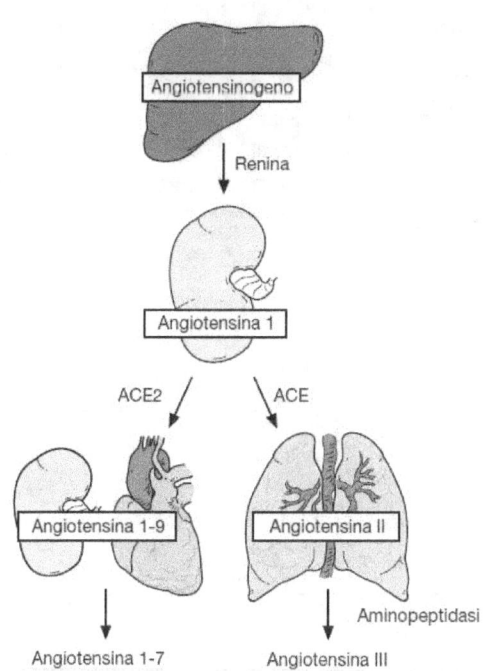

Schema semplificato del sistema renina-angiotensina.

(Da Boehm M., Nabel E.G.: Angiotensin-Converting Enzime 2. A new cardiac regulator. N. Engl. J. Med. 347: 1795, 2002, modificata.)

DRUG CLASS	EXAMPLES	USUAL TOTAL DAILY DOSE[a] (DOSING FREQUENCY/DAY)
Diuretics		
Thiazides	Hydrochlorothiazide	6.25–50 mg (1–2)
	Chlorthalidone	25–50 mg (1)
Loop diuretics	Furosemide	40–80 mg (2–3)
	Ethacrynic acid	50–100 mg (2–3)
Aldosterone antagonists	Spironolactone	25–100 mg (1–2)
	Eplerenone	50–100 mg (1–2)
K+ retaining	Amiloride	5–10 mg (1–2)
	Triamterene	50–100 mg (1–2)
Beta blockers		
Cardioselective	Atenolol	25–100 mg (1)
	Metoprolol	25–100 mg (1–2)
Nonselective	Propranolol	40–160 mg (2)
	Propranolol LA	60–180 (1)
Combined alpha/beta	Labetalol	200–800 mg (2)
	Carvedilol	12.5–50 mg (2)
Alpha antagonists		
Selective	Prazosin	2–20 mg (2–3)
	Doxazosin	1–16 mg (1)
	Terazosin	1–10 mg (1–2)
Nonselective	Phenoxybenzamine	20–120 mg (2–3)
Sympatholytics		
Central	Clonidine	0.1–0.6 mg (2)
	Clonidine patch	0.1–0.3 mg (1/week)
	Methyldopa	250–1000 mg (2)
	Reserpine	0.05–0.25 mg (1)
	Guanfacine	0.5–2 mg (1)
ACE inhibitors	Captopril	25–200 mg (2)
	Lisinopril	10–40 mg (1)
	Ramipril	2.5–20 mg (1–2)
Angiotensin II antagonists	Losartan	25–100 mg (1–2)
	Valsartan	80–320 mg (1)
	Candesartan	2–32 mg (1–2)
Renin inhibitors	Aliskiren	150–300 mg (1)
Calcium antagonists		
Dihydropyridines	Nifedipine (long-acting)	30–60 mg (1)
Nondihydropyridines	Verapamil (long-acting)	120–360 mg (1–2)
	Diltiazem (long-acting)	180–420 mg (1)
Direct vasodilators	Hydralazine	25–100 mg (2)
	Minoxidil	2.5–80 mg (1–2)

Farmaci orali d'uso comune nel trattamento dell'ipertensione.

BLOOD PRESSURE CLASSIFICATION	SYSTOLIC, mmHg	DIASTOLIC, mmHg
Normal	<120	and <80
Prehypertension	120–139	or 80–89
Stage 1 hypertension	140–159	or 90–99
Stage 2 hypertension	≥160	or ≥100
Isolated systolic hypertension	≥140	and <90

Valori standard della pressione sangue normale e dell'ipertensione.

Ricordo, inoltre, che l'ipertensione si combatte anche attraverso lo **stile di vita sano**. Ridurre l'apporto dietetico di **sale** a < **5 g** NaCl/d. Una dieta ricca di frutta, verdura ed **acqua**, con una netta riduzione del contenuto di grassi saturi. Per coloro che bevono alcolici, consumare ≤ 2 drink / giorno per gli uomini e ≤ 1 drink / giorno per le donne. Attività aerobica regolare, ad esempio camminata veloce per 30 min / giorno. Il **controllo strumentale** quotidiano è basilare.

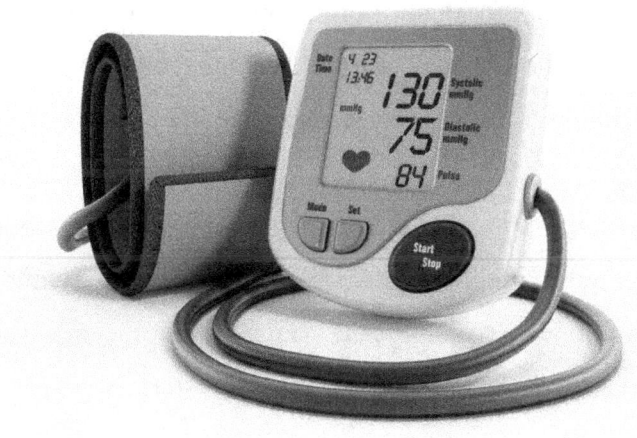

Ipertensione da Farmaci e Alimenti

Numerosi sono i farmaci che, in via diretta o indirettamente, sono in grado d'indurre ipertensione. Rappresentano una causa piuttosto frequente di ipertensione secondaria ed è opportuno tenerlo bene a mente prima metter mano agli AAS.

Corticosteroidi: sono dotati di attività mineralattiva, di entità maggiore o minore in rapporto ai diversi tipi di molecole di sintesi. Il meccanismo è analogo a quello responsabile della sindrome di *Cushing*.

• **Carbenoxolone**: si tratta di un farmaco antiulceroso, ad attività molto simile, anche se inferiore per quanto concerne la potenza, all'aldosterone.

• **Liquirizia**: l'acido glicirrizico, in essa contenuto, è dotato di attività aldosteronica.

• **Inibitori delle monoaminossidasi (I-MAO)**: utilizzati nella terapia delle sindromi depressive, possono scatenare l'attività ipertensiva di amine assunte con la dieta (tiramina). Tali sostanze sono infatti presenti in alcuni tipi di formaggi fermentati. Numerosi sciroppi per la tosse, inoltre, contengono un'amina, la fenilpropolamina, anch'essa ipertensiva se assunta in concomitanza agli I-MAO.

• **Contraccettivi orali contenenti estrogeni** possono, non infrequentemente, indurre ipertensione. Il fenomeno sembra legato ad un'attivazione, per aumentata sintesi dei precursori a livello epatico, del sistema renina- angiotensina-aldosterone.

Tossicità Epatica

Molti steroidi anabolizzanti orali (o determinate forme iniettabili) sono tossici per il fegato (epatotossicità). Questi composti possono causare gravi danni al fegato qualora se ne abusasse. Gli agenti comunemente associati alla tossicità epatica sono (ma non sono limitati a) Fluoxymesterone (*Halotestin®*), Metandrostenolone (*Dianabol®*), Metandriolo o Metilandrostenediolo, Methyltestosterone (*Android®*), Norethandrolone (*Pronabol®*), Ossimetolone (*Anadrol®*) e Stanozololo (*Winstrol®*). Questi steroidi sono tutti **c-17alfa alchilati** (alfa alchilazione c-17alfa), anche se tutti gli steroidi anabolizzanti possiedono un certo livello di epatotossicità. Persino alcuni **SARM** (*Selective androgen receptor modulators*), seppur non propriamente c-17alfa alchilati, presentano lo stesso una certa tossicità epatica, come accade ad esempio con l'**Ostarine**. Alcune alterazioni degli enzimi epatici sono state riscontrate anche con l'uso di steroidi iniettabili, come il Trenbolone, e molto più raramente anche con il Nandrolone decanoato ed il testosterone enantato. **Anche se i prodotti orali restano quelli considerati più tossici per il fegato**. L'alchilazione in c-17 protegge la molecola steroidea dall'azione degradante del fegato da parte dell'enzima 17beta – idrossisteroide deidrogenasi (17 beta – HSD).

- ANABOLICS 10th ed. (William Llewellyn's ANABOLICS) – 2000
- Steroidi anabolizzanti nello sport – Mario Giorgi, 2015

Senza tale protezione, ben poco del farmaco attivo sopravvivrà al primo passaggio attraverso il fegato e non potrà raggiungere la circolazione dopo la somministrazione orale. Il processo permette che una percentuale ben più elevata di farmaco sia attivo e pronto a fare il suo lavoro nell'organismo, ma mette anche a dura prova il lavoro del fegato. La prima fase della tossicità epatica è solitamente visibile dai **risultati degli esami del sangue, seguono poi gli effetti collaterali "visibili".** All'inizio si potrà notare un aumento degli enzimi aminotransferasi AST e ALT, chiamati anche SGOT (siero-glutammico-ossalacetico-transaminasi) e SGPT (siero-glutammico-piruvico-transaminasi). ALT corrisponde a GPT e AST corrisponde a GOT. Il monitoraggio di eventuali anomalie su tali marcatori epatici è considerato il modo più efficace per prevenire i danni al fegato indotti dalla somministrazione di steroidi. Spesso la tossicità rimane **asintomatica** fino a quando non è troppo tardi, per tale motivo le analisi di routine sono necessarie per tutti coloro che scelgono d'intraprendere la via del doping. La tossicità epatica causata da steroidi 17-alfa alchilati, induce a **colestasi** (ostruzione del dotto biliare), e nel peggiore dei casi a necrosi tubulare acuta rabdomiolisi. La colestasi fa sì che i sali biliari e la bilirubina si accumulino nel fegato e nel sangue. Può presentarsi anche l'infiammazione (epatite). I sintomi della colestasi possono includere anoressia, malessere, nausea, vomito, dolore addominale o prurito. Le feci possono cambiare colore e diventare più di tipo argilloso, mentre le urine tendono a diventare di colore ambrato. Ingiallimento della pelle, degli occhi e delle mucose, dovute ad alti livelli di bilirubina, sono tutti segnali di una patologa che è in progressione.

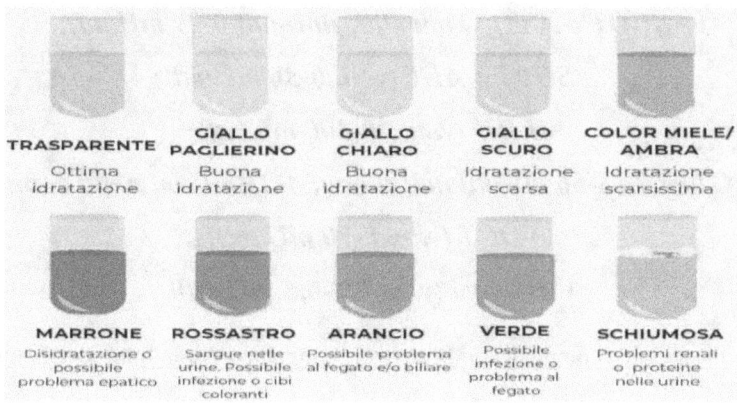

TRASPARENTE	GIALLO PAGLIERINO	GIALLO CHIARO	GIALLO SCURO	COLOR MIELE/ AMBRA
Ottima idratazione	Buona idratazione	Buona idratazione	Idratazione scarsa	Idratazione scarsissima

MARRONE	ROSSASTRO	ARANCIO	VERDE	SCHIUMOSA
Disidratazione o possibile problema epatico	Sangue nelle urine. Possibile infezione o cibi coloranti	Possibile problema al fegato e/o biliare	Possibile infezione o problema al fegato	Problemi renali o proteine nelle urine

La colestasi intra-epatica di solito si risolve senza gravi lesioni o interventi medici dopo un paio di settimane dalla sospensione di tutti gli steroidi epatotossici. Per i casi più seri possono volerci un paio di mesi prima di ripristinare completamente i livelli degli enzimi epatici. In certi casi i medici, per accelerare il recupero, si sono avvalsi del supporto di UDCA (acido ursodesossicolico, anche noto come ursodiolo) che è un acido biliare secondario noto per i suoi effetti epatoprotettivi e anti-colestatici, ad ogni modo tratterò questo prodotto in maniera più approfondita nei paragrafi seguenti. Resta il fatto che il fegato è altamente resistente ed in grado di rigenerarsi, se così possiamo dire, ed è improbabile che la colestasi intra-epatica continui a progredire dopo la sospensione degli anabolizzanti orali, a patto che non vi siano patologie aggiuntive. Le complicanze epatiche più gravi sono rare, ma lo stesso molto insidiose e a volte possono svilupparsi rapidamente e senza chiari sintomi precoci. Per questi motivi è **buona norma attuare un piano d'integrazione volto a proteggere il fegato* e la sua funzionalità durante e dopo il protocollo chimico**. Concludo elencando qui di seguito i parametri più importanti per la determinazione dello stato di salute del fegato.

- *SGOT o AST (v. n. valori normali 0-29 mU/ml);*
- *SGPT o ALT (v. n. 0-36 mU/ml);*
- *LDH (v. n. 80-300 mU/ml);*
- *γ-GT (v. n. 5-36 mU/ml nell'uomo; 4-23 mU/ml nella donna);*
- *OCT (v. n. 8-20 mU/ml);*
- *Aldolasi (v. n. 0,9-6,5 mU/ml).*

*Vedi libro: Guida completa agli Integratori Alimentari per lo Sport e la Salute

Drugs	Typical Pattern of Hepatotoxicity
Antituberculosis Therapy	
Isoniazid, rifampin, pyrazinamide Ethambutol	Hepatocellular and cholestatic
Antifungals	
Amphotericin B, fluconazole, ketoconazole	Hepatocellular
Antivirals	
Acyclovir, ganciclovir	Hepatocellular
Antibiotics	
Azithromycin	Cholestatic
Ciprofloxacin	Hepatocellular
Trimethoprim/sulfamethoxazole	Hepatocellular or cholestatic
Anabolic Steroids	
Nandrolone, testosterone	Cholestatic; also tumors, peliosis hepatis

Come potete vedere dalla tabella d'esempio sopra riportata (*Handbook Of Liver Disease, Fourth Edition*) la tossicità epatica dei prodotti iniettabili, anche se non alchilati come gli orali, non è da escludere del tutto, soprattutto se si parla di terapie di **lunga durata**.

- Hepatic Transaminase Activity in Nandrolone Decanoate treated Albino Mice – Parmita Chowdhury and Dr. Rita Mahanta, 2014

Comprendere i Valori del Fegato

Cosa sono le transaminasi? Nonostante la loro presenza sia registrata in tutti gli apparati del corpo umano, parliamo di un complesso enzimatico particolarmente concentrato nel **fegato** e nel **muscolo scheletrico striato**, la cui misurazione è principalmente utilizzata in ambito medico per la valutazione di eventuali problemi di funzionalità epatica e muscolare. È utile far presente che un aumento di questi enzimi **non è sempre tassativo di malattia epatica**. Un'alterazione dei valori può indicare lesioni anche ad organi diversi rispetto al fegato. Ne è d'esempio il tessuto muscolare, come accade a seguito di un **allenamento vigoroso**. Un aumento delle transaminasi può verificarsi anche in caso d'infarto del miocardio. Dal punto di vista clinico e diagnostico è sempre fondamentale chiarire le origini dell'alterazione, uno dei casi in cui è possibile fare una chiara distinzione fra lesione epatica e muscolare è andando a indagare i valori di **creatinfosfochinasi (CKP)**, enzima che risulta abbondante nel torrente circolatorio in caso di sofferenza muscolare. Nella maggior parte delle **patologie epatiche**, la **concentrazione di ALT è più alta dell'AST e il rapporto AST/ALT può essere basso** (minore di 1). Ci sono alcune eccezioni: il rapporto AST/ALT è normalmente più alto di 1 nell'epatite alcolica, nella cirrosi e nel **danno cardiaco e muscolare** e per un giorno o due dopo l'instaurarsi di epatite acuta o ostruzione delle vie biliari. A seguito di **danno cardiaco o muscolare, l'AST è di solito più alta di ALT** (di solito 3-5 volte o più) e la concentrazione tende a rimanere più elevata rispetto all'ALT per più tempo che non nel danno al fegato.

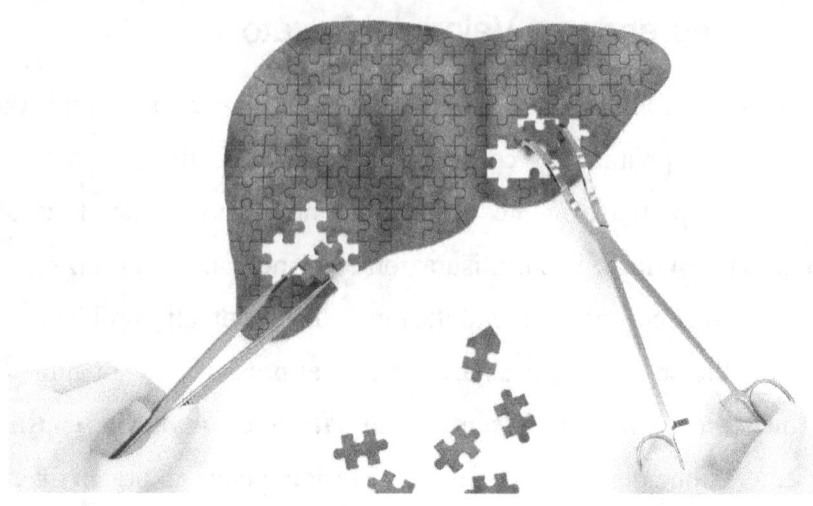

Lasciate passare almeno 5 – 7 giorni dall'ultimo allenamento in palestra prima di effettuare le analisi del sangue.

- https://www.nurse24.it/studenti/indagini-diagnostiche/transaminasi-alt-ast-gpt-got.html
- https://www.fioroni.it/approfondimento-labs-tests-online/?labtestid=58&firstletter=T
- https://www.saperesalute.it/transaminasi

Le transaminasi sono indicatori di citolisi, con picchi massimi nell'epatite virale acuta, ischemia e da sostanze tossiche, e scarso aumento nella colestasi, nelle patologie epatiche croniche (cirrosi, metastasi epatiche, ecc.) e nell'epatopatia alcolica. Da tenere sotto controllo anche il valore della bilirubina (vedi il paragrafo seguente).

La **bilirubina** è un pigmento di colore giallo-rossastro, contenuto nella bile ed è un prodotto del catabolismo dell'emoglobina nei vertebrati; un'eccessiva distruzione di eritrociti ne causa l'aumento.

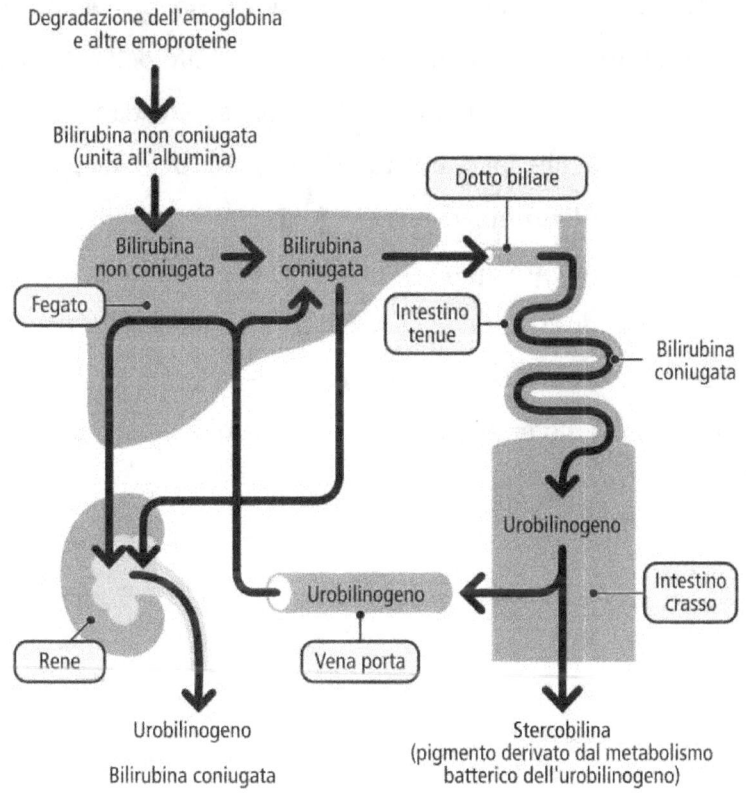

Bilirubina Diretta o Indiretta

Il test della bilirubina totale e frazionata viene effettuato principalmente per determinare l'esistenza di eventuali danni e disordini epatici, in particolare: ostruzione delle vie biliari, anemie emolitiche, problemi metabolici, calcoli al fegato. Se la quantità di bilirubina nel sangue supera i 2,5 mg/dl (i valori normali sono tra 0,3 e 1 mg/dL), si può manifestare l'ittero (colorazione gialla) della pelle e delle sclere (la parte bianca degli occhi). La bilirubina può essere definita diretta o indiretta. Un aumento della **bilirubina indiretta** è più frequentemente legato a un difetto nel **ciclo di degradazione dell'emoglobina** che può consistere in un aumento della produzione (anemie emolitiche) o da un difetto di captazione da parte del fegato per un problema che può essere intraepatico o extraepatico. Un aumento della **bilirubina diretta** è invece più sintomatico di un problema **strettamente epatico**, più frequentemente, alle vie biliari di escrezione. Il dosaggio della concentrazione della bilirubina totale e frazionata viene effettuato su un campione di sangue, preferibilmente dopo un **digiuno** del paziente di almeno quattro ore.

Intossicazione da Metalli Pesanti

Nei prodotti di derivazione *underground* si possono riscontrare contaminazioni da metalli pesanti tossici quali: piombo, stagno, mercurio, ferro, alluminio e arsenico. Tutti questi metalli rappresentano minacce specifiche per la salute se si accumulano nel corpo. L'intossicazione da metalli pesanti si presenta con sintomi quali forte astenia, **anemia con riduzione dei livelli di ematocrito**, addome gonfio, nausea, vomito, diarrea, ecc. Per assurdo si può avere un ematocrito anormalmente basso con dei livelli di ferritina sierica incredibilmente elevati. Un'intossicazione da metalli pesanti può essere diagnosticata tramite una serie di esami quali: esami del sangue, esami delle urine, esame dei capelli, analisi dei tessuti e radiografie. La cosa avviene soprattutto in seguito a cicli di steroidi anabolizzanti duraturi e a dosaggi consistenti. In questo caso va interrotto repentinamente il protocollo e contattato il medico curante. Diversi integratori possono essere utili per affrontare la tossicità dei metalli. La taurina e la metionina sono amminoacidi contenenti zolfo. Sono ricchi di membrane, in particolare di tessuti eccitabili, e riducono i marcatori di stress ossidativo derivanti dall'esposizione ai metalli pesanti. L'acido alfa lipoico è un potente antiossidante che rigenera altri antiossidanti (ad es. vitamine E e C e glutatione ridotto) e ha attività chelante dei metalli. N-acetil-cisteina (NAC), un precursore della cisteina disponibile per via orale, è un chelante di elementi tossici e può stimolare la sintesi del glutatione, in particolare in presenza di vitamine C ed E. Interessante l'utilizzo del selenio, si sconsiglia invece la somministrazione **orale** di glutatione.

Allenamento – Disidratazione e Valori della Funzionalità Epatica

È noto da tempo che l'esercizio fisico provoca alterazioni transitorie nei valori dei test di funzionalità epatica. Ad oggi, non ci sono studi precisi che decretino quali forme d'esercizio possono causare cambiamenti nei parametri clinici, quali parametri possono essere influenzati o in quale misura. Diversi studi hanno descritto l'aumento degli enzimi epatici in seguito alla corsa, mentre solo pochi hanno affrontato gli effetti che provoca il sollevamento pesi. Gli effetti dell'esercizio muscolare sui parametri clinici possono variare anche a seconda del sesso e della forma fisica dell'individuo/a. Aldilà delle cause riconducibili a patologie epatiche, un aumento degli enzimi epatici può essere dovuto anche a problematiche alla tiroide, emolisi, miopatia, celiachia, allergie alimentari e come stiamo dicendo: **l'esercizio fisico**. Solitamente tali incrementi la cui causa è di natura extra-epatica sono **inferiori a 4 – 5 volte i valori normali** *(Handbook Of Liver Disease – Tab. sotto)*.

Mild Elevation (<5× normal)	Marked Elevation (>15× normal)
Hepatic: ALT predominant	Acute viral hepatitis (A–E, herpes)
Chronic viral hepatitis	DILI
Acute viral hepatitis (A–E, EBV, CMV)	Ischemic hepatitis
NAFLD	Autoimmune hepatitis
Hemochromatosis	Wilson disease
DILI	Acute bile duct obstruction
Autoimmune hepatitis	Acute Budd-Chiari syndrome
Alpha-1 antitrypsin deficiency	Hepatic artery ligation
Wilson disease	
Celiac disease	
Glycogenic hepatopathy	
Hepatic: AST predominant	
Alcohol-related liver injury (AST/ALT >2:1)	
Cirrhosis	
Nonhepatic	
Strenuous exercise	
Hemolysis	
Myopathy	
Thyroid disease	
Macro-AST	

Ci sono evidenze aneddotiche che dimostrano che anche la **disidratazione** è in grado d'alterare la funzionalità renale. Voglio ricordare che **la disidratazione influisce su molti parametri delle analisi del sangue**. La ricerca medica ci insegna che il digiuno unito alla disidratazione (mancanza di liquidi) comporta dei livelli di lipidi sierici significativamente più elevati[1]. La disidratazione fa aumentare il valore della creatinina sierica e, di conseguenza, la velocità di filtrazione glomerulare (GFR) diminuisce *(National Kidney Foundation)*. Ultimo, ma non meno importante. Ricordo che **la disidratazione è la causa più comune di un ematocrito elevato**. Se il medico consiglia di digiunare prima di un esame del sangue, dovrebbe però raccomandare di bere abbastanza acqua prima del test per garantire risultati accurati. Tornando al fegato; quello che sappiamo di per certo è che l'esercizio fisico intenso determina un aumento transitorio, e non cronico, dei livelli sierici delle transaminasi. Uno studio del 2007 ad opera dell'equipe del dott. Jonas Pettersson ha dimostrato che il sollevamento pesi ha provocato sensibili aumenti dei parametri di funzionalità epatica, AST e ALT, nonché dei livelli di LDH (lattato deidrogenasi), CPK e mioglobina.

---

[1] Clin Invest Med. 1994 – Dehydration during fasting increases serum lipids and lipoproteins. Campbell, Wickert, Magner, Shumak PMID: 7895421

Tale studio ha inoltre confermato che tale alterazione si prolungava nel tempo e che la maggior parte dei soggetti testati aveva ancora concentrazioni di enzimi elevato **una settimana dopo aver eseguito il programma di sollevamento pesi**. La durata dell'aumento dei marker di danno muscolare (mioglobina, CK, AST, ALT e LD) era in linea con uno studio recente[2] che si avvaleva di un esercizio fisico intenso, in cui tutti i marker di danno muscolare erano rimasti significativamente elevati fino a 10 giorni dopo lo sforzo. In base a questi risultati ed all'esperienza dei preparatori, al fine d'escludere potenziali effetti correlati all'esercizio sui test di funzionalità epatica, è importante astenersi dall'allenamento con i pesi, o più in generale da ogni forma di sforzo fisico (compresa la corsa), per almeno **1 settimana** prima degli esami del sangue e **tenersi idratati**.

---

[2] Serum Creatine Kinase Levels and Renal Function Measures in Exertional Muscle Damage. Clarkson et al. – 2006

- Br. J. Clin. Pharmacol. 2008 Feb; PMID: 17764474. Muscular exercise can cause highly pathological liver function tests in healthy men. Jonas Pettersson, Ulf Hindorf, Paula Persson, Thomas Bengtsson, Ulf Malmqvist, Viktoria Werkström and Mats Ekelund.

Complicazioni Epatiche

Quando parliamo di fegato, parliamo di un organo le cui complicanze, se sottovalutate, possono spedirvi d'urgenza in ospedale. Nella maggior parte dei pazienti che ricevono agenti c-17alfa alchilati, utilizzati terapeuticamente principalmente nel trattamento dell'insufficienza del midollo osseo, oppure di nascosto e senza prescrizione medica dagli atleti per migliorare le loro prestazioni (doping), si sviluppa una **lieve disfunzione epatica**. La funzione escretoria (eliminazione di sostanze chimiche estranee) compromessa è il difetto predominante, ma il meccanismo preciso è incerto. L'ittero (colorazione giallastra della pelle), che sembra essere **correlato alla dose**, si sviluppa solo in una minoranza di pazienti e può essere l'unica manifestazione clinica di epatotossicità, sebbene possano verificarsi **anoressia**, **nausea** e **malessere**. Il **prurito** non è una caratteristica prominente. I livelli sierici di aminotransferasi sono generalmente <100 unità e i livelli sierici di fosfatasi alcalina (ALP) sono normali, leggermente elevati o, in un <5% dei pazienti, **quattro o più volte** superiori il limite di norma. L'esame del tessuto epatico rivela colestasi senza infiammazione o necrosi. In alcuni pazienti sono state riscontrate dilatazione sinusoidale epatica e peliosi epatica. Il disturbo colestatico è **generalmente reversibile** con l'interruzione del trattamento, sebbene i decessi siano stati collegati alla peliosi. È stata segnalata un'associazione con l'adenoma epatico e il carcinoma epatocellulare.

- Harrison's Gastroenterology and Hepatology Longo, Fauci et al.

L'**adenoma del fegato** (che può anche essere chiamato adenoma epatocellulare) è un tumore benigno del fegato. Non vi è una giustificazione definitiva e sicura che spieghi perché nel fegato di alcuni pazienti si formi un adenoma. La formazione dell'adenoma viene comunemente collegata all'assunzione dei **contraccettivi orali** (la pillola anticoncezionale). Infatti, la sua frequenza era considerata eccezionale fino agli anni '70, mentre è poi aumentata in maniera decisa successivamente, proprio con il diffondersi della "pillola". Insorge poi più spesso nelle donne (con un rapporto con gli uomini sino a 9 a 1). Nella maggior parte dei casi viene rilevato fra i 15 ed i 45 anni. L'assunzione della "pillola" sembra aumentare il rischio di insorgenza di un adenoma epatico a partire già dal 1° anno. L'assunzione per un periodo superiore ai 5 anni moltiplica il rischio di più di 20 volte. Il 90% degli adenomi si osserva in pazienti donne che hanno preso la "pillola" per più di 5 anni. Negli uomini invece lo sviluppo di adenomi sembra essere legato allo sviluppo della sindrome metabolica. Altri fattori che possono aumentare il rischio di sviluppo di un adenoma nel fegato sono l'**assunzione prolungata di steroidi anabolizzanti o androgenici**, alcune malattie metaboliche, in particolare la glicogenosi di tipo I, ma anche la galattosemia ed il diabete. L'adenoma può **non causare alcun sintomo**, proprio come l'iperplasia nodulare focale: questo ne spiega la difficoltà nella scoperta e nella diagnosi. Spesso la sua presenza viene rilevata quando il paziente esegue un'**ecografia epatica** per un qualunque motivo medico e durante lo studio viene ritrovata, in maniera del tutto casuale, la lesione. Le analisi del sangue **non** bastano ad individuarlo, le transaminasi **da sole non sono** attendibili.

TAD® 600 – Glutatione

L'evoluzione dell'epatite da farmaci, salvo rari casi, è favorevole; "basta" la sospensione del trattamento con il farmaco epatotossico. Sul mio libro IASS ho illustrato chiaramente dei piani d'integrazione **naturale** volti a contenere/ridurre gli effetti nefasti dei prodotti epatotossici. In tutti i casi è molto importante **l'idratazione**, in maniera tale da mantenere una diuresi elevata per ottenere la maggiore e più rapida eliminazione possibile dei metaboliti tossici. Vengono spesso utilizzati S-adenosilmetionina (75 mg/kg/die), TUDCA/UDCA, cardo mariano e l'acetilcisteina. Quest'ultima è donatore di gruppi tiolici e, quindi, in grado di potenziare l'attività detossicante del **glutatione**; per esempio, in caso di epatite da paracetamolo. Davanti a scenari particolarmente critici può essere il caso di ricorrere alla somministrazione diretta di TAD. TAD contiene glutatione (GSH), un tripeptide fisiologico composto da acido glutammico, cisteina e glicina che interviene in numerosi processi biologici e svolge un ruolo importante nelle reazioni di eliminazione delle sostanze tossiche dall'organismo. Il glutatione somministrato per via parenterale appartiene alla categoria farmacoterapeutica degli **antidoti**, sostanze capaci di trasformare un agente tossico in un composto innocuo o scarsamente lesivo. TAD viene utilizzato per la prevenzione della neuropatia (malattia del sistema nervoso) conseguente a trattamento con medicinali detti chemioterapici, come cisplatino o analoghi, usati per il trattamento di alcuni tipi di tumore. La terapia con il TAD avviene attraverso somministrazione per via **intramuscolare** oppure **endovenosa lenta**.

Nelle forme più critiche d'intossicazione epatica si consiglia la somministrazione di 1 – 2 flaconcini al giorno di TAD da 600 mg per via intramuscolare o endovenosa lenta. A volte possono bastare anche 2 flaconcini a settimana da 600 mg, magari per più settimane. Per la somministrazione intramuscolare, il contenuto del flaconcino deve essere disciolto completamente con la sua fiala solvente (acqua per preparazioni iniettabili). La soluzione ricostruita si presenta limpida ed incolore. Per la somministrazione per infusione endovenosa, il contenuto del flaconcino deve essere disciolto con la sua fiala solvente (acqua per preparazioni iniettabili) ed iniettato lentamente per via endovenosa oppure somministrato per fleboclisi aggiungendolo ad almeno un 20 ml di soluzione sterile da infondere.

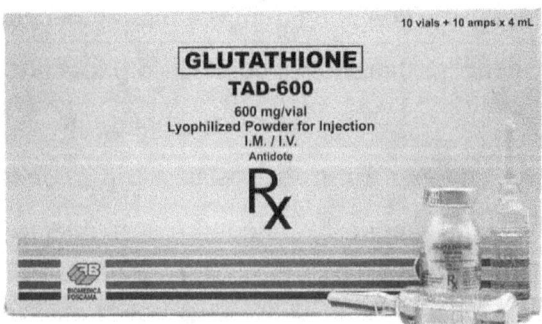

Punti Chiave per la Salute del Fegato

1. **Cibati in maniera sana**. Durante un ciclo di steroidi anabolizzanti (e più in generale, sempre!) riduci al minimo l'assunzione di grassi saturi, grassi idrogenati e **NO bevande alcoliche**. Bevi molta acqua naturale durante il giorno.

2. **Tieniti monitorato**. Prevedi periodicamente delle analisi del sangue, controlla i valori relativi alla funzionalità epatica, come bilirubina e transaminasi (AST e ALT). Tieni monitorata la pressione del sangue, il colore delle urine e fai un ECO al fegato due volte l'anno.

3. **Integrazione alimentare mirata e farmaci al bisogno**. Assumi quotidianamente integratori per la salute del fegato e dei reni, soprattutto se stai utilizzando prodotti epatotossici. N-Acetilcisteina, cardo mariano, Liv-52, TUDCA, spirulina, soluzione Schoum Forte (per fegato e reni). In caso di necessita prevedi il ricorso al TAD 600 iniettabile.

4. **Presta attenzione ai prodotti che utilizzi**. Non utilizzare prodotti scadenti o contaminati. Non eccedere con i farmaci orali, sia per quanto riguarda i dosaggi, ma anche per la durata della terapia. Gli AAS orali vanno usati il minimo.

Reazioni Cutanee e Acne

Uno degli effetti collaterali clinici visibili dati dell'abuso d'androgeni è la cosiddetta "acne da bodybuilding". È risaputo che gli **androgeni** causano ipertrofia delle ghiandole sebacee assieme ad una maggior secrezione di sebo, una maggior produzione superficiale di lipidi della pelle, una maggior proliferazione di *propionibacterium acnes* con conseguente sviluppo dell'acne. Gli androgeni aumentano l'espressione del fattore di trascrizione degli steroli SREBP1c, un fattore di trascrizione lipogenico chiave della lipogenesi sebacea. Inoltre, gli androgeni promuovono l'espressione di miRNA-125b, che è un regolatore (negativo) chiave dell'mRNA di TP53. Pertanto, questa famiglia d'ormoni attivano SREBP1c e sopprimono l'espressione di p53, fattori cruciali nella patogenesi dell'acne. Ma non tutto il male vien dagli androgeni ... L'ormone della crescita (GH), i GH secretagoghi (GHS), il fattore di crescita insulino simile (IGF-1 insuline-like growth factor) e l'insulina sono tutte sostanze proibite dell'Agenzia mondiale antidoping (WADA), utilizzati spesso impropriamente per aumentare l'anabolismo e la massa muscolare. I secretagoghi del GH stimolano la secrezione ipotalamica di GH. Il GH stimola a sua volta la secrezione epatica di IGF-1, il segnale chiave che promuove l'attivazione di AKT e mTORC1. IGF-1 direttamente tramite l'attivazione della chinasi AKT promuove l'espressione del fattore SREBP1c e tramite l'attivazione del mouse double minute 2 homolog (MDM2) **riduce** i livelli cellulari di p53, una trascrizione critica che sopprime la proliferazione cellulare e la lipogenesi condizionata da SREPB1c.

Il GH stimola la proliferazione e la differenziazione delle ghiandole sebacee. Inoltre, **l'IGF-1 stimola la lipogenesi sebacea**, la sintesi degli androgeni gonadici e surrenali, nonché **l'attività della 5-alfa reduttasi**, è il nome di un enzima deputato alla conversione del testosterone in diidrotestosterone (dieci volte più attivo). Linsulina e l'IGF-1 tramite la fosforilazione mediata da AKT del fattore di trascrizione e il soppressore del recettore nucleare degli androgeni (AR) FoxO1 migliora la segnalazione degli androgeni.

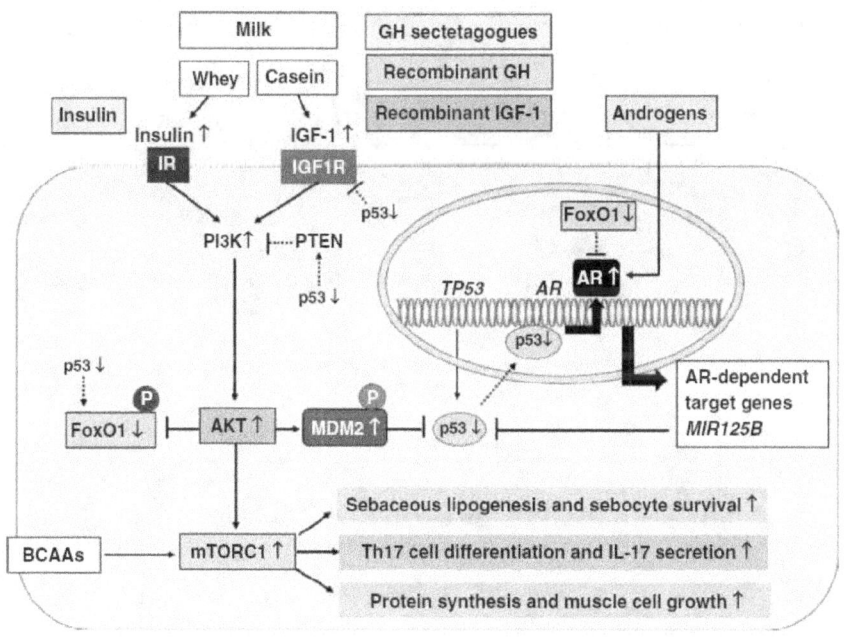

Plewig and Kligman's Acne and Rosacea – Gerd Plewig, Bodo Melnik, WenChieh Chen – Fourth Edition 2019

Il sebocita converte il DHEA in testosterone ed in seguito, tramite la riduzione 5alfa, nel potente DHT. Il farmaco antigonadotropo, il danazolo, un derivato del 17α-etinil testosterone (strutturalmente simile al testosterone), possiede deboli proprietà androgeniche ed è stato utilizzato nel trattamento dell'angioedema ereditario e dell'endometriosi. Dopo la terapia con dactinomicina sono state osservate anche acne grave e iperandrogenemia. **La somministrazione esogena di androgeni promuove l'acne o esacerba l'acne *vulgaris* preesistente**. In rare occasioni, gli androgeni possono indurre acne nodulocistica o acne fulminante.

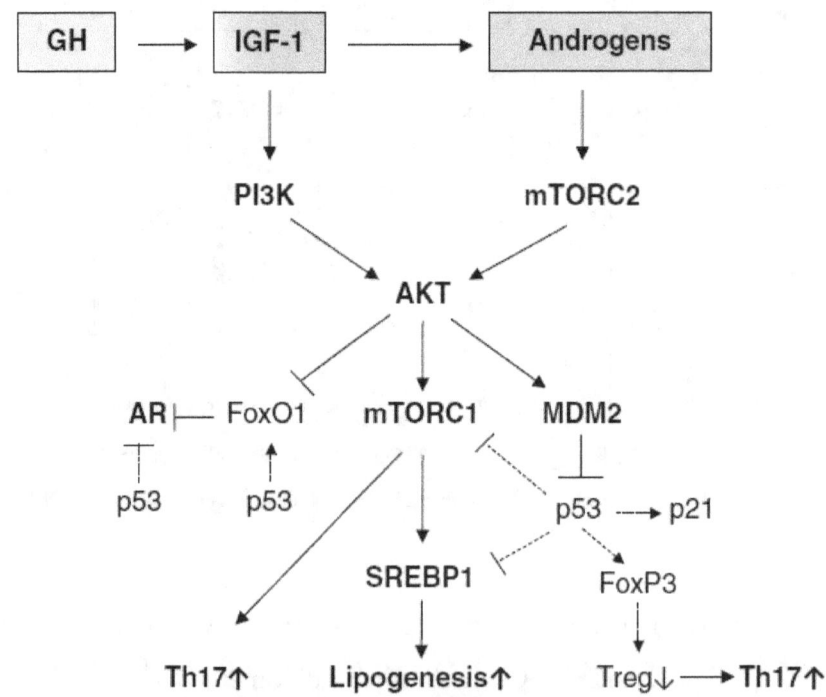

- Recombinant human growth hormone (rhGH)
- Recombinant human insulin-like growth factor-1 (rhIGF-1)
- Androgens
  Testosterone
  Dihydrotestosterone (DHT)
  Dehydroepiandrosterone (DHEA, can be converted to DHT in the skin)
  Anabolic-androgenic steroids
  Oral contraceptives containing androgenic progestins
  Adrenocorticotropic hormone (ACTH, enhances adrenal DHEA synthesis)
- Danazol (weak androgen)
- Dactinomycin (inducer of hyperandrogenemia)

Farmaci che inducono o aggravano l'acne *vulgaris*

Le vitamine B2, B6 e B12 possono causare DIAE (trad. dall'inglese: eruzione acneiforme indotta da farmaci) **su alcuni individui**. L'esacerbazione dell'acne o l'insorgenza di un'eruzione acneiforme è stata osservata con la vitamina B12 nel range di dosaggio di 5 – 10 mg a settimana. Queste eruzioni si verificano di solito 2 settimane dopo la somministrazione di vitamina B12 e mostrano piccole papule follicolari o papulopustole disseminate sul viso, sulle parti superiori della schiena e del torace e sulle braccia. Il meccanismo della DIAE da parte delle vitamine B6 e B12 è incerto. Entrambe le vitamine partecipano a "un metabolismo del carbonio", importante per la donazione dei gruppi metilici necessari per la metilazione del promotore genico. Un'elevata espressione di p53 è associata a una bassa metilazione del promotore di TP53. Al contrario, un'elevata metilazione del promotore di TP53 determina una bassa espressione di p53. Di solito, le lesioni cutanee scompaiono entro 8-10 giorni dalla fine della terapia con vitamina B.

Ormone della Crescita – GH

L'**ormone della crescita**, noto anche con il nome di ormone somatotropo, somatotropina, STH o **GH** (acronimo inglese di *growth hormone*) viene secreto dalla ghiandola pituitaria, o ipofisi, ed esercita effetti tangibili sulla crescita di tutti i tessuti attraverso l'azione dei **fattori di crescita insulino-simili**, chiamati anche **IGF** (dall'acronimo inglese di *insulin-like growth factor*). La secrezione di GH è controllata dal rilascio di ormoni secreti dall'ipotalamo. L'ormone di rilascio della somatotropina, o somatorelina, o **GHRH** (acronimo inglese di *Growth hormone releasing hormone*) è l'ormone che controlla il rilascio dell'ormone della crescita, mentre un altro fattore, la **somatostatina ipotalamica**, lo inibisce. I livelli di GH e IGF nel sangue esercitano un effetto di *feedback* negativo sulla continua secrezione di nuovo GH. Come rappresentato sullo schema nella pagina precedente, gli input "extra" che agiscono sull'ipotalamo e che possono quindi influenzare la secrezione di GH sono: l'esercizio fisico, lo **stress** (soprattutto un'intensa attività fisica), la **bassa concentrazione di glucosio nel plasma** (ipoglicemia indotta dal digiuno) ed il **sonno**. Tuttavia, **l'esercizio fisico è tra tutti lo stimolo più potente** [1]. GH ed IGF stimolano l'assorbimento degli aminoacidi da parte dei tessuti, la sintesi di nuove proteine e la crescita delle ossa più lunghe e più forti. Inoltre, il GH appartiene anche a quella classe di ormoni definiti **controinsulari**, ovvero quelli che esercitano un'azione **antagonista** a quella dell'**insulina** per ridurre l'utilizzo del glucosio plasmatico (effetto che si può definire come iperglicemizzante e diabetogeno).

Il GH stimola la gluconeogenesi (sintesi di nuovo glucosio da aminoacidi, glicerolo e lattato) a livello epatico, aumenta la velocità di filtrazione glomerulare e funge da **immunomodulatore**. Aumenta la **mobilizzazione degli acidi grassi** dal tessuto adiposo per utilizzarli come combustibile. Date queste caratteristiche, non dovrebbe sorprendere che i livelli di GH aumentino con l'esercizio fisico, proprio per aiutare a mantenere stabili le concentrazioni di glucosio plasmatico in un momento di necessità. Tuttavia, è importante tenere presente che **il GH è importante anche dopo l'esercizio fisico, per stimolare la sintesi proteica**. In coerenza con codesto punto di vista, uno studio abbastanza recente ha dimostrato che l'**esercizio aerobico prolungato** era associato a grandi aumenti del rilascio pulsatile di GH e della secrezione totale dello stesso[2]. Il GH e l'IGF-1 rivestono una notevole importanza anche nel normale sviluppo del **sistema immunitario**; infatti, entrambe le molecole vengono prodotte dai monociti/macrofagi e l'IGF-1 stimola la funzione dei neutrofili. Gli si riconoscono altri effetti metabolici diretti, come l'**attività lipolitica**, e tale azione sembra diretta al **tessuto adiposo**, ma sono stati messi in dubbio i suoi effetti sulla riduzione dell'adipe; si riconosce che il GH possieda perlopiù un effetto di ripartizionamento dei depositi adiposi, che comporta una nota riduzione del **grasso sottocutaneo** (addome, girovita, ecc ...).

[1] Widdowson WM, Healy M-L, Sönksen PH, and Gibney J. The physiology of growth hormone and sport. Growth Hormone & IGF Research 19: 308–319, 2009.

[2] Nindl B, Pierce J, Rarick K, Tuckow A, Alemany J, Sharp M, et al. Twenty-hour growth hormone secretory profiles after aerobic and resistance exercise. Medicine and Science in Sport and Exercise 46: 1917–1927, 2014.

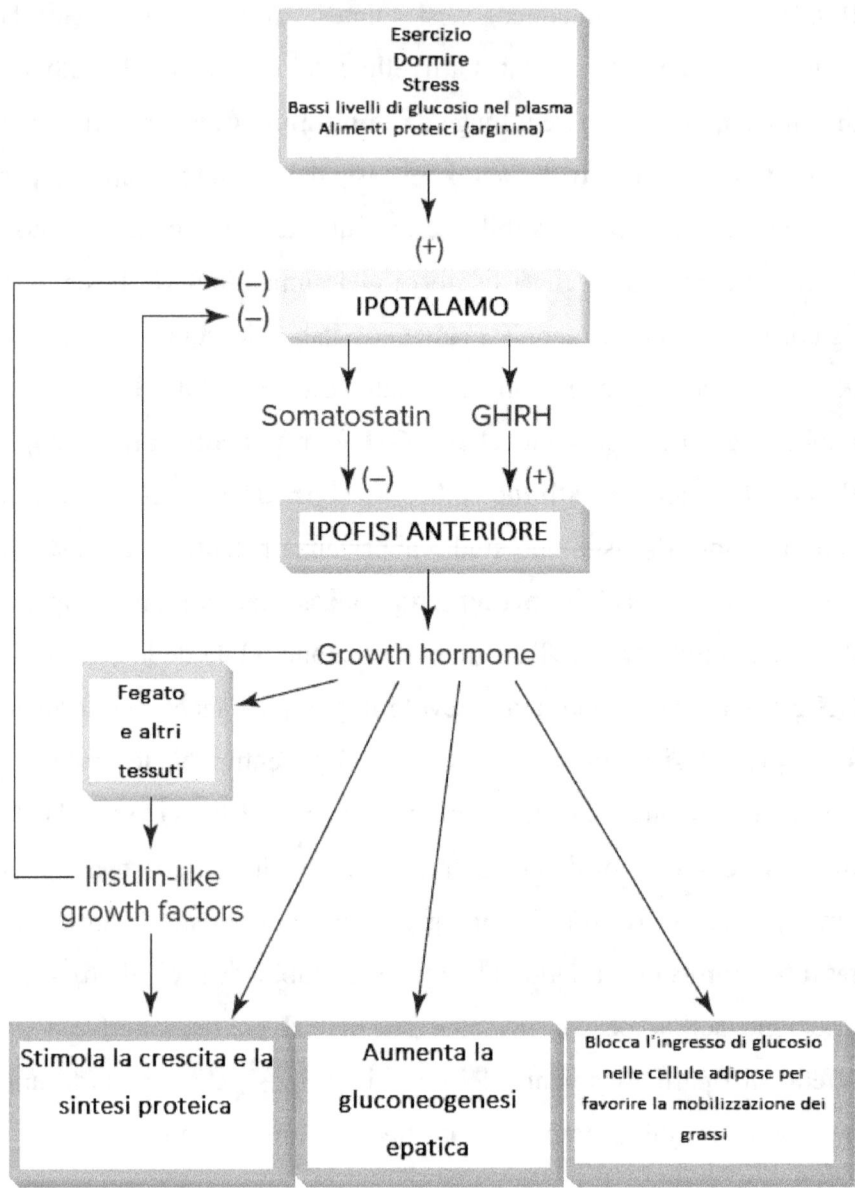

Integratori Proteici

Le polveri proteiche sono gli integratori alimentari **più utilizzati nel mondo dello sport**, per il semplice motivo che **si tratta di un metodo semplice, veloce ed economico per riuscire a soddisfare il proprio fabbisogno proteico giornaliero laddove la dieta non fosse in grado di farlo.** In letteratura è stata riportata **acne indotta o aggravata da un elevato apporto di proteine del siero di latte.**

Il **siero di latte** è la parte liquida del latte che si separa dalla cagliata durante la caseificazione. Da questo liquido, le proteine del siero del latte (WHEY) vengono separate e purificate utilizzando varie tecniche da cui derivano diverse concentrazioni. Tutte le Whey forniscono elevati livelli di **amminoacidi essenziali** (EAA), **ramificati** (BCAA) e micronutrienti. Tra le Whey più conosciute possiamo annoverare le **Concentrate**, le **Isolate** e le **Idrolizzate**.

La **caseina** invece è la principale componente proteica presente nel latte bovino e rappresenta circa il 70 – 80% delle sue proteine totali, oltre ad essere responsabile del colore bianco. **È la proteina del latte più usata nell'industria alimentare d'oggi**. Viene considerata una proteina completa perché possiede un buon profilo aminoacidico. La caseina, a differenza del siero, viene digerita molto più lentamente e rilascia amminoacidi nel sangue ad un ritmo più lento e più prolungato. Questa caratteristica può essere **utile soprattutto durante il digiuno notturno**, oppure prima di un esercizio fisico intenso e duraturo, magari assieme ad una proteina a più rapida assimilazione (WPH).

Sia i BCAA e sia la glutammina, abbondantemente presenti in queste polveri proteiche, sono attivatori cruciali di mTORC1. È stato dimostrato che una maggior attività di mTORC1 ed il processo chiamato glutaminolisi svolgono un ruolo fondamentale nella lipogenesi sebacea. Nelle cellule beta pancreatiche, questi amminoacidi insulinogenici, tramite l'attivazione di mTORC1, aumentano la secrezione d'insulina. Le proteine del siero di latte, altamente solubili e rapidamente idrolizzate, aumentano i BCAA plasmatici ed il picco dei livelli d'insulina già dopo 20 min. La caseina agisce più lentamente invece e stimola perlopiù la sintesi epatica di IGF-1. Il consumo di latte aumenta i livelli plasmatici di GH, IGF-1 ed insulina, che attivano tutti la chinasi AKT con conseguente aumento dell'attivazione di SREBP1c e sottoregolazione di p53. Inoltre, l'attivazione di mTORC1 mediata dai BCAA migliora la popolazione di cellule Th17 e la secrezione di interleuchina 17 proinfiammatoria, una citochina caratteristica che si trova intensamente espressa nella pelle dei pazienti con acne. Aldilà dell'aspetto chimico, io consiglio sempre di non esagerare con l'apporto di proteine, poiché può essere inutile oltreché deleterio. L'acne da bodybuilding è difficile da controllare, bisogna anzitutto limitare l'abuso di prodotti altamente androgeni, utilizzare **pomate** (es. isotretinoina) e **non abusare con l'apporto di proteine dalla dieta**. La **tretinoina** è l'acido retinoico alla base del farmaco **Retin-A®**, la cui funzione è quella di invertire i danni alla pelle. La tretinoina agisce diminuendo l'acne e accelerando la crescita dello strato esteriore della pelle, che sostituisce una nuova cellula cutanea.

ROACCUTAN® (Isotretinoina)

L'isotretinoina è indicato nel trattamento dell'acne grave e resistente alla classica terapia topica. L'isotretinoina è un farmaco anti-acne chimicamente correlato all'acido retinoico ed al retinolo (vitamina A). Sebbene la sua esatta modalità d'azione non sia ancora del tutto chiara, questo farmaco agisce inibendo la funzionalità delle ghiandole sebacee, riducendo l'oleosità della pelle ed ostacolando lo sviluppo dell'acne. L'isotretinoina viene considerata come uno dei farmaci più efficaci per il trattamento dell'acne pesante. L'isotretinoina viene commercializzata in capsule di gelatina morbida da 10 mg, 20 mg o 40 mg. L'isotretinoina non è prodotto da assumere con leggerezza, anzi, si tratta di un **farmaco molto potente** che porta con sé **molti potenziali effetti collaterali**. L'isotretinoina è stata oggetto di diverse pagine di cronaca poiché è stata collegata a diversi casi di difetti alla nascita, depressione ed una serie di suicidi tra gli utilizzatori. Pare che tale medicinale anti-acne avrebbe spinto al suicidio una sessantina di persone, per lo più giovani, tra Francia e in Svizzera. Il sospetto, che peraltro circola da tempo, ha ripreso forza dopo che sono stati registrati anche nel Regno Unito nel solo 2019 dodici decessi, di cui 10 per suicidio, di persone a cui era stato prescritto il *Roaccutane*, secondo i dati rivelati all'Agenzia Regolatrice Inglese dei Farmaci, la MHRA [1]. Tra le controindicazioni note del farmaco, sono indicati possibili effetti abortivi e gravi difetti al nascituro e una serie di problemi, anche gravi, a un certo numero di organi, tra cui il fegato (epatotossicità), l'intestino, gli occhi, il naso e l'apparato scheletrico.

Tale farmaco può essere collegato anche ad una serie di altri effetti collaterali singolari tra cui psicosi, palpitazioni cardiache, raucedine, ipertensione intracranica e persino deformità della punta nasale se assunto dopo un intervento di chirurgia estetica. In ragione dei possibili gravi rischi a cui espone, l'impiego di isotretinoina dovrebbe essere riservato ai casi di acne cistica recalcitrante grave, resistente al trattamento standard, tra cui gli antibiotici, e caratterizzata da molte lesioni infiammatorie nodulari e cistiche piene di pus, che possono causare dolore, cicatrici permanenti ed effetti psicologici negativi. La letteratura approvata dalla FDA sull'isotretinoina ha messo in guardia diverse volte gli utilizzatori del rischio di **depressione** e **suicidio**. A sostegno di questa preoccupazione, sembra che l'isotretinoina possa effettivamente influenzare la funzionalità cerebrale. In ambito medico la dose abituale all'inizio è di 0,5 mg per kg di peso corporeo al giorno (0,5 mg/kg/die). Dopo alcune settimane, il medico può aggiustare la dose. Questo dipende dalla risposta al trattamento e dalla comparsa di effetti indesiderati. Per la maggior parte dei pazienti la dose è compresa tra 0,5 e 1,0 mg/kg al giorno, per una durata di 15 – 20 settimane, seguite da almeno 2 mesi di pausa. Atleti e bodybuilders che fanno uso di isotretinoina per combattere l'acne data dall'abuso di steroidi androgeni ricorrono a dosaggi più miti che si assestano sui **10 – 20 mg al giorno**, per un ciclo di ≈ 6 – 10 settimane al massimo.

- https://steroid.to/accutane-isotretinoin

[1]   https://www.rifday.it/2020/01/02/isotretinoina-torna-lallarme-sul-farmaco-antiacne-che-indurrebbe-al-suicidio/

Terapie in Campo Medico e Varie

L'acido salicilico è dotato di una leggera proprietà cheratolitica. La sua azione, per quanto sia **più blanda rispetto ad altri medicinali**, è di conseguenza anche meno irritante. Per questo motivo viene generalmente indicato ai pazienti che non tollerano i retinoidi o che per altri motivi non possono intraprendere un trattamento con essi. Sebbene l'esperienza sia limitata, l'applicazione vigorosa di tretinoina, isotretinoina o **adapalene** sembra utile, almeno per rimuovere i comedoni e talvolta per accelerare l'involuzione delle lesioni infiammatorie. Il perossido di benzoile (BENZAC®) invece è **poco utile da solo**. Può essere necessario un intervento chirurgico per rimuovere grandi lesioni, utilizzando il bisturi, la curetta o l'elettrochirurgia. **Gli antibiotici topici o sistemici sono poco efficaci**. A causa delle sue azioni comedolitiche ed antinfiammatorie, l'isotretinoina orale può essere utile, secondo i singoli casi clinici, ma è stata documentata una certa **resistenza agli alti dosaggi di questo farmaco**. In medicina, sono generalmente raccomandate dosi elevate, seguite da un mantenimento a basse dosi, probabilmente per più di 6 – 12 mesi, a condizione che gli effetti collaterali siano tollerabili. L'**olestra**, nome commerciale di una miscela d'esteri formati dal saccarosio con vari acidi grassi, il cui uso si è diffuso in sostituzione ai grassi tradizionali per la preparazione di snack e fritti, ha dimostrato di essere in grado di accelerare l'escrezione fecale di TCDD (2,3,7,8-tetraclorodibenzo-p-diossina) di circa 8 – 10 volte.

- Olestra increases faecal excretion of 2,3,7,8-tetrachlorodibenzo-p-dioxin – Geusau et al., 1999 Oct 9;354(9186):1266-7. PMID: 10520643

Aldilà dei farmaci vorrei rammentare l'importanza delle buone abitudini. La **prevenzione** include una migliore **igiene degli indumenti**, ad esempio il cambio quotidiano di tute e biancheria intima, che devono essere lavati accuratamente per rimuovere tutte le tracce delle sostanze chimiche offensive. Per quanto riguarda la **cura del corpo** invece, essa **non deve essere maniacale**, altrimenti rischia di diventare **controproducente**. In realtà è necessario impiegare piccole quantità di detergenti, possibilmente delicati e non schiumogeni. È importante lavare le zone interessate con acqua tiepida (in modo che l'acqua calda non perturbi ulteriormente l'equilibrio del film cutaneo idro-lipidico), tamponandosi poi con un asciugamano, evitando gli strofinamenti. È bene inoltre impiegare detergenti che non alterino il pH fisiologico della pelle (come, per esempio, prodotti a base di acido citrico, benzilico, glicolico, mandelico), i quali in alcuni casi possono determinare irritazione locale con conseguente peggioramento del quadro clinico generale.

Farmaci	Durata minima	Durata massima
Retinoidi topici	8-12 settimane	Non specificata
Perossido di benzoile	6-12 settimane	Non specificata
Antibiotici topici	6-12 settimane	Non specificata
Antibiotici orali	1 ciclo completo (in base al tipo di farmaco)	2- 3 mesi
Contraccetivi orali	5 cicli	Non specificata
Isotretinoina orale	16 settimane	24 settimane

Le ultime tre caselle in fondo alla tabella sono farmaci indicati per il trattamento delle forme acneiche più severe e compromesse.

- Acne: come trattarla di Corrado Giua e Ambra Pedrazzini

Proteine durante la fase di costruzione muscolare *(Bulk)*

Il muscolo è un **serbatoio di proteine**. Per costruire una solida muscolatura è necessario aumentare la sintesi proteica e ridurre il catabolismo muscolare. La ricerca scientifica e l'esperienza accumulata negli anni dai preparatori ci ha insegnato che il metodo migliore per farlo è nutrirsi con una **dieta iperproteica** che assicuri un **minimo di ~ 2.2 grammi di proteine per chilogrammo di peso corporeo**, ovvero 1 grammo ogni libbra di peso corporeo. Durante una fase di costruzione muscolare, l'elevato apporto calorico derivante dagli altri macronutrienti (perlopiù carboidrati) garantisce dei buoni livelli d'energia e quindi non serve eccedere ulteriormente con l'apporto di proteine. Qualora si stesse seguendo un programma d'allenamento particolarmente gravoso potete spingervi **sino a 2.6 grammi** per chilogrammo del peso corporeo, ma come ho già spiegato è inutile, almeno per i primi cicli di AAS, spingersi oltre.

SESSO	MIN	MAX
UOMO	1.8	2.6
DONNA	1.8	2.2

La tabella sopraindicata è riferita all'apporto minimo e massimo di **grammi di proteine per chilogrammo di peso corporeo**, da assumere specificatamente durante la fase di costruzione muscolare.

Se vogliamo essere più precisi, ragionando per **età** e per massa metabolicamente attiva **LBM** (*Lean Body Mass*) attiva, possiamo ulteriormente circostanziare la scelta secondo la tabella di seguito.

ETÀ anni	MIN gr/kg/LBM	MAX gr/kg/LBM
0 – 30	1.8	2.0
31 – 40	2.0	2.3
41 – 50	2.3	2.6
51 – 60	2.6	2.9
61 – 70 +	2.9	3.2

- La tabella fa riferimento alla massa metabolicamente attiva **LBM**, quindi **non vi è grossa differenza uomo e donna**.
- Vari studi di medicina umana indicano che il fabbisogno di proteine aumenta con l'età a causa della diminuzione nell'efficienza dei processi metabolici e d'assorbimento.
- I valori fanno riferimento specificatamente alla fase di costruzione muscolare *bulk* (**fase di surplus calorico**).
- **Spingersi troppo oltre questi valori, come già anticipato, non servirà ad avere maggiori guadagni muscolari.**

Coach David Mathas - @mathasfitness e Antidiet_dietitian

Munro H.M.: Protein nutriture and requirements of the elderly. In: Munro, Danford, ed.: Nutrition, Aging and the Elderly. Plenum Press, NY 1989, 153-181.

Proteine durante la fase ipocalorica di dimagrimento *(Cut)*

La funzione primaria delle proteine è quella di **costruire e riparare i tessuti**. Gli aminoacidi sono come "mattoncini" che, uniti da un collante chiamato legame peptidico, formano una lunga sequenza che costituisce la proteina. La costruzione e riparazione dei tessuti è un **processo costante ed ininterrotto** che garantisce la crescita e il mantenimento di una struttura corporea solida, nonché la creazione di sostanze vitali per le funzioni cellulari. Detto ciò, possiamo dire che, tendenzialmente, **le proteine contribuiscono in misura ridotta all'apporto energetico**. Idealmente, i protidi non dovrebbero essere considerati come la fonte energetica primaria da parte del corpo, ma piuttosto dovrebbero essere preservate per altre funzioni critiche, come quella strutturale o meccanica, la produzione d'enzimi ed ormoni, l'equilibrio dei fluidi e così via. Tuttavia, nel caso in cui l'energia ricavata dalle fonti predilette, ovvero i **carboidrati** e i **grassi**, sia insufficiente, il corpo può attingere dalle **proteine dietetiche** o **tissutali** per procurarsi l'energia di cui ha bisogno [1].

---

[1] Williams' Basic Nutrition & Diet Therapy - Staci Nix McIntosh - Elsevier 2017

Durante la fase di dimagrimento il fabbisogno proteico aumenta per:

a) **Aumenta l'attività fisica**. Spesso viene abbinata all'attività in sala pesi dell'attività cardiovascolare (più dispendiosa)[2].

b) Come anticipato, qualora le calorie derivanti da grassi e carboidrati iniziassero a scarseggiare le proteine verranno utilizzate sempre maggiormente come **carburante** per le attività quotidiane (allenamento incluso) [3].

c) Sempre per riallacciarmi al punto b) possiamo dire che in presenza di una dieta restrittiva abbiamo per forza **meno carboidrati e grassi**, ciò si traduce in **minor quantità di glicogeno e grasso corporeo** disponibile come riserva energetica. Di conseguenza rimangono per forza le proteine a fare un po' da "factotum" nell'organismo [4].

Il problema è che in fase di restrizione calorica sia le proteine dietetiche (quelle ricavate dagli alimenti) e sia quelle tissutali (quelle ricavate dal corpo, in particolare i muscoli) possono essere utilizzate per far fronte a questa carenza energetica. Da una parte è un bene poiché il corpo impara a sfruttare meglio le proteine che gli diamo, dall'altra è un male perché dobbiamo fare i conti con il **catabolismo**.

[2] Lemon, P.W., Beyond the zone: Protein needs of active individuals. Journal of the American College of Nutrition, 2000. 19(suppl 5): p. 513S-21S.

[3] Millward, D.J., Macronutrient intakes as determinants of dietary protein and amino acid adequacy. Journal of Nutrition, 2004. 134(6): p. 1588S-96S.

[4] Elia, M., R.J. Stubbs, and C.J. Henry, Differences in fat, carbohydrate, and protein metabolism between lean and obese subjects undergoing total starvation. Obes Res, 1999. 7(6): p. 597-604.

Piccolo appunto, di concetto possiamo dire che **il corpo diventa sempre più efficiente nell'utilizzo di un macronutriente durante una carestia**. Per tale motivo, ad esempio, le ricariche di carboidrati (o di grassi) sono ottime se correttamente pianificate, poiché andiamo a "rifornire" il corpo del substrato di cui lo abbiamo affamato e quindi tutti i processi metabolici saranno favorevoli ad accogliere tale pratica[5]. Alla luce di quanto precedentemente esposto possiamo dire che **la fase di dimagrimento richiede tassativamente un introito proteico superiore a quelle adottato durante la fase di costruzione** (ipercalorica). La cosa si fa ancor più rilevante per tutti quegli atleti che tendono molto alla magrezza e che quindi risentono maggiormente della perdita di massa muscolare[6]. Mentre durante la fase di *bulk* il range proteico consigliato si aggirava attorno agli 1,8 – 2,2 / 2,6 gr di proteine x kg di peso corporeo per gli uomini e 1,7 / 2,2 gr x kg di peso corporeo per le donne, ora la situazione cambia ed avremo dei range più abbondanti.

SESSO	MIN	MAX
UOMO	2.4	3.2
DONNA	1.8	2.7

[5] Saudek, C.D. and P. Felig, The metabolic events of starvation. American journal of medicine, 1976. 60(1): p. 117-26.

[6] Helms, E.R., et al., A Systematic Review of Dietary Protein During Caloric Restriction in Resistance Trained Lean Athletes: A Case for Higher Intakes. International Journal of Sport Nutrition and Exercise Metabolism, 2014. 24(2).

Se vogliamo essere più precisi, ragionando per **età** e per massa metabolicamente attiva **LBM** (*Lean Body Mass*) attiva, possiamo ulteriormente circostanziare la scelta secondo la tabella di seguito.

ETÀ anni	MIN gr/kg/LBM	MAX gr/kg/LBM
0 – 30	2.2	2.4
31 – 40	2.4	2.8
41 – 50	2.8	3.1
51 – 60	3.1	3.5
61 – 70 +	3.5	3.8

- La tabella fa riferimento alla massa metabolicamente attiva **LBM**, quindi **non vi è grossa differenza uomo e donna**.
- Vari studi di medicina umana indicano che il fabbisogno di proteine aumenta con l'età a causa della diminuzione nell'efficienza dei processi metabolici e di assorbimento.
- I valori fanno riferimento specificatamente alla fase di dimagrimento/definizione muscolare (**deficit calorico**).
- **Spingersi troppo oltre questi valori, come già anticipato, non servirà ad avere maggiori guadagni muscolari**.

Coach David Mathas - @mathasfitness e Antidiet_dietitian

Munro H.M.: Protein nutriture and requirements of the elderly. In: Munro, Danford, ed.: Nutrition, Aging and the Elderly. Plenum Press, NY 1989, 153-181.

Zinco – Vitamina D e Omega-3

Diversi studi [1] hanno mostrato un'associazione tra **bassi livelli di zinco e acne**, e in particolare che, a fronte di livelli sierici di zinco sempre più bassi, aumenta la gravità dell'acne stessa. Gli effetti dello **zinco orale** e delle tetracicline (un vasto gruppo di farmaci antibatterici inibitori della sintesi proteica) sono stati confrontati in 37 pazienti con acne moderata e grave[2]. Non è stata osservata alcuna differenza nell'effetto tra i trattamenti e non sono stati osservati effetti collaterali di nessun tipo. Dopo 12 settimane di trattamento, la diminuzione media del punteggio dell'acne è stata di circa il 70% **in entrambi i gruppi** a riprova che lo zinco è un valido e potenziale trattamento per tale patologia. Altri studi[3] [4] hanno avuto successo, ricorrendo a dosaggi diversi su pazienti con acne a diversi stadi. Ad oggi è difficile dire se lo zinco orale possa essere o meno il cardine per un trattamento dell'acne, ma di sicuro può essere un buon coadiuvante anche per un regime (a basso dosaggio) di isotretinoina.

[1] J. Fitzherbert. Zinc deficiency in acne vulgaris. The Medical journal of Australia, 2(20):685–686, 1977.

[2] G. Michaëlsson, L. Juhlin, and K. Ljunghall. A double-blind study of the effect of zinc and oxytetracycline in acne vulgaris. British Journal of Dermatology, 97(5):561–566, 1977.

[3] L. Hillström, L. Pettersson, L. Hellbe, A. Kjellin, C.-g. Leczinsky, and C. Nordwall. Comparison of oral treatment with zinc sulphate and placebo in acne vulgaris. British Journal of Dermatology, 97(6):679–684, 1977.

[4] L. Orris, A. R. Shalita, D. Sibulkin, S. London, and E. H. Gans. Oral zinc therapy of acne: absorption and clinical effect. Archives of dermatology, 114(7):1018–1020, 1978.

La **vitamina D** potrebbe aumentare le difese immunitarie della pelle contro il *Propionibacterium acnes* e smorzare l'eccessiva infiammazione. Sulla base di questi meccanismi, gli scienziati hanno concluso che la vitamina D mostra risultati promettenti per combattere l'acne. Come dicevo, la vitamina D svolge un ruolo fondamentale nel sistema immunitario e la sua carenza è già stata associata a varie malattie della pelle, tra cui la dermatite atopica e la psoriasi. Dagli studi [5] si è potuto notare che la carenza di vitamina D era più frequente nei pazienti con acne e i livelli sierici di 25(OH)D erano inversamente correlati alla gravità della stessa, specialmente nei pazienti con lesioni infiammatorie. Per combattere l'acne, assicuratevi in primis d'avere dei corretti livelli ematici di 25(OH)D.

Vedi libro: Guida completa agli Integratori Alimentari per lo Sport e la Salute

---

[5] S.-K. Lim, J.-M. Ha, Y.-H. Lee, Y. Lee, Y.-J. Seo, C.-D. Kim, J.-H. Lee, and M. Im. Comparison of vitamin d levels in patients with and without acne: a case-control study combined with a randomized controlled trial. PloS one, 2016.

- M. F. Holick, N. C. Binkley, H. A. Bischoff-Ferrari, C. M. Gordon, D. A. Hanley, R. P. Heaney, M. H. Murad, and C. M. Weaver. Evaluation, treatment, and prevention of vitamin d deficiency: an endocrine society clinical practice guideline. The Journal of Clinical Endocrinology & Metabolism, 96(7):1911–1930, 2011.

- N. EFSA Panel on Dietetic Products and A. (NDA). Scientific opinion on the tolerable upper intake level of vitamin d. EFSA Journal, 2012.

Omega-3. È stato un gruppo di ricercatori del *Gised* – Gruppo Italiano Studi Epidemiologici in Dermatologia – a scoprire che questo alimento, se consumato costantemente, ha un vero e proprio effetto protettivo della pelle connesso con l'elevato contenuto di acidi grassi omega-3. Questo acido, considerato da sempre un grasso "buono", aiuterebbe infatti a prevenire la degenerazione di una semplice acne in pustole, cisti o papule. Già nel 2014 alcuni studi [6] avevano riscontrato un certo beneficio sull'acne dato dagli Omega-3. Già nel 1939 è stata dimostrata da Baumann e Rusch l'influenza dei grassi nella dieta sul cancro della pelle indotto da UV in esperimenti condotti su animali. In seguito, Harman formulava la teoria dei radicali liberi come origine di **mutazioni**, cancro e **invecchiamento** fornendo in seguito raccomandazioni dietetiche per proteggersi dall'eccesso di radicali liberi: "riduzione dei bersagli di radicali liberi come i PUFA e aggiunta di antiossidanti alla dieta". Studi successivi, condotti negli animali in maniera più accurata, hanno portato alla conclusione che acidi grassi omega-6 favoriscono la carcinogenesi UV indotta mentre acidi grassi omega-3 la inibiscono.

[6] J. Y. Jung, H. H. Kwon, J. S. Hong, J. Y. Yoon, M. S. Park, M. Y. Jang, and D. H. Suh. Effect of dietary supplementation with omega-3 fatty acid and gamma-linolenic acid on acne vulgaris: a randomised, double-blind, controlled trial. Acta dermato-venereologica, 94(5):521–526, 2014.

- https://www.hilarispublisher.com/open-access/role-of-dietary-fat-in-ultraviolet-lightinduced-carcinogenic-expression-2329-6771.1000e107.pdf

- https://www.centrostudigised.it/tumori_della_pelle_e_alimentazione.html

Come trattare l'Acne ... un esempio

Partiamo dal presupposto che non esiste un trattamento "standard" per l'acne. Per prima cosa dovete curare molto la prevenzione, attraverso piccoli gesti che possono fare la differenza. Igiene personale e cura delle buone abitudini secondo quanto ho già accennato prima. Inoltre, integrate la dieta con **zinco** (fino a 40 mg al giorno), **vitamina D** (almeno 1.000 UI al giorno sino ad un massimo di 4.000 UI al giorno) e **acidi grassi Omega-3** (minimo 1 g di EPA e 1 g di DHA al giorno). In seguito, l'acne da **lieve** a moderata potrebbe essere ulteriormente tenuta sotto controllo dal **perossido di benzoile** (2,5-5%) con o senza l'aggiunta di un **retinoide topico** (ad esempio adapalene 0,3%). Applicare uno strato sottile sulle aree interessate una volta al giorno. Quando si combinano i due, si potrebbe, ad esempio, applicare il retinoide al mattino e il perossido di benzoile la sera. Se dopo diverse settimane i risultati non sono soddisfacenti, o se l'acne è presente in forma grave, l'**isotretinoina** rimane l'unica strada percorribile. S'inizia con un dosaggio basso, come 10 mg al giorno, dal momento che questo può già essere sufficiente. Per chi è molto incline all'acne, è consigliabile iniziare il trattamento con isotretinoina già un mese prima del ciclo di AAS. Tenete presente che l'acne potrebbe peggiorare nelle prime settimane, ma dovrebbe iniziare a mostrare miglioramenti dopo circa un mese. Se anche allora i risultati sono ancora insoddisfacenti, il dosaggio può essere incrementato ulteriormente di altri 10 mg/die.

Ginecomastia

La ginecomastia è una condizione caratterizzata da un anomalo sviluppo del tessuto mammario (composto da tessuto ghiandolare e grasso) nell'uomo. È una condizione frequente, specie in età puberale, che deve essere distinta dalla pseudoginecomastia, quest'ultima causata da un accumulo d'adipe in regione mammaria negli obesi. Alla palpazione la ginecomastia presenta un tessuto ghiandolare ben delimitato dai tessuti circostanti; al contrario nella pseudoginecomastia il tessuto ghiandolare è del tutto assente e si apprezza solo quello adiposo. Nella maggior parte dei casi la ginecomastia è dovuta a cause fisiologiche o all'assunzione di farmaci. Ginecomastie fisiologiche sono quelle riscontrabili nel neonato, in età puberale o nell'anziano. Patologie che possono causare ginecomastia sono tutte quelle dove si ha una ridotta sintesi o un difetto sull'azione periferica del testosterone (s. di Klinefelter, s. da resistenza periferica agli androgeni, difetti della biosintesi del testosterone per carenze enzimatiche, ipogonadismi acquisiti, …), oppure un aumentata produzione d'estrogeni (es. tumori surrenali o testicolari), oppure un aumento degli enzimi aromatizzanti o degli steroidi aromatizzati alla periferia. Anche un **fegato malandato (epatotossicità)** può causare o esacerbare una ginecomastia, come si può riscontrare in casi di epatopatie di una certa importanza clinica.

L'ipotesi patogenetica è quella di un difetto del catabolismo/eliminazione degli estrogeni da parte del fegato, anche se non sembra essere sempre attendibile come tesi poiché né l'emivita plasmatica né la velocità di "clearance" metabolica di questi ormoni sono alterate nei pazienti con cirrosi e non esiste sempre proporzionalità tra grado d'insufficienza epatica e manifestazioni cliniche di femminilizzazione. Nei **pazienti ipertiroidei** è stato segnalato un aumento dei livelli d'estradiolo circolante, da accelerata trasformazione extragonadica degli androgeni in estrogeni. È probabile che queste alterazioni ormonali siano responsabili della ginecomastia – rilevata in realtà solo eccezionalmente – e delle alterazioni del liquido seminale consistenti in una riduzione del numero e della funzionalità degli spermatozoi. Ultime, ma non meno importanti sono le **ginecomastie indotte da farmaci** od altre sostanze. I principali farmaci protagonisti sono gli **estrogeni**, i derivati estrogenici ed altre sostanze con azione e struttura estrogeno-simile, gli inibitori della sintesi di testosterone, farmaci che bloccano il recettore degli androgeni, marijuana, eroina ed ovviamente l'abuso di steroidi anabolizzanti, siano essi derivati del **testosterone** (direttamente aromatizzabile in estrogeni) o, meno frequentemente, derivati dal **nandrolone** (per via della loro forte attività progestinica). Ricordo infine che l'iperprolattinemia di per sé non causa ginecomastia se non eccezionalmente; questa può comparire solo in persone che abbiano assunto estrogeni/antiandrogeni o dosi sovrafisiologiche di steroidi (doping).

Ginecomastie fisiologiche

- *Ginecomastia del neonato*
- *Ginecomastia puberale*
- *Ginecomastia dell'anziano*

Ginecomastie patologiche

- *Ridotta sintesi o difetto dell'azione periferica del testosterone*
  - Sindrome di Klinefelter
  - Anorchia congenita
  - Sindromi da resistenza periferica agli androgeni (sindrome di Reifenstein; femminizzazione testicolare)
  - Difetti della biosintesi del testosterone per carenze enzimatiche (pseudoermafroditismi maschili)
  - Ipogonadismi acquisiti (orchiti, traumi, ecc.)
- *Aumentata produzione di estrogeni*
  - Tumori surrenali femminizzanti
  - Ermafroditismo vero
  - Tumori testicolari
- *Aumento di steroidi che vengono aromatizzati alla periferia*
  - Malattie surrenali
  - Insufficienza epatica
  - Inanizione cronica
  - Ipertiroidismo
- *Aumento degli enzimi aromatizzanti*

Ginecomastie da farmaci

- *Estrogeni ed altre sostanze con azione e struttura estrogeno-simile*
  - Derivati estrogenici, digitale, metaboliti della vitamina D
- *Inibitori della sintesi di testosterone*
  - Agenti alchilanti, chetoconazolo, analoghi del GnRH)
- *Farmaci bloccanti il recettore androgenico*
  - Spironolattone, cimetidina
- *Farmaci che agiscono con meccanismo non noto*
  - Isoniazide, etionamide, metildopa, antidepressivi triciclici ed altri
- *Marijuana, eroina*

Principali cause di ginecomastia. (rif. Rugarli)

L'**estrogeno** ed il **progesterone** agiscono in maniera sinergica per stimolare il normale sviluppo del seno in età adulta. L'estrogeno, agendo attraverso il suo recettore (ER), promuove la crescita duttale, mentre il progesterone, agendo attraverso il suo recettore (PR), promuove lo sviluppo alveolare. Ciò è dimostrato da esperimenti su topi *knockout* ER che mostrano uno sviluppo duttale gravemente compromesso, mentre i topi *knockout* PR possiedono uno sviluppo duttale significativo, ma mancano di differenziazione alveolare. Il progesterone **(da solo)** ha effetti minimi sullo sviluppo del seno senza la concomitanza d'ormoni ipofisari anteriori, con il quale interagisce strettamente. Ad esempio, il trattamento prolungato di cani con progestinici, come il medrossiprogesterone acetato di deposito o con proligestone, ha causato un aumento dei livelli di GH ed IGF-1, suggerendo che il progesterone può agire anche sulla secrezione di GH [1]. Inoltre, studi clinici hanno correlato la proliferazione cellulare massima a **fasi specifiche** del ciclo mestruale femminile. Ad esempio, la proliferazione massima non si verifica durante la fase follicolare quando gli estrogeni raggiungono i livelli massimi e il progesterone è basso (meno di 1 ng / mL [3,1 nmol]), ma piuttosto, si verifica durante la fase luteale quando il progesterone raggiunge livelli di 10-20 ng / mL (31- 62 nmol) e i livelli di estrogeni sono da due a tre volte inferiori rispetto alla fase follicolare [2]. Detto ciò, sappiate che l'espressione di ER (recettore degli estrogeni), **PR (recettore del progesterone)** e AR (recettore degli androgeni) è stata osservata nel 100% dei casi di ginecomastia.

- Gynecomastia: Etiology, Diagnosis, and Treatment. Ronald S Swerdloff, MD, MACP and Chiu Ming Ng, FHKAM. 2019

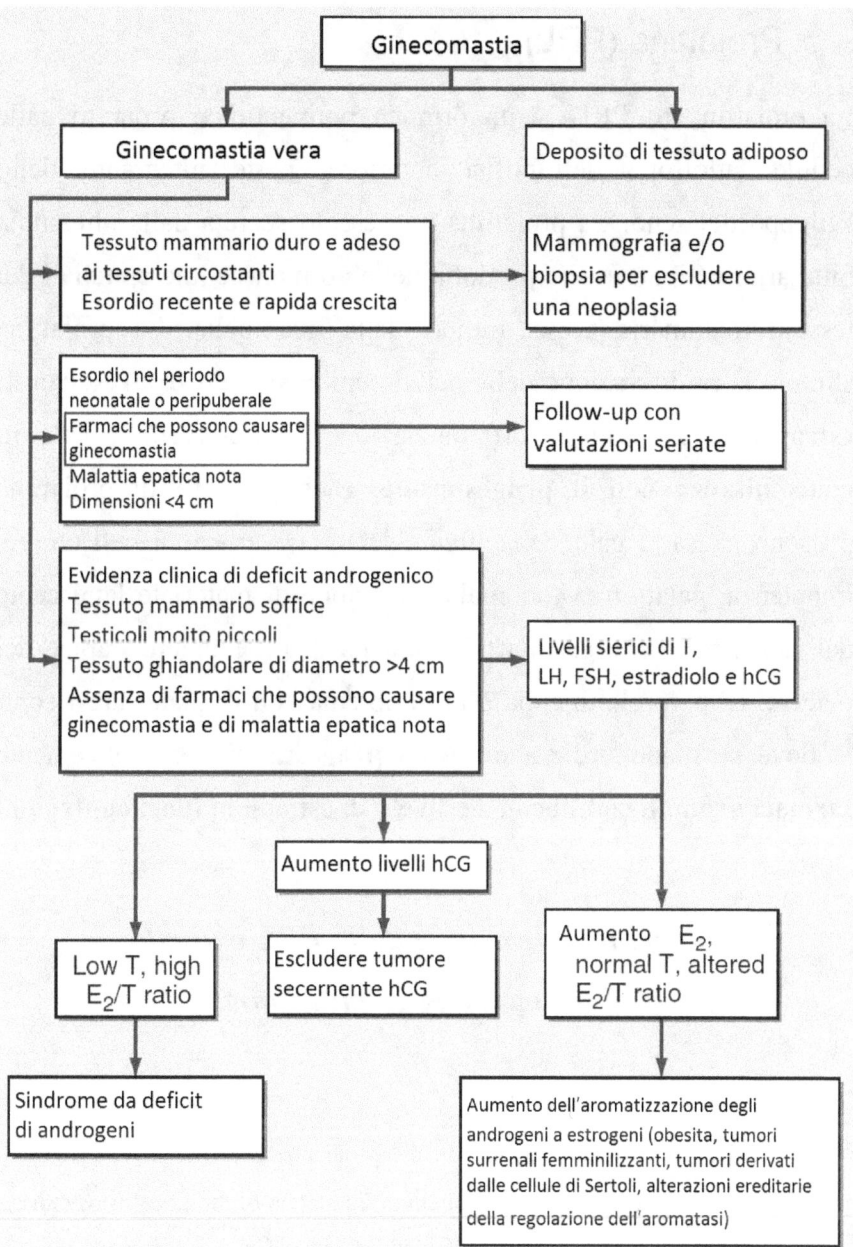

Valutazione della ginecomastia in campo medico. **T**, testosterone; **LH**, ormone luteinizzante; **FSH**, ormone follicolo-stimolante; **hCG**, gonadotropina corionica umana; **E2**, estradiolo. Effettuare analisi ormonali complete durante un ciclo di AAS aromatizzabili e/o fortemente estrogenici/progestinici **è sempre consigliato**.

Prolattina (PRL)

La prolattina (o PRL) è un ormone polipeptidico prodotto dalle cellule lattotrope dell'ipofisi anteriore, parte integrante dello sviluppo del seno. La prolattina non è solo secreta dalla ghiandola pituitaria, ma può essere prodotta nelle normali cellule epiteliali del tessuto mammario e nei tumori della mammella. La prolattina stimola la proliferazione delle cellule epiteliali **solo in presenza di estrogeni** e migliora la differenziazione lobulo-alveolare **solo in concomitanza con il progesterone**. Elevati livelli di prolattina possono causare: calo della libido, letargia, variazioni dell'umore, impotenza, galattorrea (anomala secrezione di materiale lattescente dal capezzolo), anorgasmia (l'incapacità di raggiungere l'apice del piacere. L'iperprolattinemia è un problema con il quale fare i conti laddove si stiano utilizzando **AAS progestinici** o semplicemente **farmaci aromatizzabili** con dei livelli di estradiolo **fuori controllo**.

La principale azione della PRL è quella
di promuovere la lattazione.

---

[1] Van Garderen et al. New Insights in the Molecular Mechanism of Progestin-induced Proliferation of Mammary Epitelium: Induction of the Local Biosynthesis of Growth Hormone in the Mammary Ghland of Dogs, Cats, and Humans. Journal of Steroid Biochemistry and Molecular Biology. 1996; 57 (1-2): 67–71.

[2] Ozen et al. Is prophylactic breast radiotherapy necessary in all patients with prostate cancer and gynecomastia and/or breast pain? Urol. 2010 Aug;184:519–24.

I due farmaci agonisti della dopamina più frequentemente utilizzati sono la Cabergolina (dose iniziale 0,5 mg la settimana e poi 0,5-1 mg 2 volte/settimana) e la Bromocriptina (dose iniziale 0,625 - 1,25 mg ogni sera e poi 2,5 mg per OS 3 volte/die). Questi farmaci devono inizialmente essere assunti alla sera a stomaco pieno, aumentando gradualmente il dosaggio per ridurre gli effetti collaterali quali nausea e ipotensione posturale. La terapia può essere seguita o fatta in concomitanza con la Mirtazapina per 2 – 4 settimane, normalmente riporta i livelli di prolattina alla normalità. Per conoscere i livelli di prolattina bastano delle comuni analisi del sangue. Questo valore dovrebbe rientrare tra i parametri da controllare laddove vi sia l'intenzione di far uso di **AAS progestinici** come il nandrolone ed il trenbolone. I valori ematici sono i seguenti:

- **Donne: 2 – 29 ng/mL**
- **Donne in gravidanza: 10 – 209 ng/mL (terzo trimestre)**
- **Uomini: 2 – 18 ng/mL**

(Attenzione! I valori possono differire da un laboratorio all'altro, fare quindi riferimento a quelli presenti sul referto in caso di esami del sangue ed urina.)

- **Adulti (uomini compresi): < 20 ng/mL**
- **Donne in gravidanza: < 80 ng/mL (primo trimestre)**
- **Donne in gravidanza: < 160 ng/mL (secondo trimestre)**
- **Donne in gravidanza: < 400 ng/mL (terzo trimestre)**

*References: Bakerman (1984) ABCs of Lab Data, p. 342

Fisiologiche

- *Gravidanza, allattamento, stress*

Patologiche

- *Malattie ipofisarie*
  - Microprolattinomi
  - Macroprolattinomi
  - Adenomi GH + PRL-secernenti
  - Empty sella syndrome
- *Malattie ipotalamiche*
  - Craniofaringiomi
  - Lesioni granulomatose
  - Sezione del peduncolo ipofisario e qualsiasi altra causa di deconnessione "anatomica" o "funzionale" ipotalamo-ipofisaria
- *Malattie sistemiche*
  - Ipotiroidismo
  - Insufficienza renale grave
  - Insufficienza epatica grave
- *Lesioni della parete toracica*
- *Policistosi ovarica*
- *Iperprolattinemie idiopatiche o funzionali (microprolattinomi?)*

Farmacologiche

- *Dopamino-antagonisti*
  - Bloccanti i recettori (metoclopramide, domperidone)
  - Depletori centrali (fenotiazine ed altri psicofarmaci)
- *Antagonisti dei recettori H_2 (cimetidina)*
- *Estrogeni*
- *Oppiacei*

Principali cause di iperprolattinemia. (Rif. Rugarli)

Qualsiasi trattamento nei confronti dell'iperprolattinemia deve tassativamente passare prima da degli **esami ormonali completi**. Nell'uomo i segni più evidenti dell'iperprolattinemia sono legati all'ipofunzione gonadica: infertilità, **impotenza, perdita della libido**. La galattorrea è rara (anomala secrezione di materiale lattescente dal capezzolo). L'iperprolattinemia di per sé non causa ginecomastia se non eccezionalmente; questa può comparire solo in pazienti che abbiano assunto steroidi anabolizzanti aromatizzabili, progestinici o antiandrogeni. Tutto ciò per far capire che tale problematica è frutto di uno **squilibrio ormonale generale**, più che di un singolo ormone. Ad ogni modo, anche in medicina, laddove sia oramai certa una diagnosi d'iperprolattinemia, la terapia s'avvale dei farmaci succitati. L'impiego di farmaci ad azione dopaminergica, tra questi appunto, la Bromoergocriptina e la Cabergolina, sono **i composti più largamente sperimentati**. La somministrazione di farmaci dopaminergici, oltre a normalizzare i livelli di prolattina e a ripristinare una normale funzionalità gonadica, provoca anche una riduzione dell'adenoma, producendo nella maggior parte dei pazienti una guarigione definitiva. La terapia farmacologia per trattare l'iperprolattinemia però prevede il più delle volte la **sospensione** (almeno temporanea) del ciclo d'AAS aromatizzabili o progestinici. Poiché la prolattina è un ormone che **viene influenzato dallo stress**, il prelievo si effettua solitamente in posizione distesa dopo un'attesa di 30 minuti dal posizionamento dell'ago al fine di **limitare al minimo l'ansia della paziente**. Si tratta di un valore spesso falsato.

La prolattina è l'unico ormone nel quale, in condizioni normali, predomina l'inibizione (dovuta alla dopamina prodotta a livello ipotalamico) sulla stimolazione (prodotta da TRH – acronimo dall'inglese *"Thyrotropin Releasing Hormone"*). È sostanzialmente un ormone normalmente "spento". Per tale motivo in caso d'interruzione ipotalamo-ipofisaria, come nel caso di sezione del peduncolo ipofisario successiva a trauma cranico moderato-grave, diminuisce la secrezione di tutti gli ormoni ipofisari, ad eccezione della prolattina che aumenta dal momento che cessa la sua inibizione ipotalamica. La secrezione di prolattina è **stimolata** dalla serotonina (5HT), dalla suzione del capezzolo (riflesso di Ferguson-Harris), rapporti sessuali, sonno, stress, gravidanza e allattamento. Inoltre, aumentano la prolattina tutti gli **antagonisti della dopamina** (butirrofenone, domperidone, sulpiride, metoclopramide), aloperidolo, risperidone, oppiacei, metildopa, reserpina, estrogeni, traumi della parete toracica. La secrezione di prolattina, invece, è inibita da: **agonisti** dopaminergici D2 (che vedremo anche in seguito nella sezione dedicata, come levodopa, bromocriptina, apomorfina).

Ipertrofia o Iperplasia prostatica benigna e Cancro alla prostata

Gli steroidi anabolizzanti/androgeni possono influire **sulle dimensioni della prostata**. La prostata, o ghiandola prostatica, è una ghiandola che fa parte dell'apparato genitale maschile dei mammiferi. La sua funzione principale è quella di produrre ed emettere il liquido prostatico, uno dei costituenti dello sperma, che contiene gli elementi necessari a nutrire e veicolare gli spermatozoi (cit. it.wikipedia.org). Gli androgeni sono parte integrante dello sviluppo della prostata nei primi anni di vita e sono essenziali per mantenere la struttura e la funzionalità di quest'ultima durante tutta l'età adulta. Aumenti anomali del livello d'androgeni all'interno dell'organismo provocano spesso una stimolazione della crescita di questa ghiandola prostatica (ipertrofia prostatica). L'iperplasia o **ipertrofia prostatica benigna** (IPB), semplicemente denominata anche ipertrofia prostatica (in passato era impropriamente chiamata adenoma prostatico), è un aumento volumetrico benigno (non di carattere tumorale) della prostata. Tale aumento di volume è ben documentato nei pazienti che ricevono iniezioni di testosterone sostitutivo per il trattamento dell'ipogonadismo maschile. [1][2][3][4][5][6][7]

Gli uomini con una storia di carcinoma prostatico possono valutare la terapia con testosterone solo dopo minimo 2 anni dalla prostatectomia radicale con livelli constanti di PSA non rilevabili (<0,1 ng/mL)

[1] Volume change of the prostate and seminal vesicles in male hypogonadism after androgen replacement therapy. Sasagawa I, Nakada T, Kazama T, Satomi S, Terada T, Katayama T. Int Urol Nephrol. 1990;22(3):279-84.

[2] Kenny AM, Prestwood KM, Gruman CA, Marcello KM, Raisz LG. Effects of transdermal testosterone on bone and muscle in older men with low bioavailable testosterone levels. J Gerontol A Biol Sci Med Sci 2001; 56:M266-M272.

[3] Sih R, Morley JE, Kaiser FE, Perry HM III, Patrick P, Ross C. Testosterone replacement in older hypogonadal men: a 12-month randomized controlled trial. J Clin Endocrinol Metab 1997; 82:1661-7.

[4] Dobs AS, Meikle AW, Arver S, Sanders SW, Caramelli KE, Mazer NA. Pharmacokinetics, efficacy, and safety of a permeationenhanced testosterone transdermal system in comparison with bi-weekly injections of testosterone enanthate for the treatment of hypogonadal men. J Clin Endocrinol Metab 1999; 84:3469-78.

[5] Comhaire FH. Andropause: hormone replacement therapy in the aging male. Eur Urol 2000; 38:655-62.

[6] Krieg M, Nass R, Tunn S. Effect of aging on endogenous level of 5a-dihydrotestosterone, testosterone, estradiol, and estrone in epithelium and stroma of normal and hyperplastic human prostate. J Clin Endocrinol Metab 1993; 77:375-81.

[7] Slater S, Oliver RTD. Testosterone: its role in development of prostate cancer and potential risk from use as hormone replacement therapy. Drugs Aging 2000; 17:431-9.

L'iperplasia prostatica benigna (IPB) e l'adenocarcinoma prostatico sono due processi non infettivi che con maggior frequenza interessano la prostata dell'uomo. L'IPB è considerata la causa più frequente di ostruzione delle vie urinarie inferiori nell'uomo. Tale iperplasia consiste nella crescita del volume delle cellule ghiandolari e stromali della zona transizionale prostatica, con proliferazione variabile delle fibre muscolari lisce, che può provocare ostruzione al flusso urinario. Ne soffre, in maggiore o minor misura, circa il 50% degli uomini nella sesta decade di vita. L'eziologia è ancora poco chiara. Sembra che esista uno squilibrio tra la proliferazione cellulare e l'apoptosi a livello ghiandolare. I due fattori fondamentali per la sua comparsa sono: l'età e la **presenza di androgeni** (diidrotestosterone DHT). Nello sviluppo dell'IPB sembra esistere uno squilibrio tra estrogeni e androgeni. La crescita dell'IPB è un processo lento e progressivo. La sua evoluzione può essere suddivisa in diverse fasi. In un primo momento si verifica un'ostruzione a livello dell'uretra prostatica e, secondariamente, un'ipertrofia compensatrice del detrusore che determina sintomatologia irritativa (pollachiuria, necessità di urinare più volte durante il giorno; nicturia, urgenza minzionale; tenesmo, condizione medica caratterizzata da una contrazione spasmodica e spesso associata a dolore dello sfintere anale). Successivamente, il detrusore inizia a cedere e si hanno manifestazione cliniche ostruttive (difficoltà a iniziare la minzione, getto debole e interrotto, gocciolamento terminale, sensazione di svuotamento incompleto ed incontinenza).

Un'ipertrofia prostatica "estrema" non è comune in condizioni terapeutiche, il volume della prostata tende a raggiungere una dimensione che è considerata nella "norma" per un dato livello d'androgeni. [8] Ad esempio, il volume della prostata, determinato dall'ecografia, aumenta in maniera significativa durante la terapia sostitutiva con testosterone, principalmente durante i primi sei mesi, ad un livello equivalente a quello degli uomini non affetti da ipogonadismo. È stato anche dimostrato che i livelli di **PSA** (antigene prostatico specifico) aumentano sotto l'influenza del testosterone esogeno in alcuni pazienti,[9] che è un marker diagnostico della salute della prostata spesso correlato al volume della stessa [10]. Bisogna dire però che, abbassando il livello d'androgeni, si riduce la stimolazione della prostata, che quindi tende a ridurre il suo volume.

[8] A four-year efficacy and safety study of the long-acting parenteral testosterone undecanoate. Minnemann T, Schubert M, Hübler D, Gouni-Berthold I, Freude S, Schumann C, Oettel M, Ernst M, Mellinger U, Sommer F, Krone W, Jockenhövel F. Aging Male. 2007 Sep;10(3):155-8.

[9] Effect of Testosterone Replacement Therapy on Prostate Tissue in Men With Late-Onset Hypogonadism A Randomized Controlled Trial Leonard S. Marks, MD; Norman A. Mazer, MD, et al. JAMA. 2006; 296:2351-2361.

[10] Prognostic value of serum markers for prostate cancer. Stenman UH, Abrahamsson PA, Aus G, Lilja H, Bangma C, Hamdy FC, Boccon-Gibod L, Ekman P. Scand J Urol Nephrol Suppl. 2005 May;(216):64-81.

Il PSA offre indicazioni sulla coesistenza di un carcinoma prostatico associato e, inoltre, i suoi livelli hanno una correlazione diretta con il volume prostatico (PSA density). È utile la misurazione della gravità dei sintomi mediante l'uso del questionario **Punteggio Internazionale dei Sintomi della Prostata** (IPSS) dove:

- IPSS 3–7 Sintomi lievi è indica una costrizione.
- IPSS 8–19 Sintomi moderati, indicano un'uretra ristretta.
- IPSS 20–35 Sintomi gravi, che possono indicare una parete della vescica spessa e un'uretra quasi completamente ostruita.

La diagnosi di conferma è poi di tipo anatomopatologica, pertanto ci si avvarrà di esami clinico-radiologici per stabilire la diagnosi, fra cui: un'**esplorazione rettale digitale** (DRE), che fornirà informazioni sulle dimensioni approssimative della prostata e servirà a valutare la possibilità di una neoplasia associata; uno **uroflussometria minzionale** per stabilire l'ostruzione delle vie urinarie inferiori ed una **ECO urologica addominale** (sovrapubica).

PSA, esplorazione rettale digitale, ECO addome (prostata, fegato, intestino, …), ECO scrotale sono analisi che un utilizzatore costante di steroidi anabolizzanti dovrebbe fare con cadenza annuale.

- Manuale di Urologia Ottava edizione - Concorso Nazionale SSM 2022

Come ho detto l'abuso di steroidi anabolizzanti/androgeni può provocare **aumenti significativi del volume prostatico**. Questi aumenti avvengono in tempi più brevi rispetto al fisiologico decorso della storia di uomo adulto. L'ipertrofia prostatica benigna (IPB), che menzionavo prima, è da considerarsi già un fatto abbastanza **grave** in un uomo giovane, poiché tendenzialmente è più comune negli uomini anziani, dove comporta un ridotto flusso d'urina, difficoltà o fastidio ad urinare e cambiamenti nella frequenza della minzione. Le segnalazioni aneddotiche di IPB tra i bodybuilder che usano steroidi non sono comuni, ma si verificano con una frequenza sufficiente da giustificare una certa preoccupazione. Tali conseguenze sono riconducibili più frequentemente a **farmaci marcatamente androgeni** come il **testosterone** ed il **trenbolone**, o in caso si faccia uso di dosaggi eccessivi di AAS in generale. Inoltre, è tristemente nota l'esistenza di alcune associazioni tra IPB e **cancro alla prostata**, sebbene l'esatta natura e forza di questa associazione rimanga incerta [11]. I valori di PSA sono spesso (sebbene non sempre) elevati in entrambi i disturbi (IPB e cancro) e servono come indicatore di potenziali problematiche. È importante a mio avviso che gli utilizzatori assidui di AAS monitorino regolarmente la salute della prostata mediante esplorazione rettale digitale della prostata ed analisi del sangue che comprendano il valore dei livelli di PSA. **In condizioni di normalità, si riscontrano livelli ematici di PSA inferiori ai 4 nanogrammi per mL di sangue** (0.0 – 4.0 ng/ml).

---

[11] Fingerprinting the diseased prostate: associations between BPH and prostate cancer. Shah US, Getzenberg RH. J Cell Biochem. 2004 Jan 1;91(1):161- 9.

Anche se è giusto far presente che alcuni autori considerano più corretta una valutazione del PSA che tenga conto anche dell'età.

Età (anni)	PSA limite (ng/mL)
Meno di 40	Minore od uguale a 2
40 – 49	Minore od uguale a 2.5
50 – 59	Minore od uguale a 3.5
60 – 69	Minore od uguale a 4.5
70 – 79	Minore od uguale a 6.5
80 o più	Minore od uguale a 7.2

Fonte tabella: Mayo Laboratory

In genere, l'uso di AAS **viene interrotto immediatamente** se si manifestano segni di IPB o valori elevati di PSA. Oltre agli androgeni, anche gli estrogeni sono noti per il loro coinvolgimento nella crescita e nel funzionamento della prostata.[12] Mentre gli androgeni stimolano tendenzialmente la crescita della prostata, gli **estrogeni** invece esercitano effettivi sia positivi che negativi. [13] **Positivi**: stimolazione del **recettore degli estrogeni beta** (Reβ) attivato dal legame con il suddetto ormone; comporta un effetto protettivo nei confronti della prostata contro le infiammazioni, l'iperplasia cellulare e la carcinogenesi. **Negativi**: stimolazione del **recettore degli estrogeni alpha** (Reα) attivato dal legame con il suddetto ormone; comporta proliferazione cellulare, infiammazione e cancerogenesi anormali. Tanto per farvi capire: stesso ormone, due sottotipi differenti di recettore, due effetti diametralmente opposti.

Non è chiaro come l'aromatizzazione del testosterone e affini (che comporterà la stimolazione d'entrambi i sottotipi di recettori) influenzerà l'ipertrofia della prostata. Durante la somministrazione di steroidi, sia fortemente che moderatamente estrogenici, si è sempre riscontrata una crescita della prostata e valori elevati di PSA.[14] Inoltre, la somministrazione di Anastrozolo (*Arimidex®*), un farmaco antitumorale che inibisce la sintesi di nuovi estrogeni, durante l'assunzione di testosterone non sembra bloccare la stimolazione della prostata.[15] La strategia di maggior successo per ridurre al minimo l'ipertrofia prostatica sembra essere focalizzata sulla riduzione dell'**azione androgena**, non tanto quella estrogenica. All'esplorazione rettale la prostata iperplastica si presenta liscia, compatta e di consistenza gommosa; può non essere palpabile il solco mediano. I livelli di antigene prostatico al di sopra dei 10 ng/ml possono indicare la presenza di un **tumore**. La terapia medica si avvale farmaci come la **Finasteride** (5 mg/die) oppure la **Terazosina**, un alfa-bloccante selettivo (1 – 20 mg/die alla sera).

[12] Estrogen-regulated development and differentiation of the prostate. McPherson SJ, Ellem SJ, Risbridger GP. Differentiation. 2008 Jul;76(6):660-70. Epub 2008 Jun 28.

[13] Estrogen action on the prostate gland: a critical mix of endocrine and paracrine signaling. G Risbridger, S Ellem et al. J Mol Endocrinol (2007) 39, 183- 88.

[14] Effects of androgen therapy on prostatic markers in hemodialyzed patients. Teruel JL, Aguilera A, Avila C, Ortuño J. Scand J Urol Nephrol. 1996 Apr;30(2):129-31.

[15] The role of aromatization in testosterone supplementation. Effects on cognition in older men. M.M. Cherrier, A.M. Matsumoto et al. Neurology 2005;64:290-96.

Saw Palmetto (Serenoa Repens – PERMIXON)

La **Saw Palmetto** (o Palmetta della Florida, Cavolo Palmizio Nano) è una palma nana appartenente alla famiglia delle Arecaceae. Viene generalmente utilizzata (da secoli) per vari problemi all'apparato uro-genitale sia maschile e sia femminile. Di conseguenza è utilizzata anche per la cura dei problemi legati all'ingrossamento della prostata (iperplasia prostatica benigna). La sua azione deriva dalla capacità (soggettiva e per alcuni dubbia) di **diminuire le concentrazioni di DHT**. Uno studio datato 2001 l'ha messa a confronto con il Finasteride (*PROSCAR®*) ed ha effettivamente notato una certa azione sull'inibizione dell'**enzima 5-alfa riduttasi**. Questa azione del Saw Palmetto potrebbe essere coadiuvata dall'unione con l'Astaxantina (un carotenoide di colore rosso, antiossidante, con effetti antinfiammatori) come risulta da uno studio su 20 soggetti ove si è riscontrata una diminuzione dei picchi di DHT e anche di estradiolo a seguito della somministrazione d'ambedue i prodotti. Questa cosa potrebbe rivelarsi interessanti per gli atleti senior, visto che il DHT favorisce la caduta dei capelli (alopecia androgenetica) ed i problemi alla prostata. In USA è famoso tra gli atleti che vogliono stare attenti all'aspetto estetico/salutistico e magari fanno uso di anabolizzanti che tendenzialmente si convertono in DHT. Ovviamente **non** possiamo paragonare questo prodotto, o le combinazioni con esso, con farmaci come il Proscar, ma le sue proprietà sono comunque interessanti.

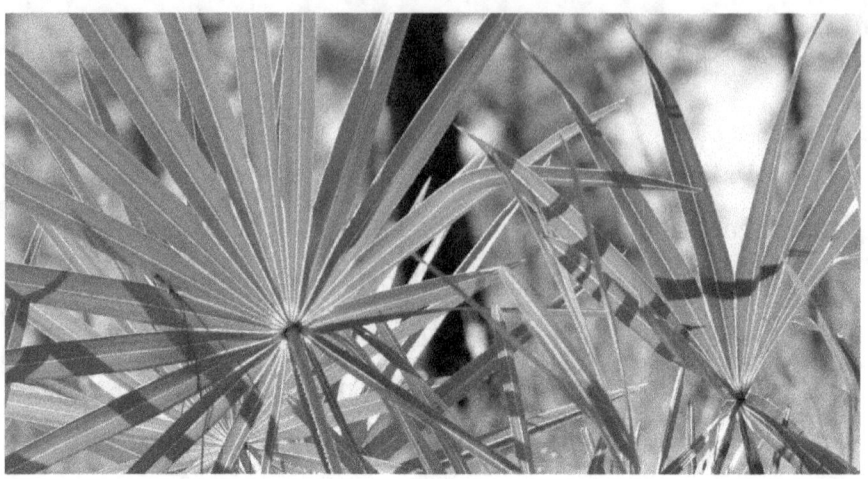

Alcuni effetti collaterali (derivanti per l'appunto dalla riduzione di DHT) sono il rallentamento della crescita muscolare, nausea, diarrea, cefalea, disfunzione erettile, e perdita di desiderio sessuale, ma stiamo sempre parlando di dosaggi elevati e duraturi. Non è un prodotto adatto alle signore, soprattutto in età fertile, visto che il DHT è fondamentale per la gravidanza. Altri prodotti naturali utili per la salute della prostata possono essere: i semi di zucca, la quercetina, lo zinco, gli acidi grassi essenziali Omega-3 ed i probiotici. Inoltre, vi consiglio sempre di bere molta acqua ed evitare alcol, caffeina e cibi piccanti in generale (effetto pro-infiammatorio).

- Eur Urol. 1994; 26 (3): 247-52. doi: 10.1159 / 000475388.
- Rev Urol. 2001 Summer; 3(3): 134–138. PMCID: PMC1476047
- Urology 2001 May;57(5):999-1005 doi:10.1016/s0090-4295(00)01052-9.

Finasteride –   Proscar® e Alopecia

La finasteride è farmaco orale inibitore della 5alfa-reduttasi, che è l'enzima responsabile della conversione del testosterone in DHT (diidrotestosterone). Questo farmaco può ridurre efficacemente la concentrazione sierica di DHT, limitando così al minimo gli effetti androgeni indesiderati che derivanti dalla sua presenza. L'effetto di questo farmaco è abbastanza rapido; sopprime le concentrazioni sieriche di DHT fino al 65% entro 24 ore dall'assunzione di una singola compressa da 1 mg. In medicina, questo farmaco viene utilizzato per trattare l'iperplasia prostatica benigna (ingrossamento della **prostata**) e l'**alopecia androgenetica** (perdita di capelli di tipo maschile). Alti livelli di DHT possono causare la miniaturizzazione e l'atrofia del follicolo pilifero. La finasteride, riducendo le concentrazioni di DHT nel cuoio capelluto, inibisce un fattore chiave nell'alopecia androgenetica. Gli **atleti di sesso maschile** (perlopiù i bodybuilder) ricorrono alla finasteride per via della sua capacità di ridurre gli effetti collaterali androgeni associati all'(ab)uso del testosterone e di alcuni suoi derivati. Per essere precisi, la finasteride è un farmaco inibitore dell'enzima **5-alfa reduttasi di tipo II**. In realtà ci sono due isoenzimi della reduttasi nel corpo umano, etichettati come **tipo I** e **tipo II**. L'isoforma proteica di tipo I si può trovare particolarmente a livello della cute, delle ghiandole sebacee, del sistema nervoso centrale e del fegato. Mentre, l'isoforma di tipo II è maggiormente concentrata nella ghiandola prostatica e nei follicoli piliferi. L'enzima di tipo II è responsabile di circa 2/3 del DHT circolante, mentre l'enzima di tipo I produce il restante 1/3.

Essendo solo un inibitore della riduttasi di tipo II, la finasteride ha un effetto più marcato per quanto riguarda la prevenzione della caduta dei capelli, ma è **meno efficace nel mitigare la pelle grassa e l'acne da androgeni**. Dal momento che proprio la caduta dei capelli la preoccupazione principale degli utilizzatori di steroidi, la finasteride rimane l'antiandrogeno/anti-DHT più comunemente in uso nonostante la sua selettività. La finasteride viene considerata un farmaco altamente specifico e selettivo, poiché non ha grande affinità per i recettori degli androgeni o degli estrogeni e quindi non mostra spiccate e **sistemiche** proprietà androgene, antiandrogene, estrogeniche o antiestrogeniche. Non ha un impatto considerevole sui livelli circolanti di cortisolo, ormoni tiroidei, né sembra alterare i livelli di colesterolo HDL/LDL. Anche i cambiamenti nell'ormone luteinizzante (LH) o nell'ormone follicolo-stimolante (FSH) non sono lampanti e non è stato dimostrato che abbia un effetto significativo sull'asse HPTA. La finasteride aumenta i livelli circolanti di testosterone di circa il 15%, tuttavia, porta con sé tutti gli effetti collaterali dati da una riduzione del DHT, soprattutto quando usata a dosaggi elevati e per parecchio tempo. Tali effetti avversi includono: diminuzione della libido (6,4%), diminuzione del volume dell'eiaculato localizzato (3,7%) e disfunzione erettile (8,1%). Il farmaco **non deve essere mai** usato durante la gravidanza, poiché può causare ipospadia nel feto maschio. Come il *Minoxidil*, l'uso deve essere continuativo per mantenere i benefici terapeutici.

Il trattamento a lungo termine con inibitori della 5α-reduttasi può ridurre il rischio di ritenzione urinaria e la necessità di un intervento chirurgico alla prostata.

La finasteride la troviamo con il nome commerciale Proscar®, in compresse rivestite da 5 mg, oppure PROPECIA® che sono compresse da 1 mg/cadauna. Alcuni studi[1] (**alquanto dibattuti**) dimostrerebbero come la somministrazione di 1 mg/giorno di Finasteride durante un ciclo di steroidi abbia permesso alla pulsatilità dell'ormone luteinizzante (LH) di restare quasi inalterata.

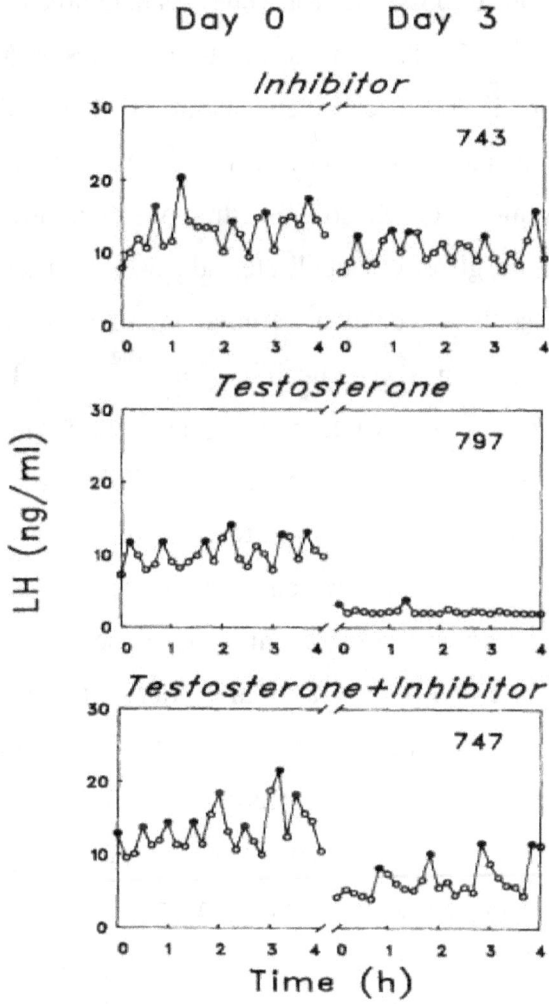

FIG. 2. LH secretory profiles for representative animals before (Day 0) and after 3 days (Day 3) of treatment with either 0.6 mg/kg/day of RI (top panel), 768 µg/kg/day of T (middle panel), or T+RI (bottom panel). Peaks LH pulses, as identified by PULSAR, are indicated by the solid circles.

Gl'inibitori della reduttasi **non sono in grado di limitare completamente** gli effetti collaterali androgeni, come la caduta dei capelli indotta dagli steroidi, la pelle grassa e l'acne. Tali farmaci limitano tali effetti collaterali riducendo, ma non eliminando, l'attività degli androgeni nella pelle e nel cuoio capelluto. La totale dissociazione tra proprietà anaboliche ed androgene date dal testosterone non è possibile (oltreché svantaggiosa), anche con un'inibizione della 5-alfa reduttasi **totale**. Per arrestare/rallentare la caduta dei capelli il Proscar viene somministrato a dosaggi che possono arrivare ad 1/5 di quelli utilizzati per il trattamento delle patologie prostatiche. La sua somministrazione negli atleti supportati sembra diminuire gli effetti degli steroidi, si nota infatti un minor tono della muscolatura ed una definizione inferiore. Gli inibitori della reduttasi sono applicabili solo con Testosterone, Metiltestosterone e Fluoxymesterone. Questi tre farmaci vengono convertiti subiscono la conversione in "diidro" da parte dall'enzima reduttasi. In alcuni casi la finasteride può essere addirittura controproducente, come accade con il nandrolone ed alcuni dei suoi derivati. La finasteride in presenza di Nandrolone e altri derivati del 19-nortestosterone può generare metaboliti ridotti molto più aggressivi del DHT (affinità ai recettori dei bulbi piliferi altissima), sul cuoio capelluto. Il Metandrostenolone e il Boldenone vengono convertiti in metaboliti 5-alfa ridotti più forti, ma a livelli così bassi che gli inibitori della reduttasi non hanno grande effetto sulla loro androgenicità. La maggior parte degli steroidi anabolizzanti sintetici non viene influenzata dall'enzima reduttasi e dagli inibitori d'essa.

Quando viene utilizzato in medicina per il trattamento della perdita dei capelli negli uomini (alopecia androgenetica), il dosaggio di Proscar è di 1 mg/giorno. Quando viene utilizzato per il trattamento dell'**iperplasia prostatica benigna** (IPB), di solito vengono somministrati 5 mg/giorno (quell'1/5 di cui vi parlavo poc'anzi).

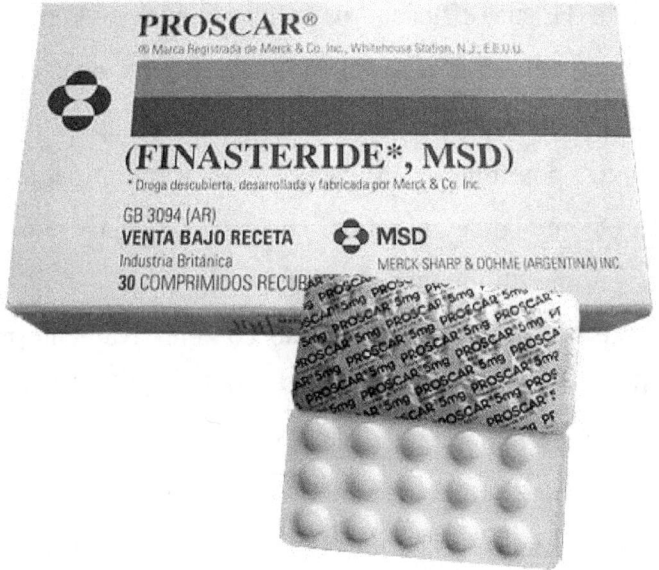

- Steroidal antiandrogens and 5alpha-reductase inhibitors. Curr Med Chem. 2005;12(8):927-43.

- New 5alpha-reductase inhibitors: in vitro and in vivo effects. Steroids. 2005 Mar;70(3):217-24.

- [Effect of selective 5alpha-reductase inhibitor or/and testosterone undecanoate on the reproductive function of male rats] Zhonghua Nan Ke Xue. 2005 Jan;11(1):38-41. Chinese.

- New aromatic esters of progesterone as antiandrogens. J Enzyme Inhib Med Chem. 2004 Apr;19(2):99-105.

[1] Biology of Reproduction 50, 1244-50 (1994)

Ciò che dovrebbe essere tenuto a mente è che l'efficacia della finasteride nel trattamento dell'alopecia androgenetica è stata studiata negli uomini con livelli **fisiologici** di testosterone. Durante un ciclo di AAS con dosaggi **sovrafisiologici** ovviamente ci sarà lo stesso un'azione androgena sui follicoli piliferi, superiore rispetto al normale, nonostante l'uso di questo farmaco. Non è quindi del tutto quantificabile la sua efficacia in tali condizioni. A mio avviso, questo farmaco dovrebbe essere preso in considerazione solo quando viene utilizzato il testosterone, senza AAS aggiuntivi. La presenza di altri prodotti potrebbe vanificare o addirittura peggiorare la situazione. Come dicevo prima, questo farmaco può causare un'ampia gamma di disturbi che coinvolgono la sfera emotiva, psicologica e sessuale, e che vengono complessivamente racchiusi nella definizione di **sindrome post-finasteride (PFS)** [2], una patologia rara che non è ancora riconosciuta. I sintomi riconducibili a questa sindrome, tra cui quelli sessuali (disfunzione erettile, riduzione della libido, dolori testicolari cronici, restringimento del pene) e quelli psichiatrici (depressione, ansia, pensieri suicidi, insonnia), sono stati evidenziati da giovani pazienti che avevano fatto un **uso cronico** del farmaco per il trattamento dell'alopecia androgenetica. Al momento non è chiaro cosa possa causare tale sindrome, ma è stato ipotizzato che sia associata a ridotti livelli di steroidi neuroattivi nel liquido cerebrospinale, dopo il trattamento [3].

SINDROME POST FINASTERIDE

I NUMERI

15 949

Segnalazioni di effetti avversi legati all'assunzione della finasteride a livello mondiale.

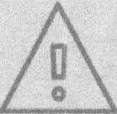

61

Suicidi confermati. Inoltre, sono stati registrati 35 casi di tentato suicidio e 304 casi di ideazione suicidaria.

37

Studi pubblicati sulla sindrome post-finasteride. Ad oggi, sono 41 i medici e i ricercatori a livello mondiale che si occupano di questa sindrome.

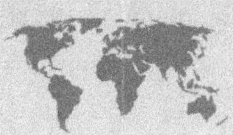

16

Nazioni nel mondo che hanno aggiornato il foglietto illustrativo dei farmaci contenenti finasteride, aggiungendo i sontomi legati alla PFS. L'Italia è tra questi.

I SINTOMI

sfera sessuale

diminuzione della libido, disfunzione erettile, impotenza, disturbi eiaculatori, restringimento e intorpidimento del pene.

sfera fisica

ginecomastia, fatica cronica, mialgia, miopatia, miastenia, rabdomiolisi, atrofia muscolare, secchezza della pelle, diminuzione della produzione di sebo, perdita localizzata di tessuto adiposo, acufene, aumento del deposito di grasso, obesità, aumento del BMI, diminuzione della temperatura corporea, autolesionismo.

sfera mentale e neurologica

problemi di memoria, diminuzione dell'attenzione, rallentamenti nell'apprendimento, depressione, ansia, ideazioni suicidarie, assenza di emotività, insonnia.

©MAR

Informazioni dal sito della Post-Finasteride Syndrome Foundation

www.pfsfoundation.org

Voglio far presente che la finasteride orale è il trattamento approvato dalla FDA per l'alopecia androgenetica; ma esiste anche la **finasteride topica**, sebbene non sia approvata dalla FDA, che sembra non abbia gli stessi effetti avversi **sistemici** di quella orale [4].

[2] R. B. Maksym, A. Kajdy, and M. Rabijewski. Post-finasteride syndrome–does it really exist? The Aging Male, pages 1–10, 2019.

[3] The journal of sexual medicine, 10(10):2598–2603, 2013.

[4] Cosmet Dermatol. 2022 May;21(5):1841-1848. doi: 10.1111/jocd.14895. Epub 2022 Mar 14. Topical finasteride for male and female pattern hair loss: Is it a safe and effective alternative? Aditya K. Gupta, Mesbah Talukder.

Calvizie – Ketoconazolo e Minoxidil

La calvizie maschile, chiamata anche alopecia androgenetica (AGA), è la forma più comune di alopecia riscontrata negli uomini. I due farmaci approvati dalla FDA usati per trattare l'AGA includono il *Minoxidil* topico (*Rogaine; Johnson & Johnson*) e la **finasteride** (*Propecia; Merck*). Il Minoxidil è un vasodilatatore che viene applicato direttamente sul cuoio capelluto per stimolare la crescita dei follicoli piliferi. Il Minoxidil topico rallenta la caduta dei capelli nella stragrande maggioranza degli uomini, a volte facilitandone la crescita di nuovi. Purtroppo, di stratta di un **trattamento in cronico** poiché l'interruzione delle applicazioni riporta l'utilizzatore allo stato pretrattamento. Propecia (finasteride) è una pillola su prescrizione che inibisce la produzione di diidrotestosterone (DHT). principalmente bloccando 5-alfa reduttasi (tipo 2), l'enzima che converte il testosterone in DHT. Come accade per il Minoxidil, è probabile che rallenti la caduta dei capelli, ma può anche stimolarne la crescita. La finasteride è più efficace del Minoxidil, anche se **il trattamento con uno non esclude l'altro**. Proprio come accade per il Minoxidil, quando il trattamento con Propecia viene interrotto l'utilizzatore ritorna nella situazione pretrattamento. Ci sono altri farmaci disponibili sul mercato che s'annoverano la facoltà di combattere l'alopecia. Il **ketoconazolo**, ad esempio, shampoo (Nizoral), è noto anch'egli per inibizione della 5-alfa reduttasi. È interessante notare che questo shampoo può anche essere usato localmente per combattere l'acne sul viso (o anche sulla schiena).

- ISRN Dermatol.: 241953. 2011 Apr 11. doi: 10.5402/2011/241953

Dutasteride – AVODART®

La dutasteride è un farmaco ad azione inibente 5-alfa-reduttasi nelle due isoforme I e II. È stata approvata come farmaco contro l'iperplasia prostatica benigna. Ci tengo a precisare che il cibo non influenza l'assorbimento né di finasteride e né dutasteride. Entrambi gli agenti sono metabolizzati dal sistema CYP450. L'emivita media di eliminazione plasmatica della finasteride è compresa tra 6 e 16 ore, mentre l'emivita terminale d'eliminazione della dutasteride è di 5 settimane una volta raggiunte le concentrazioni di plateau (che è tendenzialmente avvengono dopo 6 mesi di terapia). Come abbiamo visto, la finasteride inibisce l'isoenzima di tipo 2 dell'enzima 5-alfa reduttasi, che si trova in modo prevalentemente nel cuoio capelluto e nella prostata. La dutasteride non è selettiva sull'isotipo ed inibisce sia la riduttasi di tipo 1 che quella di tipo 2. Di conseguenza inibisce la conversione del DHT in tutti i tessuti inclusi cuoio capelluto, fegato, prostata e pelle. Per tale motivo, sommato poi alla sua lunga emivita, la dutasteride abbassa i livelli **sistemici** di DHT in maniera **molto più efficace** rispetto alla finasteride. A patto che vengano utilizzate dosi moderate di testosterone, il risultato derivante dall'assunzione di dutasteride può essere una sostanziale riduzione della pelle grassa e dell'acne. Per gli individui maschi che sono inclini alla perdita di capelli, la dutasteride può aiutare a ridurre il forte impatto che ha il testosterone sull'attaccatura dei capelli. Una riduzione così marcata dei livelli di DHT si può tradurre però in effetti collaterali più marcati come la perdita della libido, tant'è che spesso capita che gli utenti debbano ricorre al Sildenafil (Viagra).

Questo non avviene laddove l'utilizzatore sia supportato da grossi dosaggi di testosterone esogeno, che però finiscono per rendere inefficace l'azione degl'inibitori della reduttasi (che alla fine sono antiandrogeni a tutti gli effetti). Inoltre, il diidrotestosterone funge anche da potente antiestrogeno endogeno, poiché questo steroide non aromatizzabile compete con altri substrati (come il testosterone) per legarsi con l'enzima aromatasi. Quando questa competizione è assente possono verificarsi **ginecomastia** o altri **effetti collaterali estrogenici**. La ginecomastia è presente tra le avvertenze della dutasteride, sebbene l'incidenza di tale *side* sia molto bassa (1,1%). Come per la finasteride, tale farmaco **non deve essere mai** usato durante la gravidanza, poiché può causare ipospadia nel feto maschio. Non è noto se il farmaco possa essere assorbito durante i rapporti sessuali abbastanza da danneggiare un feto maschio in via di sviluppo. Ad ogni modo, durante la terapia con inibitori della reduttasi (es. finasteride/dutasteride) è consigliato l'uso del preservativo o l'astinenza. Gli inibitori della reduttasi sono applicabili solo con testosterone, Metiltestosterone e Fluoxymesterone. Questi tre farmaci vengono convertiti subiscono la conversione in "diidro" da parte dall'enzima reduttasi. In alcuni casi la finasteride può essere addirittura controproducente, come accade con il nandrolone ed alcuni dei suoi derivati. La dutasteride in presenza di nandrolone e altri derivati del 19-nortestosterone può generare metaboliti ridotti molto più aggressivi del DHT (per affinità ai recettori dei bulbi piliferi altissima), sui bulbi del cuoio capelluto.

Il Metandrostenolone e il Boldenone vengono convertiti in metaboliti 5-alfa ridotti più forti, ma a livelli così bassi che gli inibitori della reduttasi non hanno grande effetto sulla loro androgenicità. La maggior parte degli steroidi anabolizzanti sintetici non viene influenzata dall'enzima reduttasi e dagli inibitori della stessa. In medicina, l'Avodart viene prescritto perlopiù per il trattamento dell'iperplasia prostatica benigna sintomatica (IPB), in tal caso la dose raccomandata è di **una capsula** (0,5 mg) da assumere **una volta al giorno**. Le capsule vanno inghiottite con abbondante acqua e non masticate o aprite, poiché il contatto con il contenuto delle può irritare la bocca o la gola. Il trattamento con Avodart è a **lungo termine**. Alcuni soggetti notano un precoce miglioramento dei sintomi. Tuttavia, altri possono aver bisogno di prendere Avodart per 6 mesi o più prima che cominci a fare effetto. Quando viene utilizzato da culturisti e atleti per ridurre l'androgenicità di testosterone, Metiltestosterone o Fluoxymesterone, la dutasteride viene tendenzialmente assunta ad un dosaggio di 0,5 mg (1 capsula) una volta ogni 1 – 2 giorni. Il farmaco viene assunto per tutto il periodo in cui si fa uso degli steroidi sopra menzionati.

- Marked suppression of dihydrotestosterone in men with benign prostatic hyperplasia by dutasteride, a dual 5alpha-reductase inhibitor. Clark et al. – 2004 J Clin Endocrinol Metab. 2004 May;89(5):2179-84.
- https://farmaci.agenziafarmaco.gov.it/aifa/servlet/ Avodart

Apnea Notturna (OSAS)

L'**apnea ostruttiva del sonno** è una condizione medica caratterizzata da interruzioni nella respirazione durante il sonno dovute all'ostruzione - totale o parziale - delle vie aeree superiori. È nota anche come **OSAS** (*Obstructive Sleep Apnea Syndrome*), ovvero "sindrome delle apnee ostruttive nel sonno".[1] Le suddette ostruzioni si verificano quando i tessuti molli della gola si chiudono e bloccano le vie aeree. **L'apnea notturna può interferire sensibilmente con la qualità del sonno**. Nel tentativo di compensare l'arrivo di una quantità d'ossigeno insufficiente, il cervello produce, e fa produrre dai reni, l'EPO, l'eritropoietina, quella sostanza, ben nota agli sportivi, che stimola la produzione di globuli rossi, responsabili del trasporto dell'ossigeno dentro il sangue. Sotto lo stimolo dell'EPO i globuli rossi aumentano di numero ed aumenta così anche l'**ematocrito**, rendendo il sangue più denso (più viscoso) e meno fluido. Ciò peggiora la circolazione ed aggiunge un ulteriore fattore di rischio ad un quadro metabolico spesso alterato.[2] I sintomi dell'OSAS includono sonnolenza diurna, russamento (roncopatia), risvegli notturni e mal di testa mattutino. L'apnea ostruttiva del sonno sembra verificarsi più comunemente negli individui in sovrappeso ed è correlata a una combinazione di fattori ormonali, metabolici e fisici.[3] [4] Gli steroidi anabolizzanti/androgeni possono essere, anche se in una piccola percentuale d'individui, associati allo sviluppo di apnea del sonno.

La relazione esatta tra AAS e OSAS, tuttavia, rimane poco chiara. Questa reazione è nata dalle osservazioni fatte su alcuni pazienti che assumono farmaci a base di testosterone per trattare l'ipogonadismo.[5] Studi più dettagliati hanno dimostrato che **elevati dosaggi di testosterone possono disturbare il sonno e la respirazione**, nonché aumentare l'**ipossiemia** (diminuzione dell'ossigeno contenuto nel sangue) correlata al sonno, effetti che possono portare all'OSAS.[6] Sebbene l'OSAS non sia stata chiaramente documentata nei utilizzatori di steroidi, è stato dimostrato che **gl'androgeni alterano la struttura e la funzionalità dell'orofaringe**.[7] Gli individui con una storia clinica OSAS alle spalle **non** dovrebbero fare uso di AAS.

[1] https://www.humanitas.it/malattie/apnea-ostruttiva-del-sonno

[2] https://www.ladige.it/blogs/editoriali/2016/04/05/chi-russa-rischia-salute-patente

[3] Obesity and hormonal factors in sleep and sleep apnea. Wittels EH. Med Clin North Am. 1985 Nov;69(6):1265-80.

[4] Metabolic aspects of sleep apnea. Grunstein RR. Sleep. 1996 Dec;19(10 Suppl):S218-20.

[5] Testosterone replacement therapy for older men. Borst SE, Mulligan T. Clin Interv Aging. 2007;2(4):561-6.

[6] The Short-Term Effects of High-Dose Testosterone on Sleep, Breathing, and Function in Older Men Peter Y. Liu, Brendon Yee et al.The Journal of Clinical Endocrinology & Metabolism Vol. 88, No. 8 3605-3613

[7] Induction of the obstructive sleep apnea syndrome in a woman by exogenous androgen administration. Johnson MW, Anch AM, Remmers JE. Am Rev Respir Dis. 1984 Jun;129(6):1023-5.

Una curiosità. La sindrome da apnea ostruttiva del sonno (OSAS) è associata a malattie cardiovascolari (CVD). L'ampiezza di distribuzione dei globuli rossi (RDW), che abbiamo visto nel paragrafo dedicato alla eritrocitosi, viene segnalata come un "nuovo" marker di rischio per le malattie cardiovascolari (CVD). Pare infatti che RDW sia positivamente correlava con l'indice di apnea ipopnea (AHI). L'**indice di apnea-ipopnea** è il numero totale di episodi di apnea e ipopnea che si verificano durante il sonno diviso per le ore di sonno; è espresso come il numero di episodi di apnea che si verificano ogni ora. Più eventi si verificano, più grave è l'apnea ostruttiva del sonno e maggiore è la probabilità di effetti avversi. I valori dell'indice di apnea-ipopnea possono essere calcolati per le diverse fasi del sonno e le posizioni del corpo (laterale o posteriore). Sostanzialmente, RDW è più alto nelle persone con apnea notturna.

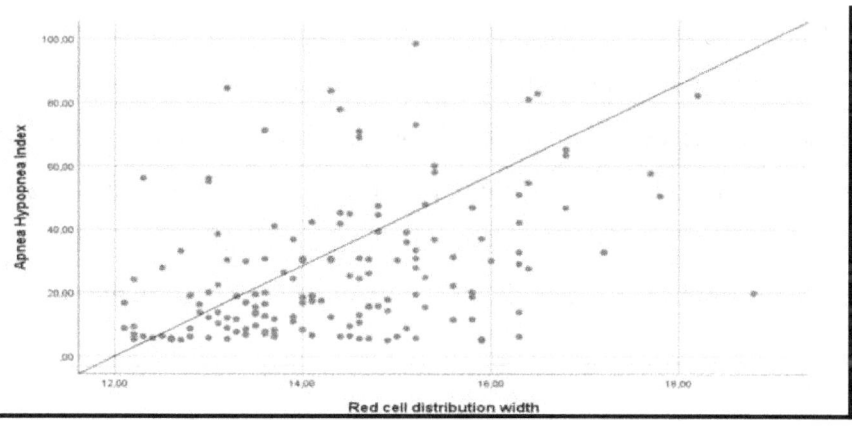

- Tunisi Med.2022;100(6):445-449. PMID: 36206063

Atrofia testicolare ed Infertilità

La spermatogenesi è un processo che si realizza nel testicolo ed è finemente regolato dall'asse ipotalamo-ipofisi attraverso il rilascio delle gonadrotopine ipofisarie, FSH e LH. L'LH modula la sintesi di androgeni e la gametogenesi in entrambi i sessi, la sua azione è mediata recettore (LHCGR) espresso nelle gonadi. Sostanzialmente LH si lega al recettore LHCG (**LHCGR**) sulle cellule di Leydig. Le cellule di Leydig producono testosterone proprio in risposta all'attivazione del recettore LHCG (LHCGR). L'ormone follicolo stimolante (FSH), invece, è essenziale per la funzione riproduttiva ed esercita la sua azione biologica tramite il legame al proprio recettore (**FSHR**) localizzato esclusivamente sulla superficie delle cellule di Sertoli nell'uomo e della granulosa nella donna. A livello locale il testosterone contribuisce a mantenere nell'adulto la persistenza di un'attività spermatogenica continua. Le cellule germinali non hanno recettori per il testosterone, per cui quest'ormone agisce sulle cellule germinali indirettamente tramite le cellule di Sertoli. Il testosterone endogeno agisce quindi in modo **paracrino** (messaggero chimico prodotto da una cellula e lasciato diffondere al fine di modificare la fisiologia delle cellule adiacenti) sulle cellule di Sertoli, e possibilmente su altre cellule, per controllare la **spermatogenesi**. [1]

---

[1] Dott. Luigi Rosati – Università degli studi di Napoli Federico II dottorato di ricerca in biologia avanzata – Indirizzo Biologia Evoluzionistica

L'utilizzo di steroidi anabolizzanti/androgeni può compromettere la **fertilità**. Il corpo umano si sforza costantemente di mantenere un certo equilibrio al suo interno, e lo fa anche con i livelli d'ormoni sessuali (omeostasi). Questo equilibrio è regolato in gran parte dall'**Asse-Ipotalamo-Ipofisi-Testicoli (HPTA)**, che è responsabile del controllo della produzione di testosterone e sperma. La somministrazione di steroidi anabolizzanti/androgeni fornisce steroidi sessuali "aggiuntivi" al corpo, che l'ipotalamo riconosce subito come un qualcosa in più. Di conseguenza esso risponde a quest'eccesso riducendo i segnali che supportano la produzione di **gonadotropine** ipofisarie, l'**ormone luteinizzante** (LH) e l'**ormone follicolo-stimolante** (FSH). In una situazione di quiete ed equilibrio, LH e FSH stimolano il rilascio di testosterone da parte dei testicoli (gonadi maschili) ed aumentano anche la quantità e la qualità dello sperma. Quando i livelli di LH e FSH diminuiscono, i livelli di testosterone, le concentrazioni di sperma e la qualità di quest'ultimo si riducono. Quando somministrati a livelli sovrafisiologici, gli steroidi anabolizzanti/androgeni inducono oligozoospermia. L'**oligozoospermia**, chiamata anche oligospermia, è la condizione in cui lo sperma maschile contiene un numero di spermatozoi più basso del normale. Stando ai criteri dell'Organizzazione Mondiale della Salute, (OMS) (2010), la normale concentrazione di spermatozoi in un campione di liquido seminale deve essere uguale o maggiore di 15 milioni per millimetro. Se il conteggio degli spermatozoi fosse inferiore a questo numero potrebbero esserci problemi di **infertilità**.

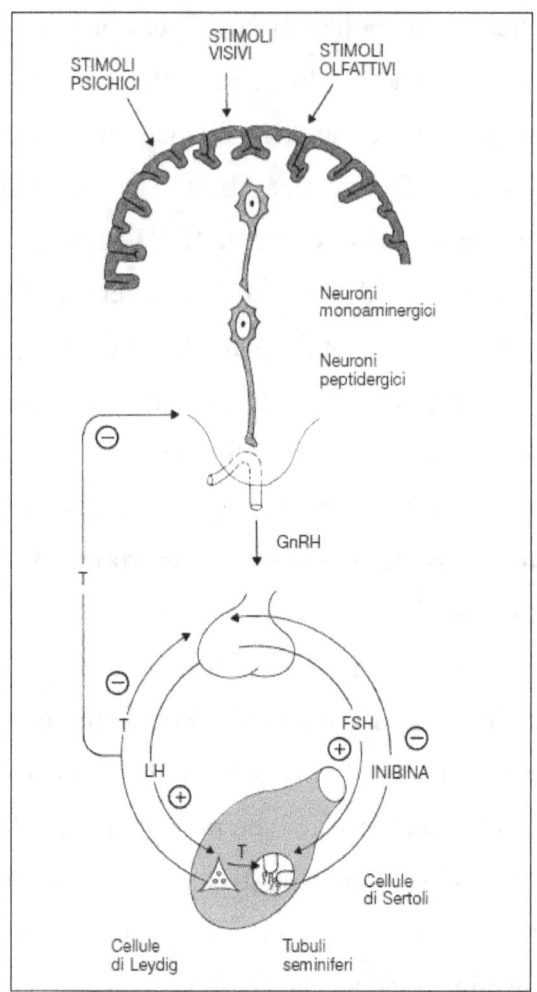

Regolazione dell'asse ipotalamo-ipofisi-testicoli. La secrezione di LH e FSH è stimolata dal *releasing hormone* ipotalamico GnRH. Il LH stimola la produzione di testosterone da parte delle cellule interstiziali (di *Leydig*), mentre il FSH stimola l'accrescimento e la maturazione delle cellule seminali. A sua volta il testosterone inibisce la liberazione di LH agendo a livello ipotalamico e ipofisario, mentre l'inibina prodotta dalle cellule di Sertoli inibisce la secrezione di FSH. Per una maggiore comprensione ricordo anche il paragrafato dedicato al testosterone (abbr. con la lettera T).

Anche la qualità dello sperma può essere compromessa con l'utilizzo degli AAS. Gli utilizzatori di AAS possono riscontrarlo dalla presenza di **spermatozoi malformati** (es: spermatozoi senza la coda) o **ipocinetici** (con insufficiente motilità). Tutti questi fattori, come ho detto, sono potenzialmente in grado di pregiudicare la fertilità maschile (quindi la possibilità di avere figli), anche se è giusto far presente che non vi è la certezza della sterilità dell'uomo, poiché gli spermatozoi "vitali" vengono ancora prodotti dal corpo. Le probabilità di concepimento sono solo significativamente inferiori rispetto a quando le concentrazioni di sperma sono nella normalità. L'abuso prolungato di AAS può portare però ad **azoospermia**. L'azoospermia è una patologia che comporta **la totale mancanza di spermatozoi nell'eiaculato**, condizione clinica in grado di compromettere sensibilmente/totalmente la fertilità. In alcuni casi, gli utilizzatori di steroidi anabolizzanti pongono rimedio a tutti ciò attraverso l'uso di **gonadotropina corionica umana** (hCG, *Human Chorionic Gonadotropin*), in questo modo la fertilità può essere temporaneamente ripristinata anche sotto ciclo di AAS[1]. La gonadotropina corionica viene commercializzata come farmaco con il nome di GONASI ® HP, una soluzione iniettabile sottocutanea venduta a dosaggi di 250 / 1000 / 2000 / 5000 / 10000 U.I./ 1 mL. Una conta di spermatozoi inferiore a 13 milioni/ml e una motilità <32% con morfologia normale <9% si associano invece a **sub-fertilità** (si definisce la condizione in cui non si è del tutto infertili).

[1] Adverse effects of anabolic androgenic steroids on the cardiovascular, metabolic and reproductive systems of anabolic substance abusers. Tuomo Karila. Publications of the National Public Health Institute Numero ISBN 951-740-388-2

L'infertilità viene considerata un effetto collaterale reversibile degli AAS, che **non possono essere considerati dei contraccettivi**. Tendenzialmente le concentrazioni spermatiche tornano alla normalità dopo diversi mesi dalla sospensione dell'assunzione del farmaco, anche se è difficile fare pronostici sotto questo punto di vista poiché il recupero dipende da molti fattori quali: anzianità dell'individuo, dosaggi e tipologia di AAS utilizzati, uso di hCG durante il ciclo di AAS, numero e frequenza dei cicli di AAS alle spalle, ecc ... In una piccola percentuale di casi, in particolare dopo lunghi periodi di forte abuso di steroidi, il recupero dell'asse HPTA può essere decisamente rallentato, richiedendo fino ad un anno o più per il completo recupero.[2][3] Un **programma di recupero post-ciclo (PCT)** basato sull'uso di hCG, tamoxifene e clomifene può ridurre significativamente il periodo refrattario ed è fortemente raccomandato a tutti coloro che fanno uso saltuariamente di steroidi.

Uno stato di **completa azoospermia** è l'*endpoint* desiderato nella contraccezione maschile, tuttavia, questo risultato non è stato ottenuto in maniera affidabile con la sola somministrazione di farmaci AAS, anche a dosaggi elevati. Il concepimento durante un ciclo di steroidi anabolizzante **non è dunque da escludere del tutto**.

---

[2] Reversible hypogonadism and azoospermia as a result of anabolic-androgenic steroid use in a bodybuilder with personality disorder. A case reports. Boyadjiev NP, Georgieva KN, Massaldjieva RI, Gueorguiev SI. J Sports Med Phys Fitness. 2000 Sep;40(3):271-4.

[3] Conservative management of azoospermia following steroid abuse. M.R. Gazvani et al. Human Reprod 12(8) (1997) pp. 1706-08.

Inoltre, gli steroidi anabolizzanti/androgeni possono causare **atrofia** (restringimento) **testicolare**. Come dicevo prima, il testosterone è un ormone androgeno che viene secreto dalle cellule interstiziali dei testicoli (cellule di *Leydig*). Quando vengono somministrati steroidi anabolizzanti, all'asse HPTA vengono segnalati dei livelli ormonali elevati e quest'ultima risponderà riducendo la sintesi endogena di testosterone. Se i testicoli non ricevono stimolazioni costanti, **con il tempo si atrofizzeranno**, un processo che può comportare sia una perdita di volume che di forma. Questa atrofia può o non può essere ovvia per l'individuo. In alcuni casi, i testicoli appariranno normali anche se la loro funzionalità è compromessa. In altri casi, il restringimento è molto evidente, anche alla vista. L'atrofia testicolare visibile è uno degli effetti collaterali più comuni dell'abuso di steroidi e compare in oltre il 50% dei dopati.[4][5] Giusto far presente che l'atrofia testicolare viene considerata un effetto collaterale temporaneo e reversibile.[6] I testicoli, per loro stessa natura, variano di dimensione in base alle fluttuazioni ormonali. Motivo per il quale l'atrofia non dovrebbe causare danni permanenti, anche se può essere **molto persistente anche dopo il ciclo di AAS**.

---

[4] Use of anabolic steroids and associated health risks among gay men attending London gyms. Bolding G, Sherr L, Elford J. Addiction. 2002 Feb;97(2):195-203.

[5] Indications of prevalence, practice and effects of anabolic steroid use in Great Britain. Korkia P, Stimson GV. Int J Sports Med. 1997 Oct;18(7):557-62.

[6] A combined regimen of cyproterone acetate and testosterone enanthate as a potentially highly effective male contraceptive. C Meriggola et al. J Clin Endocrinol Metab 81(8) 3018-23, 1996.

Anche in questo caso, un programma di recupero post-ciclo comprensivo di hCG (che imita l'attività dell'ormone luteinizzante) può coadiuvare e velocizzare il recupero. La gonadotropina corionica hCG può essere utilizzata efficacemente anche per mantenere la massa testicolare durante la somministrazione di steroidi. In questo caso, tendenzialmente, il GONASI ® HP viene somministrato due volte a settimana durante il ciclo a dosaggi che variano in base al soggetto.[7] **Attenzione però!** L'hCG deve somministrato e dosato con **molta cautela**, poiché un suo uso eccessivo può causare **desensibilizzazione dei testicoli a LH**.[8] Alcuni tra gli steroidi anabolizzanti/androgeni più potenti, tra cui testosterone, nandrolone, trenbolone ed oximetolone, sembrano essere più soppressivi sul rilascio di testosterone rispetto ad altri farmaci AAS. Ciò può essere dovuto in parte alla loro attività estrogenica e/o progestinica aggiuntiva; poiché sia gli estrogeni che i progestinici forniscono un'inibizione a *feedback* negativo del rilascio di testosterone. È però molto importante far notare che **tutti gli steroidi anabolizzanti/androgeni sono in grado di sopprimere la produzione endogena di testosterone**. Altri steroidi vengono invece considerati più "miti" e quindi meno soppressivi, tra di essi possiamo annoverare principalmente il metenolone e l'oxandrolone.

---

[7] An update to the Crisler HCG Protocol. John Crisler, DO. 2004.

[8] Testicular responsiveness following chronic administration of hCG (1500 IU every six days) in untreated hypogonadotropic hypogonadism. Balducci R, Toscano V, Casilli D, Maroder M, Sciarra F, Boscherini B. Horm Metab Res. 1987 May;19(5):216-21.

Gli steroidi sono "derivati" sintetici del testosterone. In altre parole, imitano il testosterone naturale, ma **non perfettamente**. Quando i livelli di testosterone vengono incrementati artificialmente dall'assunzione di farmaci anabolizzanti, i segnali biochimici che controllano il ciclo ormonale del corpo si sbilanciano. Durante l'utilizzo di steroidi, la concentrazione d'androgeni in tutto il corpo è elevata, ma la concentrazione di testosterone nei testicoli è solitamente significativamente inferiore a causa del *feedback* negativo dal cervello. Per capire meglio come funzionava questo ciclo di bio-*feedback*, i ricercatori hanno effettuato esperimenti per esaminare cosa succedesse ai testicoli di ratto quando venivano somministrati ad alte dosi di steroidi anabolizzanti. Hanno scoperto una riduzione delle **cellule di Leydig** (che producono testosterone) e delle **cellule germinali** (progenitrici degli spermatozoi) e cambiamenti strutturali nei tubuli in cui si sviluppa lo sperma. In generale, una volta che l'uso di AAS s'interrompe, il testicolo inizia a rigenerare il tessuto perso. Gli studi sui ratti mostrano che il processo è lento e spesso non recupera la completa dimensione pre-steroidi. La conta delle cellule di Leydig spesso rimane inferiore a quella originale, con conseguenze nefaste sui futuri livelli di testosterone. In pratica, **più lungo è il periodo sotto AAS e più tempo servirà ai testicoli per riprendersi**. La stragrande maggioranza degli uomini è in grado di recuperare la maggior parte delle dimensioni perse, ma potrebbe riportare un ritorno incompleto alle dimensioni originali, un livello di testosterone di base più basso e/o una conta spermatica permanentemente ridotta. Ciò è particolarmente vero per gli utilizzatori a lungo termine e/o alte dosi.

255

Trattamento Farmacologico

Qui entriamo in un campo in cui si fonde scienza ed esperienza pratica. Dovete capire che buona parte degli studi condotti sugli AAS sono stati eseguiti con dosaggi terapeutici e non dopanti. Di conseguenza è difficile capire con precisione come risponde ogni corpo davanti a certe "tempeste ormonali". Come anticipato, molti utilizzatori di ASS ricorrono alla **gonadotropina corionica umana** (hCG) durante il ciclo per mantenere una parte della spermatogenesi, nonostante la soppressione [1]. Allo stesso modo, anche l'FSH da solo può mantenere una parte della spermatogenesi durante la soppressione delle gonadotropine. Tuttavia, **la combinazione di hCG più FSH** sembra essere l'unica soluzione per avere una spermatogenesi quantitativamente nella norma. Tuttavia, un piccolo studio retrospettivo suggerisce che **500 UI di hCG da soli a giorni alterni** durante una terapia sostitutiva del testosterone possono essere sufficienti a preservare del tutto la spermatogenesi [2]. Ciò potrebbe essere dovuto ad una residua secrezione di FSH, poiché quest'ultimo non viene completamente soppresso con i dosaggi della terapia sostitutiva del testosterone. Giusto far presente che la stragrande maggioranza degli *users* di AAS **si affida unicamente alla hCG**, raramente ho visto usare anche farmaci a base di FSH. Alcuni studi vedono anche l'utilizzo di Clomifene durante un ciclo di steroidi anabolizzanti o durante la terapia sostitutiva per il mantenimento della spermatogenesi (25 mg per via orale al giorno).[5]

Sintesi delle raccomandazioni per il mantenimento della spermatogenesi con l'uso di TTh o AAS

Tempistica della gravidanza desiderata	Raccomandazione terapeutica
<6 mesi	Arrestare TTh/AAS
	Inizia 3.000 UI HCG a giorni alterni + clomifene citrato 25 mg per via orale al giorno
	SA e laboratori ogni 2 mesi
	Se nessuna risposta di FSH, sospendere il clomifene e aggiungere 75 UI di rhFSH a giorni alterni
6-12 mesi	Continua TTh/AAS
	Continua 500 UI HCG a giorni alterni ± clomifene citrato 25 mg per via orale al giorno
>12 mesi	Continua TTh/AAS
	Continua 500 UI HCG a giorni alterni
	Se si inizia la terapia, ottenere un SA basale per escludere problemi di fertilità occulta.

TTh: terapia con testosterone, AAS: steroidi androgeni-anabolizzanti, HCG: gonadotropina corionica umana, SA: analisi del seme, FSH: ormone follicolo-stimolante, rhFSH: ormone follicolo-stimolante umano ricombinante.

[1] A. M. Matsumoto and W. J. Bremner. Endocrine control of human spermatogenesis. Journal of Steroid Biochemistry, 33(4):789–790, 1989.

[5] Management of Anabolic Steroid-Induced Infertility: Novel Strategies for Fertility Maintenance and Recovery. Alexander J. Tatem – 2020

Ad ogni modo, dal momento che hCG stimola la spermatogenesi attraverso l'aumento del testosterone, sembra ragionevole pensare che un dosaggio **controllato** di quest'ultimo, atto a mantenere una certa concentrazione di testosterone intratesticolare (ITT), sarebbe in grado d'assicurare almeno una parte della spermatogenesi durante la soppressione delle gonadotropine. Tenete presente che la concentrazione di ITT è circa 100 – 200 superiore rispetto al siero. L'iniezione di hCG porta a livelli elevati di ITT, ma con livelli sierici relativamente bassi, mentre l'iniezione di testosterone porta a livelli sierici relativamente alti, ma bassi livelli di ITT. Pertanto, l'iniezione di testosterone da sola non porta ad elevate concentrazioni di ITT, come accade invece con hCG. Coviello et al. ha analizzato un gruppo di uomini a cui sono stati somministrati 200 mg di testosterone enantato settimanalmente in combinazione con un placebo salino o 125, 250 o 500 UI di hCG a giorni alterni per 3 settimane [3]. Mentre il gruppo placebo ha visto una soppressione quasi completa della concentrazione di ITT, il gruppo hCG ha riscontrato concentrazioni di ITT del 75, 93 e 126% rispetto al basale in coloro che hanno ricevuto rispettivamente 125, 250 e 500 UI. Pertanto, 250 UI a giorni alterni sembrano mantenere approssimativamente le concentrazioni di ITT. Ovviamente, ci sono alcune differenze interindividuali. Di conseguenza, per alcuni uomini è sufficiente un dosaggio più basso, mentre per altri potrebbe servire un dosaggio più alto per mantenere la concentrazione di ITT.

Il punto è che dovete capire che gonadotropine agiscono in sedi differenti e in differenti tappe della steroidogenesi. Per tale motivo è difficile individuare un trattamento "standard" per tutti, poiché non tutti abbiamo la stessa problematica. Ad ogni modo l'uso di hCG può **preservare la spermatogenesi durante un ciclo di AAS**. È probabile che la spermatogenesi non si mantenga a livelli normali ma, spesso sono sufficienti per essere fertile, anche se come vedremo non esiste la certezza 100% di fertilità. Alcune prove, infatti, suggeriscono che questa pratica può portare sì ad una percentuale più alta di spermatozoi, ma possono essere anormali e/o con ridotta motilità. Alla sezione dedicata al *Gonasi* vedremo poi i vari dosaggi delle terapie in uso. Infine, ricordate sempre che lo stile di vita gioca anche qui un ruolo fondamentale. Pantaloni troppo stretti, alcol, tabacco, marijuana e oppioidi dovrebbero essere evitati poiché questi sono di **fattori di rischio** per la qualità/quantità del liquido seminale.

[2] T.-C. Hsieh, A. W. Pastuszak, K. Hwang, and L. I. Lipshultz. Concomitant intramuscular human chorionic gonadotropin preserves spermatogenesis in men undergoing testosterone replacement therapy. The Journal of urology, 189(2):647–650, 2013.

[3] A. D. Coviello, A. M. Matsumoto, W. J. Bremner, K. L. Herbst, J. K. Amory, B. D. Anawalt, P. R. Sutton, W. W. Wright, T. R. Brown, X. Yan, et al. Low-dose human chorionic gonadotropin maintains intratesticular testosterone in normal men with testosterone-induced gonadotropin suppression. The Journal of Clinical Endocrinology & Metabolism, 90(5):2595–2602, 2005.

Altri effetti collaterali dati dagli AAS

Libido e Disfunzione Sessuale

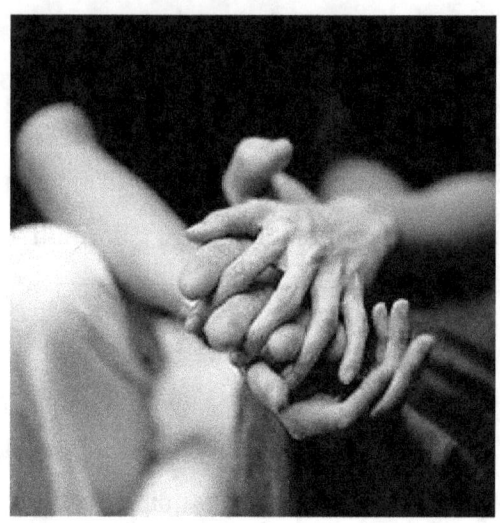

Gli steroidi anabolizzanti/androgeni possono alterare il desiderio e la prestazione sessuale. Anche se la natura dei loro effetti può variare significativamente a seconda del farmaco(i) e del/dei dosaggio(i) utilizzati, nonché della sensibilità individuale alla manipolazione ormonale. Una delle risposte più comuni è quella **stimolante**. Il testosterone è il principale ormone sessuale maschile e, in quanto tale, è responsabile dell'aumento del desiderio sessuale (libido). Gli steroidi che al contrario **diminuiscono** la libido e compromettono l'erezione sono in genere quelli ad **azione perlopiù anabolizzante**, che potrebbero non fornire una sufficiente attività androgenica, tale da compensare la soppressione/mancanza del testosterone endogeno.

Vorrei però fare una precisazione che già fatto nel mio precedente libro IASS. Noto sempre più spesso una certa confusione riguardo il concetto di libido e la sua correlazione, o meno, con i livelli di testosterone endogeno. È chiaro che il calo dei livelli di testosterone è comprensibilmente associato ad una diminuzione della libido nei maschi, su questo non ci piove, ma la cosa è più complessa di quanto si possa pensare e non stiamo parlando di una equazione 1:1, ma di una serie di fattori che influenzano appunto il desiderio sessuale. La libido è influenzata anche dallo **stress**, dalla **stanchezza**, dall'**ansia**, dalla **depressione**, da una **scorretta alimentazione**, dalla **tiroide**, dai livelli plasmatici dei **micronutrienti** e persino da dei livelli di **estrogeni troppo bassi**. Sì, esatto, anche gli estrogeni hanno la loro importanza. Livelli d'estrogeni troppo elevati possono creare problemi alla sfera sessuale, ma anche livelli anormalmente bassi possono giocare brutti scherzi alla libido. Gli studi dimostrano che anche gli estrogeni svolgono un ruolo importante nella libido e nella funzionalità sessuale degli uomini, per cui talvolta anche l'uso di steroidi non aromatizzabili o farmaci inibitori dell'aromatasi può causare problematiche su questo fronte. Il ruolo esatto dell'estradiolo in ciascuna area della sfera sessuale maschile, compresa la libido, la funzionalità erettile e la spermatogenesi, è difficile da determinare con precisione. Quello che sappiamo è che esiste un complesso equilibrio tra testosterone, estradiolo, aromatasi e recettori estrogeni nei testicoli, nel pene e nel cervello, a riprova che l'interazione ormonale maschile è regolata anche degli estrogeni.

Recettori estrogeni ed aromatasi condividono i siti cerebrali con i feromoni, rendendo evidente che l'estrogeno contribuisce allo sviluppo sessuale precoce ed al comportamento sessuale in età adulta. Gli estrogeni possono sostenere la libido ed influenzare la quantità di recettori della **serotonina**, modulando l'umore a livello cerebrale, lo stato mentale, la cognizione e le emozioni. Inoltre, la spermatogenesi dipende in parte dall'estradiolo, poiché tutte le cellule coinvolte nel processo di produzione dello sperma contengono aromatasi e recettori estrogenici. Tutto questo "papiro" scientifico per farvi capire che la libido è mediata da una miriade di fattori e da un equilibrio psicologico/ormonale che è davvero difficile da manipolare in toto, e non si ferma solo ai valori del testosterone. **Per poter imputare con certezza ai valori ormonali la causa di una perdita di libido servono dati concreti e completi sottomano, altrimenti ogni azione rivolta in quella direzione è solo una semplice previsione alla cieca** (servono analisi ematiche!). **L'aggiunta del testosterone durante un ciclo è tendenzialmente considerata la soluzione più affidabile per correggere i problemi legati al disturbo sessuale,** poiché integra l'intero spettro dell'attività degli steroidi sessuali; essendo che gli androgeni possono essere considerati anche i pro-ormoni degli estrogeni. Si noti che i problemi sessuali sono comuni anche dopo la sospensione del ciclo di steroidi, quando i livelli di steroidi endogeni sono bassi. La disfunzione erettile può essere trattata con farmaci inibitori della fosfodiesterasi 5 (PDE5), come il Sildenafil, il Vardenafil e il Tadalafil. Essi migliorano l'erezione, dopo stimolazione sessuale, con un inizio dell'effetto dopo circa 60 – 120 minuti dall'assunzione.

DRUG	ONSET OF ACTION	$T_{1/2}$	DOSE
Sildenafil	T_{max} 30–120 min Duration 4 h High-fat meal decreases absorption. Alcohol use may affect efficacy.	2–5 h	25–100 mg Starting dose 50 mg
Vardenafil	T_{max} 30–120 min Duration 4–5 h High-fat meal decreases absorption. ETOH may affect efficacy.	4.5 h	5–10 mg
Tadalafil	T_{max} 30–60 min Duration 12–36 h Plasma concentration not affected by food or ETOH	17.5 h	10 mg, 20 mg; 2.5 or 5 mg for daily dose
Avanafil	T_{max} 30 min Duration 2 h Plasma concentration not affected by food	3–5 h	50 mg 100 mg and 200 mg dose

Farmaci inibitori della PDE5 utilizzati per trattare la disfunzione erettile (*Harrison*). Questi farmaci hanno **numerose controindicazioni**. La combinazione di questi farmaci con il testosterone può essere utile e più efficace per raggiungere lo scopo, rispetto ai soli PDE5 inibitori. I PDE5 inibitori non influenzano il volume dell'eiaculato, l'intensità dell'orgasmo oppure il desiderio. **Attenzione, alcuni** di questi farmaci risentono moltissimo della dieta. "High-fat meal decreases absorbtion." s'intende che la co-somministrazione con un pasto ricco di grassi ne riduce l'assorbimento.

La libido è un argomento ostico e profondo, difficile da trattare e che spesso viene nascosto o omesso da chi ha problemi sotto questo punto di vista. La risposta sessuale è una condizione fisiologica chiave profondamente radicata in tutte la specie viventi. Le strutture neurali impegnate nel comportamento sessuale si trovano in **tutto** il sistema nervoso, sia nella sua divisione centrale, che in quella periferica. Il desiderio sessuale è comunemente definito come la presenza di pensieri, fantasie e motivazioni sessuali che servono per impegnarsi in determinati "approcci" come risposta a segnali interni ed esterni rilevanti. Ripeto! Chi di voi è convinto che si possa semplificare tutto al mero bilancio ormonale si sta **sbagliando di grosso**! Deficit ormonali non si traducono sempre in un calo della libido, così come una buona spinta sessuale può essere presente anche in un vecchietto con il testosterone sotto le scarpe. Nei maschi, l'eccitazione sessuale fisiologica inizia con l'erezione, che è un evento riflessogeno guidato da segnali sensoriali veicolati dal nervo dorsale del pene dopo la stimolazione delle sue terminazioni nervose libere. L'emodinamica del pene durante l'erezione è caratterizzata dalla tumescenza dei corpi cavernosi causata dalla vasodilatazione. Ciò è dovuto all'**ossido nitrico** rilasciato dall'endotelio dopo la stimolazione parasimpatica dei nervi pelvici. L'eccitazione nelle donne dipende da meccanismi simili; tuttavia, l'eccitazione sessuale è fasica con il ciclo mestruale. L'emodinamica nel clitoride dopo la stimolazione sessuale è controllata dal sistema nervoso autonomo. Il comportamento sessuale richiede stimoli sensoriali impliciti che vengono valutati come sessualmente salienti se confrontati con le passate esperienze, suscitando così ispirazione.

I rispettivi substrati anatomici sono strutture come ipotalamo, amigdala, ippocampo e nuclei della regione settale, impiegate negli stati motivazionali e nell'elaborazione emotiva. Anche in questo caso è giusto far presente che le fasi del ciclo sessuale umano implicano una complessa consapevolezza cosciente, che indica **tutta** la corteccia cerebrale come protagonista e non solo determinati e circoscritti punti. **La componente emotiva gioca un ruolo fondamentale nella libido.** Spesso chi esce da cicli duraturi di steroidi anabolizzanti fatica a riprende la normale libido nonostante un equilibrio ormonale ristabilito, ciò è dovuto probabilmente ad un senso d'inadeguatezza che nasce dal vedersi in un corpo non più attraente com'era lo era quando si faceva uso di determinati prodotti.

Un trattamento (non invasivo) della disfunzione erettile che solitamente viene trascurato è **l'attività fisica.** L'attività fisica influenza positivamente molti dei processi coinvolti nel raggiungimento dell'erezione [1]. L'idoneità e la prestanza fisica sono associate ad un aumento della produzione di ON (ossido nitrico) e l'esercizio fisico aerobico aumenta in maniera acuta quest'ultimo [2].

---

[1] M. S. Allen. Physical activity as an adjunct treatment for erectile dysfunction. Nature Reviews Urology, 2019.

[2] L. Jungersten, A. Ambring, B. Wall, and A. Wennmalm. Both physical fitness and acute exercise regulate nitric oxide formation in healthy humans. Journal of applied physiology, 82(3):760–764, 1997.

Dato il ruolo cruciale dell'ON sull'erezione del pene, questa positiva influenza da parte dell'attività fisica sulla funzione endoteliale del rilascio di ON è apparentemente uno dei meccanismi principali che portano al miglioramento della disfunzione erettile. **Tutta l'attività fisica, nessuna esclusa, giova alla causa.** L'esercizio aerobico comporta adattamenti vascolari, l'allenamento di resistenza aumenta il testosterone, gli sport da combattimento aumentano l'autostima e aiutano nella gestione dello stress e le attività di gruppo e gli ambienti all'aperto giovano alla psiche. Ad ogni modo, la maggior parte della ricerca sembra essersi concentrata sull'**esercizio aerobico**. Dal momento che praticamente tutti coloro che stanno leggendo questo libro sono interessati perlopiù all'allenamento di resistenza, potrebbe essere buona cosa aggiungere anche un po' d'esercizio aerobico ai vostri workout. Una meta-analisi del 2017 ha individuato 7 studi randomizzati che hanno confrontato l'effetto dell'attività fisica sul trattamento della disfunzione erettile [3]. Tutti gli studi, tranne uno, hanno riscontrato un significativo miglioramento rispetto al gruppo di controllo. Sempre secondo la ricerca, anche l'**allenamento muscolare del pavimento pelvico** può essere valido.

---

[3] A. B. Silva, N. Sousa, L. F. Azevedo, and C. Martins. Physical activity and exercise for erectile dysfunction: systematic review and meta-analysis. Br J Sports Med, 51(19):1419–1424, 2017.

Un'anamnesi esaustiva e completa della disfunzione erettile comprende informazioni sulla sfera psicosessuale, un esame obiettivo per evidenziare eventuali alterazioni genitali o neurologiche e analisi di laboratorio che comprendano profilo glicemico, lipidico ed ovviamente ormonale. Nei casi più complessi (pazienti giovani, atleti che hanno assunto steroidi anabolizzanti per molto tempo, traumi o interventi chirurgici pelvici, cattiva risposta al trattamento), è possibile effettuare accertamenti complementari come il test di tumescenza peniena notturna o erezione mattutina (abbreviato come TNP), un test che valuta il numero e la qualità delle erezioni spontanee durante la fase REM del sonno. A questo test si possono aggiungere ecocolordoppler penieno basale e dinamico che consente di valutare lo stato arterioso, la presenza di fistole o l'incompetenza del sistema nervoso nel mantenere l'erezione o, in ultima istanza, l'arteriografia pudenda, al fine di valutare l'integrità vascolare in caso di traumi. Il trattamento della disfunzione erettile avviene per gradi e per prima cosa si correggono i fattori scatenanti (diabete, dislipidemie, ormoni, vita e/o alimentazione sregolata, ecc.). In seconda battuta si somministrano i farmaci, tra cui quelli menzionati prima e che vedremo anche poi, o altri farmaci esclusi da questa trattazione. Nel caso di **origine psicogena**, il trattamento deve basarsi sulla terapia comportamentale e sul sostegno psicologico, a volte integrati da terapia farmacologica.

- Manuale di Urologia – Concorso Nazionale SSM 2022 (Scuole di Specializzazione Medica).

Difese Immunitarie

Gli steroidi anabolizzanti/androgeni hanno riportato, nei modelli animali, sia azioni **immunostimolatorie** che **immunosoppressive**. Dato che questi farmaci possono influenzare il sistema immunitario attraverso una varietà di percorsi e gli steroidi anabolizzanti sono una classe di farmaci abbastanza ampia e varia, i loro effetti sul S.I. possono diversificare a seconda delle condizioni. L'uso di steroidi anabolizzanti/androgeni in **dosi sovraterapeutiche** può compromettere il funzionamento del sistema immunitario, riducendo la capacità dell'individuo di resistere a determinati tipi d'infezione. In uno studio, i consumatori di steroidi hanno riportato livelli sierici d'immunoglobuline (anticorpi) IgG, IgM e IgA inferiori rispetto ai gruppi di confronto, valori riconducibili alla immunosoppressione. [1]

---

[1] The effect of anabolic steroids and strength training on the immune response. L Calabrese et al. Med and Sci in Sports and Exer. 21(4) pp. 386-92

Leucociti (Globuli Bianchi) e Sport

I leucociti, meglio noti come **globuli bianchi**, sono cellule del sangue coinvolte nella risposta immunitaria. I leucociti svolgono un ruolo fondamentale nel funzionamento del sistema immunitario del corpo umano, proteggendolo da virus, agenti batterici e da tutti gli organismi esterni a cui è quotidianamente esposto. Essi si suddividono principalmente in **granulociti, monociti e linfociti**. I primi comprendono i granulociti **neutrofili, eosinofili e basofili**. Ognuno dei quali assolve a diversi compiti immunitari e possiede specifiche proprietà. La cosiddetta "formula leucocitaria" esprime la percentuale dei vari elementi sui leucociti totali. È buona norma esprimere il numero dei globuli bianchi in valori assoluti ($\times 10^9$/l), clinicamente più significativi. Anche i globuli bianchi, per varie e molteplici cause, vanno incontro a variazioni di numero/morfologia.

	UOMINI DONNE		%
	VALORI ASSOLUTI (INTERVALLO)		
Globuli bianchi	7,5 (4,2-10,5)	$\times 10^9$/l	100
Granulociti			
neutrofili	4,2 (2,0-6,8)	$\times 10^9$/l	45-60
Linfociti	2,4 (1,0-4,2)	$\times 10^9$/l	30-45
Monociti	0,4 (0,1-0,8)	$\times 10^9$/l	2-10
Granulociti			
eosinofili	0,2 (0,05-0,4)	$\times 10^9$/l	2-5
Granulociti			
basofili	< 0,1	$\times 10^9$/l	< 1

269

È ampiamente riconosciuto che l'esercizio fisico può provocare mutamenti nel sistema immunitario. Anche periodi acuti d'esercizio fisico possono alterare il numero e la funzione dei leucociti ad un livello dipendente dall'intensità e dalla durata dell'esercizio stesso. Una sessione d'allenamento della forza è in grado di turbare l'omeostasi del corpo. I protocolli d'allenamento della forza sono stati in grado d'aumentare la frequenza cardiaca, la concentrazione di lattato, il tasso di sforzo percepito e i livelli circolanti di creatina chinasi. Gli esercizi svolti durante una sessione **d'allenamento della forza**, prevalentemente concentrici, aumentano il numero di globuli bianchi totali (specie i neutrofili) immediatamente dopo la sessione, con un picco massimo due ore dopo il termine della medesima [1] [2] [3]. Mentre, come abbiamo appena detto, la maggior parte dei tipi d'esercizio fisico aumenta il numero dei globuli bianchi, in alcuni casi può verificarsi una riduzione, in particolare negli **atleti di resistenza altamente aerobici** (in particolar modo ciclisti -17% e atleti di triathlon -16%). Questo in parte spiegherebbe la tendenza di questa categoria di sportivi ad essere più inclini a contrarre infezioni batteriche, per via del sistema immunitario carente che ne consegue[4].

---

[1] The effects of strength training session with different types of muscle action on white blood cells counting and Th1/Th2 response. Lucas Soares Marcucci-Barbosa et al. Sport Sciences for Health volume 16, pages239–248 (2020).

[2] Acute effects of high- and low-intensity exercise bouts on leukocyte counts. Pedro Rogério Da Silva Neves - J Exerc Sci Fit. 2015 Jun; 13(1): 24–28.

[3] The Effect of One Session of Muscle Soreness-Inducing Weight Lifting Exercise on WBC Count, Serum Creatine Kinase, and Plasma Volume. Franklin – 1991.

[4] Eur J Appl Physiol. 2010 Nov. doi: 10.1007/s00421-010-1573-9. Epub 2010.

Nefrotossicità (danni ai reni)

Gli steroidi anabolizzanti/androgeni **sono generalmente ben tollerati dal sistema renale**. Negli individui sani la nefrotossicità (proprietà di una sostanza di esercitare un'azione tossica sui tessuti renali) causata dalla somministrazione a breve termine di steroidi anabolizzanti/androgeni è alquanto improbabile. In alcuni casi l'insufficienza renale può essere la conseguenza di una tossicità epatica indotta da steroidi epatotossici, poiché è noto che la colestasi (ostruzione del dotto biliare) causa necrosi tubulare acuta e necrosi renale. La salute dei reni diventa una preoccupazione di primaria importanza per i bodybuilder e gli atleti di potenza che **usano steroidi a lungo termine**. Tanto per cominciare, un allenamento di resistenza eccessivo ed estenuante può produrre un certo affaticamento del sistema renale. Un estremo danneggiamento del tessuto muscolare può portare a **rabdomiolisi**. La rabdomiolisi consiste nella rottura delle cellule del muscolo scheletrico e rilascio nel flusso sanguigno delle sostanze contenute nella muscolatura. La complicanza principale della rabdomiolisi è rappresentata dal danno renale acuto; la mioglobina, infatti, è molto tossica per l'apparato renale e può accumularsi a livello del nefrone, causando insufficienza renale acuta. Inoltre, l'abuso di steroidi può causare **ipertensione**, che può causare danni ai reni. Alcuni steroidi sono particolarmente noti per la loro azione deleteria sul sistema renale. Il più "famoso" sotto questo punto di vista è il **Parabolan** (Trenbolone esaidrobenzilcarbonato) che si è dimostrato un prodotto piuttosto dannoso per i reni, ciò ne comporta un utilizzo per una durata ridotta.

Leal Herlitz, e colleghi del *Medical Center della Columbia University* hanno condotto il primo studio[1] che descrive i danni renali dovuto all'assunzione a lungo termine di steroidi anabolizzanti in un gruppo di 10 culturisti. Le indagini hanno rivelato che nove dei dieci atleti hanno sviluppato una condizione nota come **glomerulosclerosi segmentaria**, che insorge tipicamente nei casi in cui i reni sono sovraccarichi. Il danno a carico di questi organi è simile, sottolineano i ricercatori, a quello osservato nei soggetti obesi, anche se appare ancora più grave. Una volta interrotta l'assunzione di steroidi, le anomalie renali tendevano a migliorare, con l'eccezione di un soggetto con disfunzione renale in fase avanzata che ha sviluppato un'insufficienza renale terminale trattata successivamente con la **dialisi**, mentre in un caso si è verificata una recidiva, una volta ripresa la somministrazione. In base ai risultati dello studio i ricercatori ipotizzano che i drastici incrementi di massa muscolare richiedano una più intensa attività di filtrazione, che determina un livello di stress eccessivo per questi organi. Ma è anche possibile che gli steroidi abbiano un **effetto tossico diretto** sui reni. I dati delle analisi sangue da tenere monitorati sono **GFR, creatinina nelle urine e nel plasma, concentrazione di sodio e albuminemia.**

---

[1] L. C. Herlitz, G. S. Markowitz, A. B. Farris, J. A. Schwimmer, M. B. Stokes, C. Kunis, R. B. Colvin, and V. D. D'Agati. Development of focal segmental glomerulosclerosis after anabolic steroid abuse. Journal of the American Society of Nephrology, 21(1):163–172, 2010.

GFR – Velocità di Filtrazione Glomerulare (Glomerular Filtration Rate)

La GFR – Velocità di Filtrazione Glomerulare *(Glomerular Filtration Rate)* è il miglior esame per misurare la funzionalità del rene o per determinare lo stadio di malattia renale. Se il valore di GFR è basso, il rene non sta lavorando bene come dovrebbe. Le funzioni del rene sono essenzialmente due: la regolazione della concentrazione di acqua e soluti e l'eliminazione di sostanze inutili o dannose (farmaci e prodotti finali del metabolismo come urea, acido urico ed eccesso di ioni H+). Quando diciamo **escrezione** essa consiste nell'eliminazione dell'urina nella pelvi renale. Il volume escreto equivale al **volume filtrato** meno quello riassorbito più quello secreto. Il GFR è semplicemente la velocità con cui viene prodotto questo filtrato. La velocità di filtrazione glomerulare può essere misurata direttamente, utilizzando un tracciante inerte (ad es. inulina), o indirettamente, stimandola. Per **eGFR** (acronimo di *Estimated Glomerular Filtration Rate*) s'intende appunto il tasso di filtrazione glomerulare stimato. L'eGFR è una stima basata sulla concentrazione di creatinina nel sangue e/o sui livelli ematici di **cistatina C**. Il calcolo può includere altri fattori (età, sesso ed etnia).

STADIO	GFR	DESCRIZIONE
1	>=90	GFR nei limiti
2	60 - 89	Lieve diminuzione GFR
3A	45 - 59	Modesta diminuzione GFR
3B	30 - 44	Moderata diminuzione GFR
4	15 - 29	Marcata diminuzione GFR
5	< 15	Insufficienza renale-uremia

Tabella di Classificazione dell'IRC (Insufficienza Renale Cronica)
della Kidney Disease Quality Initiative

Negli stadi 1 – 2 – 3A – 3B si può sospettare un danno renale ove sussista: **albuminuria persistente**, proteinuria persistente, ematurie persistenti (escluse cause urologiche), imaging di anomalie strutturali del rene, glomerulonefrite dimostrata istologicamente. Pazienti con un GFR tra 60 e 89 senza danno renale conclamato sono da considerarsi esenti da IRC (Insufficienza Renale Cronica). Occhio all'**albumina**! Il dosaggio di questa proteina può essere eseguito su campione di **sangue** (albuminemia) o di **urine** (albuminuria). Il test consente di ottenere dati molto utili su funzionalità epatica e **renale**.

Boldenone e Salute dei Reni

Quello che spesso abbiamo considerato un prodotto "innocuo" sta per rivelarsi un prodotto da non prendere assolutamente alla leggera. Oltre agli altri effetti collaterali che vedremo nella sua sezione dedicata, oggi sappiamo che il Boldenone è una **molecola tossica per i reni**. In uno studio[1] del 2018 sono stati arruolati ventidue bodybuilder. I partecipanti sono stati divisi in tre gruppi secondo lo schema d'utilizzo di steroidi anabolizzanti: gruppo 1 (8 individui hanno assunto: testosterone enantato 500 mg intramuscolare, nandrolone decanoato 400 mg intramuscolare e metandrostenolone orale 40 mg per 12 settimane), **gruppo 2** (7 individui hanno assunto: 500 mg di testosterone enantato intramuscolare, 300 mg di nandrolone decanoato intramuscolare e 300 mg di **boldenone undecilenato** intramuscolare per 16 settimane) e gruppo 3 (7 individui non hanno assunto steroidi). Sono stati misurati i livelli di azoto ureico nel sangue (BUN), creatinina (Cr), microalbumina urinaria ed elettroliti. Il volume renale, lo spessore corticale e l'ecogenicità sono stati ottenuti delle scansioni ecografiche. I risultati di questo studio hanno evidenziato che il volume renale, lo spessore corticale, l'ecogenicità e il valore di assunzione di proteine erano significativamente più alti nel gruppo 2 rispetto ai gruppi 1 - 3.

---

[1] Evaluation of anabolic steroid induced renal damage with sonography in bodybuilders. Kantarci, Punduk, Senarslan, Dirik 2017 – PMID: 29148625

I livelli plasmatici di BUN e Cr nel gruppo 2 erano significativamente più alti rispetto agli altri gruppi. I livelli di microalbumina e di elettroliti nelle urine erano normali in tutti i gruppi. Questo studio conferma quanto aneddoticamente già molti preparatori/atleti hanno riscontrato, ovvero che **un'elevata assunzione di proteine**, l'uso di steroidi, in particolare cicli dove viene incluso il boldenone undecilenato, aumentano l'ecogenicità corticale, lo spessore del parenchima ed il volume renale degli utenti.

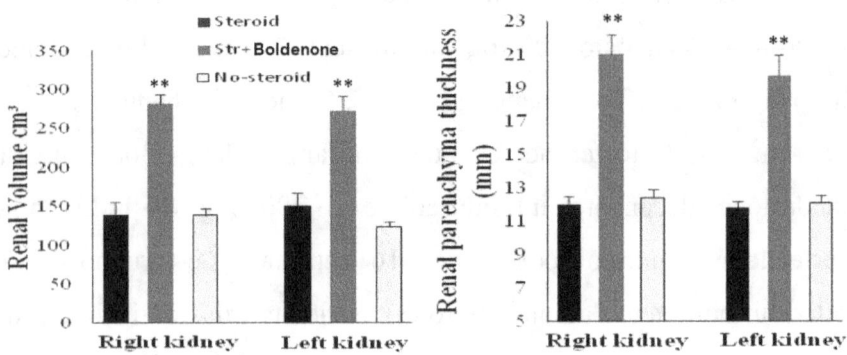

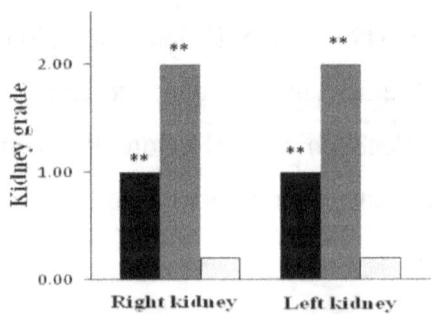

	Group 1 (n=8)	Group2 (n=7)	Group 3 (n=7)	
Age (years)	25 ± 3.8	25 ± 4.6	25 ± 4.8	
Height (cm)	177 ± 10	177 ± 5.7	179 ± 4.8	
Weight (kg)	84 ± 8.5	95 ± 15.7	85 ± 4.2	
BMI (kg/m²)	26.7 ±2.57	30.2 ±5.2	26.5 ± 1.5	
Dietary protein intake (gr/kg/day)	2.3 ± 0.3	3.4 ± 0.4**	2.8 ± 0.5	
				Normal values (Us units mg/dl)
BUN (mg/dl)	39.7 ± 4.4	55.7 ± 7.7**	39.5 ± 3.8	0-38
Cr (mg/dl)	1 ± 0.3	1.65 ± 0.3**	0.89 ± 0.1	0-0.9

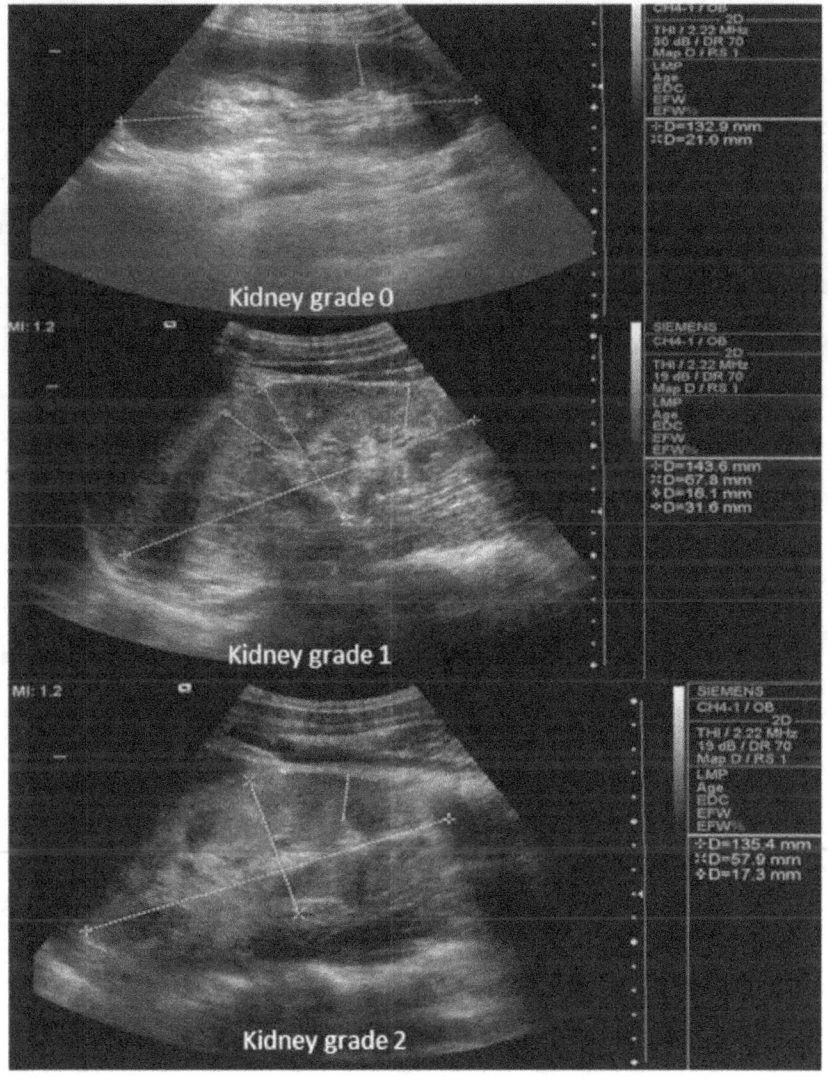

277

Bodybuilding ... e Funzionalità Renale

La salute dei reni dipende da molti fattori, così come la loro funzionalità. Tra questi fattori spiccano:

➢ **Livello d'idratazione**

➢ **Assunzione di Sodio**

➢ **Pressione ematica**

➢ **Bilancio azotato (livello di scorie azotate)**

La carne rossa tende ad aumentare la creatinina sierica, non a caso il suo consumo è sconsigliato prima del relativo esame di laboratorio. Il motivo è riconducibile al fatto che carne e pesce sono le fonti alimentari di creatina più abbondanti, e la metabolizzazione della creatina produce per l'appunto il catabolita: creatinina. Ma state sereni perché se i reni sono ben idratati e la pressione nel range non ci sono problemi, nemmeno in caso d'integrazione di creatina ai dosaggi comunemente in uso. Anche l'obesità è un trigger di danno renale, così come un BMI elevato (> 30). Anche qui per effetto della conversione creatinina → creatina che all'interno del nostro organismo è localizzata per il 98% nei muscoli. Quindi è abbastanza ovvia l'equazione: più massa muscolare = più muscoli = più creatina. Esiste una correlazione tra la concentrazione di creatinina e BMI negli atleti d'élite che gareggiano in diversi sport caratterizzati da altrettante tipologie d'allenamento, stagioni agonistiche e coinvolgimento del metabolismo aerobico ed anaerobico. L'interpretazione delle concentrazioni di creatinina negli atleti di sesso maschile dovrebbe prendere in considerazione lo stato professionale dell'individuo in esame, così come lo sport che pratica.

Gli atleti dovrebbero essere monitorati con valutazioni consecutive della creatinina, utilizzando come riferimento la concentrazione determinata prima dell'inizio dell'allenamento e della stagione agonistica. Non è raro (e non per forza allarmante) riscontrare livelli di creatinina fuori dal range negli atleti in **preparazione agonistica**.

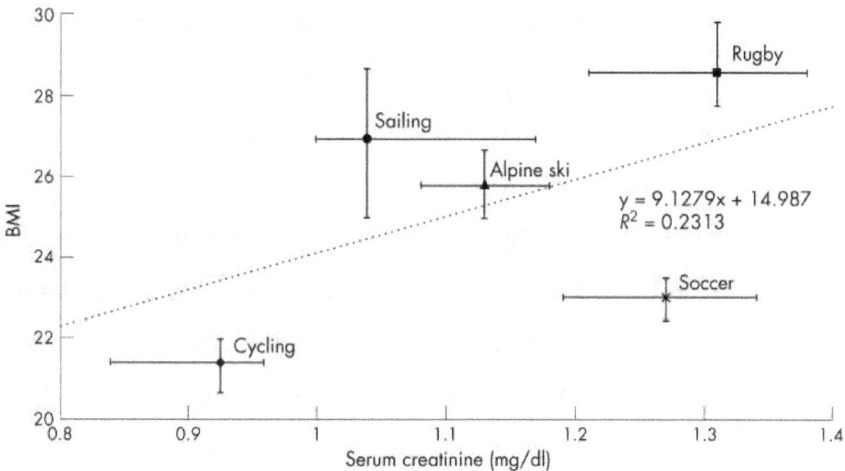

Figura[1] Correlazione tra creatinina sierica e indice di massa corporea (BMI) nei diversi sport. Sono illustrati la concentrazione media di creatinina, il BMI mediano e il corrispondente 25-75%. La concentrazione di creatinina è espressa in mg/dl; questo può essere convertito in μmol/l moltiplicando per 88,4.

Senza contare che, in caso di lacerazione, i muscoli rilasciano la mioglobina. Nei casi più gravi si parla di **rabdomiolisi**. Ricordo che la mioglobina è molto tossica per i reni, perché si accumula nei nefroni. Per questo e tanti altri motivi e sempre meglio restare a **riposo** prima della analisi del sangue (a prescinde dal dato ricercato).

---

[1] Relation between serum creatinine and body mass index in elite athletes of different sport disciplines. Banfi e Del Fabbro – 2006 – PMID: 16723402

Più tessuto muscolare, equivale ad una maggiore elevazione del CK (creatinchinasi), detta anche creatina fosfochinasi (CPK), durante l'allenamento (vedere anche ¶ *Creatinfosfochinasi o CPK*). Come ho già detto **non sono un medico**, ma a questo punto non so quanto valore abbia la formula del GFR (*Glomerular Filtration Rate*) se si parla di culturisti o sportivi in generale. Diete ad alto contenuto proteico, tipiche dei bodybuilder, determinano variazioni del GFR che non per forza si traducono in uno sforzo nefasto per i reni di un uomo sano[2]. Una cosa è certa, troppe proteine unite alla disidratazione aggravano l'azotemia, quindi urea sierica più elevata. Come abbiamo visto, anche troppe proteine, **unite a determinate molecole tossiche per i reni** (Boldenone, Trenbolone, …) **possono causare seri danni**. Nel ciclo dell'urea, l'ammoniaca, il prodotto più tossico, è prodotta dal catabolismo degli amminoacidi e dalle fermentazioni batteriche intestinali. Questo conferisce al sudore un cattivo odore tipico dei bodybuilders che stanno a 3,5 g di proteine per kg anche in ipercalorica. Ribadisco poi il discorso steroidi anabolizzanti vs reni, che ho già trattato. Qui avviene il paradosso più grande, perché davanti a farmaci che vanno a compromettere la funzionalità renale, troviamo spesso individui che rincarano la dose con **diete iperproteiche folli**. L'eccesso di proteine in questa condizione, oltre ad essere **dannoso** è pure uno **spreco** (proteinuria).

---

[2] Changes in Kidney Function Do Not Differ between Healthy Adults Consuming Higher- Compared with Lower- or Normal-Protein Diets: A Systematic Review and Meta-Analysis. Michaela Devries et al. – 2018 PMID: 30383278

Un EGFR calcolato dalla formula che include la Cistatina C è un indicatore generale più affidabile sulla funzionalità renale per i bodybuilder, in quanto non viene fuorviato dalla massa muscolare, più grande rispetto a quella dell'uomo medio. È inoltre importante prendersi sempre un tempo di riposo dagli allenamenti ed idratarsi correttamente per evitare risultati errati delle analisi del sangue. Di seguito vi lascio un link per il calcolo della Velocita di Filtrazione Glomerulare GFR calcolato con più formule, tra cui la **Cistatina C**.

→ https://www.emilianostaffolani.it/calcolo-vfg-gfr-adulto.php

Per i quantitativi giornalieri di proteine vedere → ¶ *Proteine durante la fase di costruzione muscolare (bulk)* e ¶ *Proteine durante la fase ipocalorica di dimagrimento (cut).*

Disturbi del Sonno

I livelli plasmatici di testosterone variano in modo circadiano, più alti al risveglio e diminuiscono fino al punto più basso a fine giornata. La carenza di testosterone può avere un effetto deleterio sulla qualità del sonno che può essere migliorata con la terapia sostituiva. Tuttavia, di contro, grandi dosi di testosterone esogeno e abuso di steroidi anabolizzanti/androgeni sono associati ad anomalie della durata e dell'architettura del sonno. Evitare quantomeno l'assunzione di AAS nel tardo pomeriggio o prima di andare a letto[1].

---

[1] The relationship between sleep disorders and testosterone in men. Wittert – 2014

Rabbia – Roid Rage

Roid Rage: disturbo psichico che può colpire chi assume regolarmente steroidi, che si manifesta con accessi ingiustificati di rabbia e violenza (cit. garzantilinguistica.it). Questo può sembrare un problema di poco conto rispetto a quanto elencato sinora, ma non va assolutamente sottovalutato. I **cambiamenti psicologici** che avvengono possono essere divisi in tre gruppi:

1. **EFFETTI PRECOCI**: euforia ed altri cambiamenti dell'umore; si nota un aumento della fiducia in sé stessi, dell'energia, dell'autostima, ed un incremento dell'entusiasmo, della motivazione e minor stanchezza.

2. **DOPO ALTE DOSI**: si nota una perdita dell'inibizione e una mancanza di giudizio, con umore instabile e maniacale.

3. **DOPO UN PERIODO PROLUNGATO**: si diventa sospettosi, paranoici, polemici, impulsivi e molto aggressivi.

4. **EFFETTI SEVERI**: si manifestano quando i comportamenti aggressivi aumentano fino a sfociare nella violenza, ostilità, comportamento antisociale, la cosiddetta *"roid rage"* (rabbia da steroidi). Questa rabbia può portare ad azioni molto pericolose quali tentati suicidi od omicidi.

https://www.abodybuilding.com/SFUNCIA13.HTM (articolo a cura del Dott. Giuseppe Sfuncia)

Una maggior aggressività è uno dei tipici effetti collaterali dati dal trattamento con AAS negli esseri umani. Questo è stato confermato anche dai test sugli animali ove si è svolto il paradigma residente-intruso. Un test che serve per misurare l'aggressività offensiva, il comportamento difensivo e la violenza in un ambiente semi-naturale. Quello che si è potuto notare è che la *Roid Rage* si traduce in una sorta di **aggressività difensiva** e non offensiva. L'individuo, apparentemente introverso, si scatena in maniera smodata davanti alle più futili "minacce". L'azione degli androgeni è correlata alla loro capacità di legarsi ed attivare specifici recettori AR di cui l'ipotalamo del cervello presenta un'elevata densità. Questa distribuzione recettoriale è coerente con le influenze degli androgeni sulla regolazione della secrezione di gonadotropine e sul comportamento riproduttivo. Inoltre, il trattamento con AAS **modula direttamente la funzione del recettore GABA-A ed eleva i livelli ed il tasso metabolico di 5-HT**. Sia il 5-HT (serotonina) che il GABA possono modulare l'aggressività ipotalamicamente evocata, contribuendo così a uno stato iperadrenergico sistemico che potrebbe tradursi anche in un **sonno disturbato/insonnia** (altro side degli AAS). A ciò si sommano poi gli aumenti nei livelli di NE (noradrenalina) ed MHPG (un suo metabolita), di circa 2 e 7 volte, riscontrati dagli studi su animali trattati con AAS. Un elevato metabolismo NE nell'ipotalamo è stato associato anch'esso ad uno stato adrenergico sistemico. Le interrelazioni tra il trattamento con gli AAS, il comportamento aggressivo e l'elevato metabolismo NE nell'ipotalamo umano sono tutt'ora un sistema in parte sconosciuto.

- Med Sci Sports Exerc. Tetsuro Tamaki 2003 Jan;35(1):32-8.

I ricercatori ipotizzano inoltre che la modulazione del metabolismo del triptofano (Trp) possa essere alla base degli effetti comportamentali dati dagli steroidi anabolizzanti androgeni (AAS). Gli AAS, se utilizzati a dosaggi "fisiologici" (come accade nelle TRT) e combinati con l'esercizio fisico, hanno effetti benefici sul comportamento e sull'umore. La cosa cambia radicalmente quando i dosaggi salgono e soprattutto quando s'utilizzano farmaci (o combinazioni tra farmaci) la cui **carica androgena** è nettamente superiore rispetto a quella anabolizzante. Alla base di tutto, mi ripeto, vi sono i livelli di **serotonina**. Quando quest'ultimi sono stabili l'individuo gode di un umore stabile e sereno, al contrario un abbassamento dei livelli di serotonina si traduce in un peggioramento dell'umore, ansia, insonnia ed aggressività; per effetto dell'aumento della produzione del metabolita psicoattivo **chinurenina**. Grandi dosi di AAS sono in grado d'influenzare molti sistemi neuronali. Aldilà di tecnicismi troppo complessi, sappiamo che quest'ultimi attivando i recettori degli androgeni ed aumentano la loro immunoreattività, modulano allostericamente i recettori GABA-A, abbassando il tono serotoninergico ed alterando l'espressione della dopamina e dei suoi recettori. Ma cosa possiamo fare per contenere (per quanto possibile) questo effetto collaterale?

- Behavioral and physiological responses to anabolic-androgenic steroids – Clark, Henderson – 2003 Aug;27(5):413-36 PMID: 14505684

- Modulation of Tryptophan and Serotonin Metabolism as a Biochemical Basis of the Behavioral Effects of Use and Withdrawal of Androgenic-Anabolic Steroids and Other Image- and Performance-Enhancing Agents – Abdulla A-B Badawy – 2018 Feb 19. PMID: 29487480

Ci sono alcune cose che si possono fare per ridurre gli effetti collaterali della "rabbia da steroidi". I sintomi negativi a carico della sfera comportamentale sperimentati con l'uso di AAS sono da imputare prima di tutto al **dosaggio** ed alla scelta corretta/o meno dei **farmaci**. Evitate un protocollo che preveda una carica androgena troppo elevata rispetto a quella anabolizzante e cercate d'utilizzare dosaggi "moderati". Inoltre, le abitudini alimentari degli utilizzatori di AAS potrebbero alterare gli effetti comportamentali soprattutto se alla base della dieta vi è un **consumo eccessivo di proteine**. A seguito di una dieta iperproteica è probabile che si verifichi una diminuzione dell'ingresso di triptofano nel cervello con conseguente riduzione della sintesi di serotonina, specialmente se si consumano contemporaneamente **meno carboidrati**. L'innalzamento dei livelli di BCAAs nel sangue abbassa i livelli di triptofano e l'assorbimento della tirosina, e di conseguenza si avranno mutamenti nella sintesi dei neurotrasmettitori serotonina e catecolamina, all'interno del cervello. Vien da sé che un mix dieta ipoglucidica e farmaci fortemente androgeni è la ricetta giusta per dare di matto. Interessante a questo punto diventa anche l'utilizzo di **L-Triptofano**.

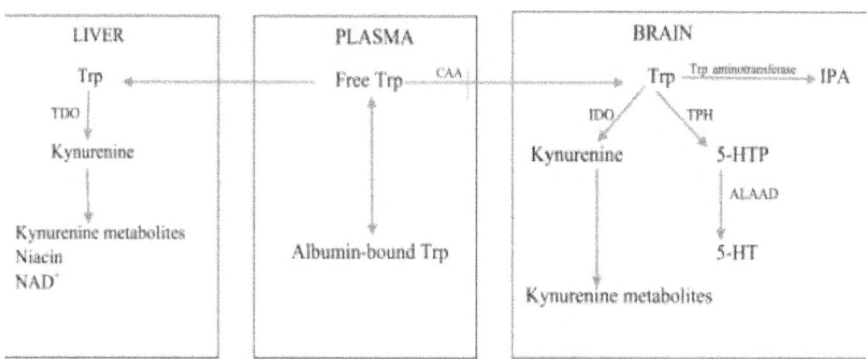

Disturbi Psichiatrici

Molti utilizzatori di AAS soffrono di una serie di disturbi psichiatrici. Gli studi suggeriscono una maggiore prevalenza di psicopatologia della personalità come il disturbo di personalità antisociale, istrionico e borderline negli uomini e nelle donne dopati rispetto alle persone che non fanno uso di AAS. Inoltre, vari studi hanno riportato un'elevata prevalenza di ansia, paranoia, depressione, irritabilità, aggressività, ostilità, violenza e disturbi associati ad una visione distorta del proprio corpo in queste persone. È stato riportato anche che una minoranza di utilizzatori sviluppa mania e/o ipomania, occasionalmente associate a sintomi psicotici, durante l'uso di AAS; e depressione maggiore, occasionalmente associata a ideazione suicidaria, che si verificano più spesso durante l'astinenza da AAS. Questi effetti collaterali avvengono perlopiù negli utilizzatori di AAS sul **lungo termine ed a elevati dosaggi**. [1] L'elevata aggressività è spesso associata ad una diminuzione della neurotrasmissione della serotonina (5-HT). Per fare un esempio, la sola esposizione al propionato di testosterone ha diminuito sia il 5-HT che il metabolita 5-HT, 5-HIAA, nell'ippocampo cerebrale [2].

[1] Clustering psychopathology in male anabolic–androgenic steroid users and nonusing weightlifters. Marie Lindvik Jørstad, Morgan Scarth, Svenn Torgersen, Harrison Graham Pope, Astrid Bjørnebekk May 2023 https://doi.org/10.1002/brb3.3040

[2] Effects of anabolic-androgens on brain reward function Emanuela Mhillaj et al. 2015 – PMID: 26379484

PIP (Post Injection Pain) ed Ascesso

Viene comunemente definito PIP il dolore causato dall'iniezione dello steroide anabolizzante; dolore che in genere sopraggiunge uno o due giorni dopo. Attenzione! Non deve essere confuso con l'ascesso. L'**ascesso post-iniezione** è una delle varietà di ascessi che si verifica dopo ogni iniezione di farmaci. Un tale ascesso dopo l'iniezione, sia che si tratti d'iniezione intramuscolare o endovenosa, si manifesta con lo sviluppo di un elemento doloroso infiammatorio con contenuto purulento. Il motivo principale per cui s'incappa nell'ascesso post-iniezione è il non rispetto delle regole di disinfezione durante l'iniezione. Pertanto, i batteri possono penetrare nella pelle dell'individuo attraverso le mani non lavate del personale medico, attraverso siringhe non sterili o una soluzione iniettata, dalla pelle scarsamente lavorata della persona sottoposta alla procedura. Una differenza favorevole tra l'ascesso post-iniezione e altre lesioni purulente infiammatorie è la presenza di un guscio piogenico denso, o capsula, a causa del quale la reazione infiammatoria ha una chiara localizzazione e non si diffonde oltre i suoi limiti. Tuttavia, se il processo purulento non viene trattato o trattato in modo errato, la quantità di pus nella capsula può raggiungere un livello in cui le sue pareti non possono reggere e si sfondano. Questa condizione è accompagnata dall'ingresso di contenuti purulenti in tessuti strettamente localizzati: si forma un'infiammazione flemmatica estesa, che nel tempo può essere complicata dall'aspetto di fistole e perforazioni. L'ascesso **non passa**, anzi peggiora velocemente e **richiede tassativamente l'intervento di un medico specializzato!**

Il **PIP** (dolore post-iniezione) è differente e dipende da molti fattori:

- Gli steroidi vengono somministrati per via intramuscolare iniettando un liquido oleoso. La **temperatura dell'olio** da iniettare può essere una problematica che richiede spesso un pre-riscaldamento della fiala. **Scaldare un po' il prodotto** consente all'olio di scorrere più velocemente, riducendo i tempi di somministrazione (l'ago resta nella pelle per minor tempo), l'instabilità durante l'iniezione e riducendo anche la forza necessaria per spingere avanti lo stantuffo della siringa. Il riscaldamento deve essere effettuato immergendo la fiala del prodotto nell'acqua calda e non scaldandola direttamente.

- La maggior parte del dolore viene causato quando il trasportatore e i solventi vengono assorbiti dal corpo e i cristalli vengono lasciati nella tasca muscolare. Anche qui può essere d'aiuto riscaldare le fiale di prodotto (immergendole nell'acqua calda ad esempio) per 2 – 5 minuti ed infine applicando impacchi caldi nella regione interessata (non usare mai il ghiaccio o impacchi freddi post-iniezione).

- **Lunghezza dell'estere**. Dovete sapere che anche la lunghezza dell'estere incide sul PIP. Gli esteri più corti che vedremo anche in seguito (ad esempio, propionato e acetato) formano cristalli più duri e forti, con un punto di fusione vicino ai 100°C, mentre gli esteri più lunghi hanno spesso un punto di fusione di 30 – 40°C, più vicino alla temperatura corporea, con l'eccezione del cipionato, un estere abbastanza lungo, ma con un punto di fusione abbastanza alto.

- **Usare un ago della lunghezza giusta**. Inutile usare aghi troppo lunghi per parti del corpo delicate. In genere per le iniezioni nel deltoide e nel quadricipite basta un ago 0.5 x 16 mm 25G x 5/8" mentre per il gluteo ago 23G x 0.6 x 30 mm.

- **Concentrazione dell'ormone**. Diciamo che a grandi linee il corpo impiega 24 h per assorbire 1 ml di olio vettore più solvente che apportano 50 mg di testosterone in estere propionato. Quindi vien da sé che **prodotti più concentrati daranno PIP più duraturi ed intensi**.

- **Solventi utilizzati**. Non tutti i prodotti e non tutti i solventi sono fatti allo stesso modo e spesso il nostro corpo proprio non riesce a tollerarli. In quel caso cambiato produttore.

- **Evitare determinati prodotti**. Alcuni utilizzatori di steroidi riferiscono che iniettarsi il SUSTANON® provoca un dolore atroce. Evitate inoltre prodotti con concentrazione (mg/mL) troppo elevate. Evitate anche i **prodotti a base acquosa**.

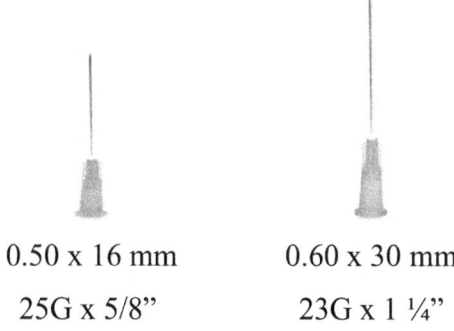

0.50 x 16 mm   0.60 x 30 mm

25G x 5/8"   23G x 1 ¼"

- **Massaggiare il sito dopo l'iniezione delicatamente**. In caso di dolore ed **irritazione** persistente si può ricorrere all'uso di una pomata a base di glicosaminoglicanopolisolfato, come ad esempio HIRUDOID®. Quest'ultima è un gel che va utilizzato solo al bisogno, indicata nei casi di tromboflebiti e flebiti superficiali, stati infiammatori delle varici, ematomi.

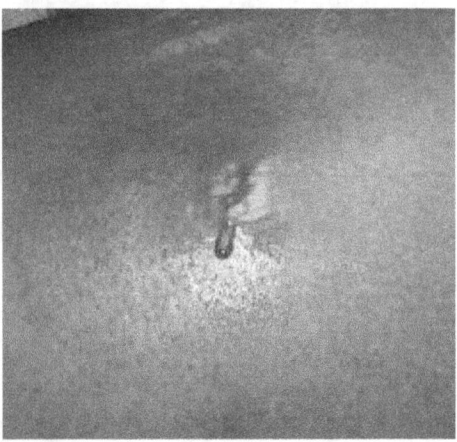

Esempio di **ascesso** post-iniezione purulento. Da non confondere assolutamente con il PIP, dove la pelle è integra ed il più delle volte non vi è arrossamento o rigonfiamento visibile all'occhio.

- musclemusclegain.com/tips-for-reducing-pippost-injection-pain/

- Ascesso postiniezione: cause, come appare, cosa fare, come trattare Alexey Portnov, medico dermatologo.

La crema HIRUDOID® viene utilizzata sporadicamente anche nei pre-gara per dare maggiore vascolarizzazione alle gambe, soprattutto nelle pose frontali dove spiccano i quadricipiti. Vengono utilizzate le soluzioni topiche antinfiammatorie e drenanti per aumentare il flusso dei liquidi extracellulari dalle zone critiche come le gambe. Molecole come il glicosaminoglicanopolisolfato vengono applicate a partire dall'ultimo post workout del *"Leg Day"* fino alla sera prima del contest con applicazione in tre somministrazioni. La sua efficacia è risultata apprezzabile e additiva con le altre pratiche per il controllo dei liquidi extracellulari, anche se va prestata attenzione che non vi siano reazioni con il tanning. Concludo dicendo che eventuali reazioni o arrossamenti del sito d'iniezione, escluse quelle infette come l'ascesso, hanno un decorso che varia **da 8 ai 14 giorni**.

L'olio iniettato nel muscolo **non scorre** come i prodotti iniettati a base acquosa e quindi è normale una sorta di dolore nei giorni successivi all'iniezione, proprio per effetto dell'olio che si fa spazio tra i tessuti. Vediamo la cosa nel dettaglio con lo schema seguente.

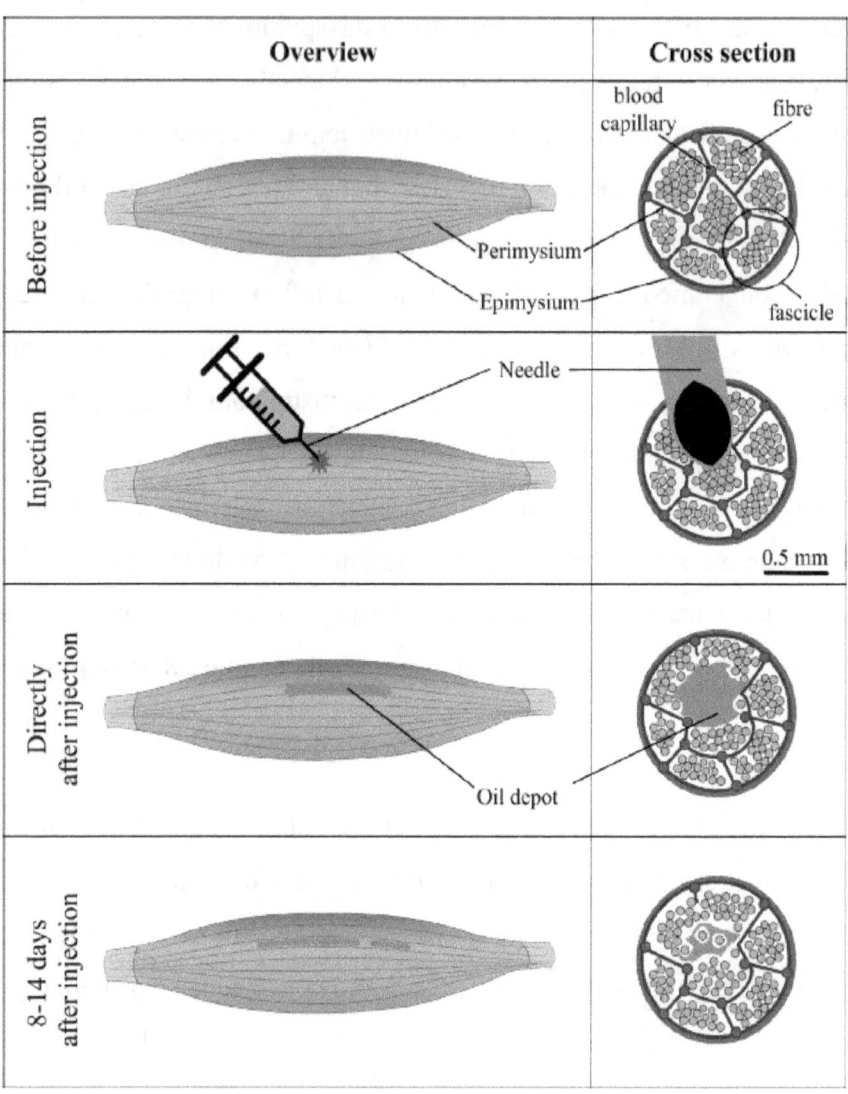

Immagine schematica del muscolo prima e dopo l'iniezione. Il diametro dell'ago è di 0,5 mm. Si presume che il perimisio tra i fascicoli muscolari sia perforato dall'ago durante l'iniezione. Di conseguenza, come risultato dell'iniezione, il deposito di olio si diffonderà su più fascicoli muscolari e **spingerà da parte** le fibre muscolari per farsi spazio e per formare una sorte di massa compatta.

Glossario –   Farmaci Vari

3-fluorofenmetrazina – La 3-fluorofenmetrazina (nota anche come 3-FPM, 3-FPH e PAL-593) è uno stimolante a base di fenilmorfolina ed un analogo fluorurato della fenmetrazina (farmaco stimolante con azione anoressizzante simile alla fendimetrazina, di cui è precursore) che si può trovare in vendita online.

AAS – Acronimo di *anabolic–androgenic steroid*, è un modo per abbreviare il termine: steroidi anabolizzanti androgeni.

Adderall – Adderall, Adderall XR e Mydayis sono combinazioni di farmaci, soggette a prescrizione medica, che trovano il loro impiego nel trattamento del disturbo da deficit di attenzione/iperattività (noto come ADHD) e della narcolessia. Il farmaco, **stimolatore cognitivo**, aiuta il mantenimento della concentrazione agendo sul sistema nervoso. Adderall è composto da quattro sali, due dei quali enantiomeri di anfetamina. A dosaggi terapeutici, Adderall provoca effetti come euforia, aumento del desiderio sessuale, un miglior controllo cognitivo con miglioramento dell'attenzione, della concentrazione e dell'impulsività. Inoltre, induce effetti fisici come diminuzione del tempo di reazione, resistenza alla fatica e una maggiore forza muscolare. Divenuto famoso anche attraverso il documentario *Netflix* intitolato: "Hai preso le pillole?" dove si racconta di farmaci come l'Adderall in uso (abuso) da parte di studenti, atleti ed informatici Americani (e non) per aumentare le prestazioni e diminuire i tempi di reazione.

Aerolin® – Vedi salbutamolo (conosciuto anche con il nome di albuterolo).

Agenti anabolizzanti – Sono composti in grado di potenziare i processi anabolici dell'organismo.

Agovirin Depot – L'**isobutirrato di testosterone** è un preparato steroideo iniettabile fornito sotto forma di **sospensione acquosa microcristallina**. Tra i bodybuilders, l'isobutirrato di testosterone è spesso considerato il corrispettivo della sospensione di testosterone (senza estere).

Anadrol – Vedi paragrafo dedicato. Altri nomi possono essere Oxymetholone, Anapolon, Oxymetholone-Alhavi, Oxymetholone IH, Oxyanabolic, Androlic, Anapolon, Oxybolone, Oxitoland, Hemogenin, Synasteron.

Andractim – È un gel a base di diidrotestosterone (DHT), l'androgeno naturale, utilizzato per la terapia sostitutiva generale somministrata per via percutanea. Questo trattamento determina nell'organismo un regolare apporto di androgeni nelle 24 ore, che lo si può constatare dalle concentrazioni ematiche.

Andractim – L'aromatizzazione è la trasformazione del testosterone in estrogeni.

AUC – In farmacologia, l'area sotto la curva (AUC) è un parametro che viene utilizzato in diversi modi a seconda del contesto nel quale i dati sperimentali vengono discussi. In generale questo parametro caratterizza l'esposizione al farmaco di particolari tessuti o di tutto l'organismo se riferito al sangue. Secondo certe interpretazioni poi, l'AUC riferita al plasma o al sangue è un parametro che dipende in modo proporzionale dalla quantità di farmaco che entra in circolo e dalla capacità che ha il sistema di eliminare il farmaco (*clearance*), quindi, a seconda dei casi, può dare indicazioni sulla quantità assorbita o sui processi fisiologici che caratterizzano l'eliminazione del farmaco.

Azotemia – L'azotemia (assieme alla creatinina) sono due esami di laboratorio consigliati dal medico per valutare il corretto funzionamento dei reni. Si prescrive in caso della comparsa di sintomi quali: minzione frequente e sete incessante, anomalie nell'urina, dolore ad articolazioni e ossa, crampi, stanchezza, spossatezza, problemi durante il sonno, inappetenza, ipertensione, gonfiore a mani e piedi, prurito. Livelli di azotemia troppo alti o troppo bassi possono dipendere anche da altri fattori come un eccessivo esercizio fisico o una dieta iperproteica. L'esame dell'azotemia si esegue con un semplice prelievo di sangue. Richiede di essere a digiuno dalla sera prima e di non effettuare attività fisiche di particolare intensità nei giorni precedenti, perché i risultati dell'esame potrebbero esserne alterati.

Back water – Nomignolo dato all'acqua batteriostatica

Biodisponibilità – In farmacologia, il termine viene utilizzato per descrivere sia la frazione di farmaco somministrato che raggiunge la circolazione sistemica senza subire alcuna modificazione chimica rispetto al totale somministrato sia la velocità con cui il farmaco è reso disponibile nella circolazione sistemica. Pertanto, un farmaco somministrato per via endovenosa avrà una biodisponibilità assoluta del 100% (**F**=1 oppure **F**=100%), mentre farmaci somministrati per altre vie avranno biodisponibilità assoluta generalmente minore di 1.

Beta-2 agonisti – Gli agonisti selettivi del beta2 adrenorecettore (o beta2 agonisti) sono più comunemente noti come antiasmatici o broncodilatatori.

Bombe – Appellativo dato agli steroidi anabolizzanti androgeni, da cui derivano poi le espressioni: "bombarsi" (fare uso di AAS), "bombato" (dopato, utilizzatore di AAS).

Bridge – La sospensione brusca di cicli particolarmente sostenuti, oppure il passaggio da un ciclo al successivo, possono essere modulati adottando la strategia del *"bridging"*, somministrando testosterone enantato iniettabile (o Primobolan) saltuariamente e a basso dosaggio, per tutto il periodo necessario a ripristinare i valori ematici che riguardano la salute (ematocrito, lipidi, transaminasi, …). Ovviamente tale pratica non si cura del ripristino della naturale produzione ormonale, che rimane soppressa dalla fonte esogena.

Bulk – "Bulking" o "massa" è quel periodo dedicato alla costruzione di massa muscolare in cui seguono diete perlopiù ipercaloriche.

Blast and Cruise – Alternare la somministrazione di grandi dosaggi di steroidi anabolizzanti a dosaggi più ridotti (mantenimento).

Cheratolitica (proprietà) – Dicesi di farmaci cheratolitici. Farmaci capaci di render fluido lo strato corneo dell'epidermide.

Citoprotezione – In farmacologia, la capacità di un farmaco (detto citoprotettore) di proteggere una mucosa (per es., gastrica, intestinale, ecc.) dall'azione lesiva di vari agenti farmacologici o ambientali.

Clearance – La *clearance* di un organo (o capacità di smaltimento), in fisiologia, è la capacità di un organo di depurare da una sostanza nell'unità di tempo. Per molti farmaci viene indicata con clearance la clearance renale, cioè la capacità del rene di **smaltire il farmaco**: si parla propriamente di clearance renale o clearance plasmatica renale.

C max – In farmacologia, è la massima concentrazione di farmaco rilevata nel sangue (vedere anche T_{max}).

C min – In farmacologia, è la concentrazione minima raggiunta da un farmaco prima che venga somministrata la dose successiva.

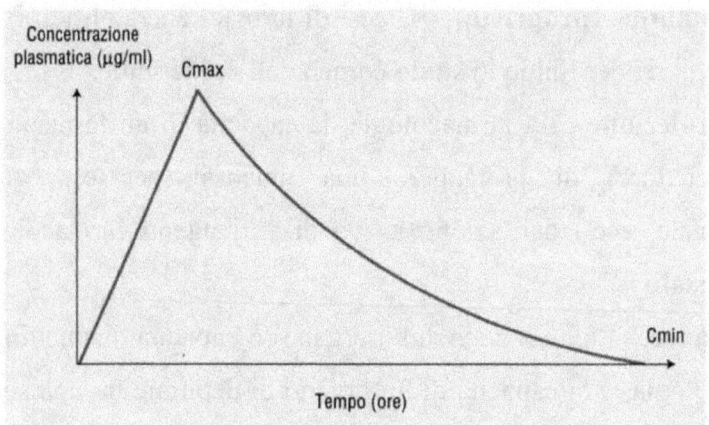

Curva relativa alla concentrazione plasmatica di un farmaco in funzione del tempo.

Codeina – La codeina (Metilmorfina) è un alcaloide contenente 3-metilmorfina, un isomero naturale di morfina metilato, e 6-metilmorfina; è un oppiaceo utilizzato per l'analgesia.

Cut – "Cutting" o "definizione" o "taglio" è quel periodo dedicato al dimagrimento in cui si seguono diete perlopiù ipocaloriche nell'intento di eliminare il grasso ed evidenziare i muscoli.

Cut-off – In fisica teorica, ma anche in altri settori come la medicina, il cutoff (o cut-off) oppure valore di taglio è un valore di soglia, massimo o minimo, associato ad una grandezza fisica.

Demerol – La petidina è un farmaco analgesico oppioide sintetico appartenente alla classe delle fenilpiperidine. È conosciuto anche come meperidina, o con il nome commerciale dei prodotti che lo contengono, il più noto dei quali è il Demerol. Appare strutturalmente e farmacologicamente simile al farmaco stimolante metilfenidato. La petidina è indicata per il trattamento del dolore da moderato a grave e viene somministrata come sale cloridrato in compresse, come sciroppo o per iniezione intramuscolare, sottocutanea o endovenosa.

Dianabol – Vedi paragrafo dedicato. Altri nomi possono essere Methandrostenolone, Methandienone, Anabol, Danabol DS, Dronabol DS, Methandon, Russian D-Bol, Naposim, Metanabol, Danabol, Anabolin, Andoredan, Bionabol, Dialone, Encephan, Methandrostenolum, Nerobol, Pronabol-5, Stenolon, Trenergic.

Diuresi – L'escrezione ed emissione dell'urina; anche, la quantità di urina eliminata nell'unità di tempo.

ED – *every day* = ogni giorno.

EOD – *every other day* = ogni altro giorno.

E4D – every four day = ogni quattro giorni.

Endogeno – In biologia ed in patologia, derivante da fattori **interni** dell'organismo. Che ha origine interna (contrapposto a esogeno).

Eritropoiesi – Processo di formazione degli elementi cellulari della serie rossa del sangue.

Esogeno – In biologia e in patologia, derivante da fattori **esterni** all'organismo. Che proviene o nasce dal di fuori.

Esteri – Gli esteri sono catene molecolari derivate da acidi carbossilici e sono solitamente costituiti da un gruppo idrocarburico (idrogeno e atomi di carbonio). Gli esteri sono solitamente accoppiati al gruppo ossidrile 17-beta della molecola madre e aumentare la vita attiva dello steroide. Questa alterazione diminuisce la solubilità in acqua degli steroidi, il che significa che non vengono assorbiti così facilmente nel sistema circolatorio del corpo. Più grande è la catena molecolare (più atomi sono inclusi nella catena), più solubile in olio è lo steroide che aumenterà il tempo necessario per il rilascio del dosaggio effettivo somministrato. Una volta che il composto steroideo ha iniziato a entrare in circolo, gli enzimi del corpo lavorano per rimuovere l'estere, liberando l'ormone in modo che possa esercitare la sua attività biologiche. Questo richiede una quantità variabile di tempo che dipende sostanzialmente da quale tipologia di estere è collegato all'ormone.

ENTADFI™ è un farmaco che combina Tadalafil 5 mg più Finasteride 5 mg. Viene utilizzato per il trattamento iniziale degli uomini che riportano una sintomatologia a carico del tratto urinario inferiore e/o ingrossamento della prostata.

Farmacocinetica – È una branca della farmacologia che studia quantitativamente l'assorbimento, la distribuzione, il metabolismo e l'eliminazione (ADME) dei farmaci. In termini più generali, mentre la farmacodinamica studia gli effetti del farmaco sull'organismo, la farmacocinetica studia gli effetti dell'organismo sul farmaco, ossia i processi che condizionano il raggiungimento ed il mantenimento di un'adeguata concentrazione dei farmaci nei vari compartimenti.

Farmacodinamica – Lo studio degli effetti biochimici e fisiologici dei farmaci sull'organismo, ed il loro meccanismo d'azione.

Fibrinolisi – Con il termine fibrinolisi si indica il processo finale di **dissoluzione del coagulo** fibrinico. Il processo avviene ad opera del sistema fibrinolitico consistente di parecchi fattori che promuovono, o inibiscono, la conversione di un enzima precursore, il plasminogeno, ad enzima attivo, la plasmina, in grado di digerire la fibrina e dare origine ai "prodotti di degradazione della fibrina".

Genomico – La via genomica, o classica, rappresenta la via "lenta" della fisiologia umana e necessita di ore o giorni affinché gli effetti da essa mediati si verifichino. Il suo effetto si esplica tramite i legami ormoni/recettori che, a seguito dell'attivazione, traslocano al nucleo dove avviano la trascrizione genica e la conseguente traduzione delle proteine effettrici. Al contrario, **le azioni non genomiche degli AAS** sono caratterizzate dalla velocità con cui esercitano i loro effetti (in pochi minuti) indicando così attività indipendenti dalla trascrizione.

Halotestin – Vedi paragrafo dedicato. Altri nomi possono essere: Fluoxymesterone, Ultandren, Stenox, Halotest, Android–F, Hysterone, Stenox, Haltestin, Ora-Testryl

ICSH – Ormone ipofisario, analogo a LH della donna, che stimola nell'uomo la secrezione di testosterone da parte delle cellule interstiziali di *Leydig* dei testicoli.

ipossiemia è una condizione di variabile gravità che si verifica quando il sangue arterioso contiene una quantità di ossigeno (O2) più bassa rispetto al normale: la conseguente insufficiente ossigenazione degli organi e tessuti può determinare una condizione nota come ipossia che ne compromette la funzionalità.

Libriol – Si tratta di una miscela steroidea iniettabile per uso veterinario, commercializzata in Australia, che contiene methandriol dipropionate (MADP) e nandrolone fenilpropionato. I due steroidi sono presenti rispettivamente in una dose di 45 mg/mL e 30 mg/mL.

mg/die – milligrammi totali al giorno.

Lipostabil® N (Fosfatidilcolina) – In genere la si trova in fiale contenenti, oltre ad altri ingredienti, anche sodio deoxicolato (un sale biliare) che serve a solubilizzare la fosfatidilcolina (PPC) in acqua. Originariamente fu sviluppato per fungere da sostanza ipolipemizzante per somministrazione endovenosa lenta. Per tale motivo il Lipostabil® N è conosciuto in medicina per il suo effetto salutare sui lipidi sierici, la riduzione delle placche arteriose, il miglioramento dei parametri epatici e la prevenzione o il trattamento dell'ostruzione meccanica dei vasi sanguigni dovuta alla presenza di particelle di grasso (embolia adiposa/grassosa). La fosfatidilcolina è divenuta famosa poi per il suo impiego *off-label* come agente per la perdita di grasso localizzato. Diverse cliniche della bellezza l'hanno propagandata come l'alternativa non chirurgica alla liposuzione. Negli ultimi anni, anche i bodybuilder hanno dato una certa attenzione a questo farmaco, somministrandolo nelle fasi di dimagrimento e definizione muscolare.

Narcotici – Sono sostanze che danno sollievo del dolore e determinano alterazioni dell'umore. L'uso di antidolorifici è frequente nello sport, specialmente tra gli atleti che praticano sport violenti.

Natural – Atleti che non assumono farmaci o steroidi per migliorare le loro prestazioni.

Masteron – Vedi paragrafo dedicato. Altri nomi possono essere Drostanolone propionate, Drolban, Masteril, Metormon, Permastril, Mastisol, Masterid.

Meldonium – È un farmaco per il cuore inserito dal 1° gennaio 2016 nella lista delle sostanze dopanti e pertanto proibito dalla World Anti-Doping Agency (WADA). È balzato agli onori della cronaca perché la tennista russa Maria Sharapova, trovata positiva ai test per la sostanza, ha ammesso di averne fatto uso per 10 anni, sotto prescrizione del suo medico di famiglia, per trattare una serie di condizioni di salute. Per questo motivo Sharapova è stata sospesa per due anni dalla Federazione Internazionale. Esso favorisce la circolazione del sangue, in soggetti sani come gli atleti migliora le capacità di resistenza allo sforzo fisico, perché porta più ossigeno ai tessuti muscolari. Sui test negli animali, il farmaco si è dimostrato efficace nell'incrementare la mobilità muscolare, prolungare i tempi di resistenza allo sforzo prima che sia avvertita la fatica e proteggere contro alcuni effetti dello stress. Secondo una revisione delle sue proprietà pubblicata nel 2015, diminuisce anche i livelli di acido lattico e urea nel sangue degli atleti, accorciando i tempi di recupero dopo un'intensa attività fisica.

MENT – Acetato di Metilnortestosterone / Trestolone. Si tratta di un AAS derivato del Nandrolone. Possieda una moderata biodisponibilità orale, tant'è che più efficace se somministrato direttamente, mediante iniezione, impianto o **gel transdermico**. MENT è uno steroide fortemente anabolizzante, avente proprietà androgene ed estrogeniche moderate. **Spesso utilizzato al posto del testosterone come "base"**. Non si lega alle SHBG, peculiarità che lo rende uno steroide molto potente. Quando venne analizzato nel 1963, gli scienziati hanno riportato un effetto anabolico compreso tra 3,5 e 23 volte maggiore del testosterone, pur essendo solo 3 – 6 volte più androgeno. Quando è stato studiato nei primati nel 1998, è stato dimostrato che ha una potenza anabolica 10 volte maggiore del testosterone, con solo 2 volte l'azione stimolatrice sulla prostata. MENT si è dimostrato in grado di legarsi al recettore degli androgeni in maniera più efficace del testosterone, del nandrolone o del diidrotestosterone. MENT viene aromatizzato dall'organismo e si converte in un estrogeno sintetico con un'elevata attività biologica (7alfa-metilestradiolo) ed inoltre si lega fortemente al recettore del progesterone.

Miotolan – Furazabol è uno steroide anabolizzante orale derivato dal diidrotestosterone, moderatamente anabolico e poco androgeno. Gli effetti associati a furazabol non sono eclatanti ed assomigliano molto a quelli dello stanozololo o del Drostanolone, Per tale motivo viene utilizzato soprattutto durante le fasi di definizione muscolare.

Omnadren – Vedere Sustanon.

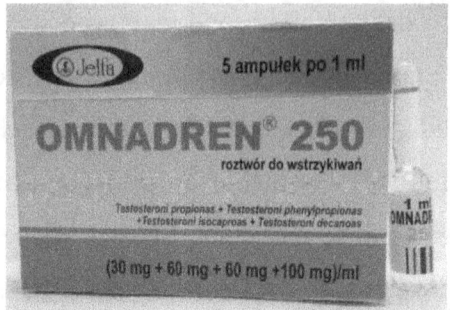

Oressigenico – Sostanza in grado di aumentare l'appetito. Farmaci come la ciproeptadina (Periactin) e alcuni estratti vegetali (per esempio il fieno greco) vengono prescritti per via orale in caso di forte inappetenza. Oltre ad avere efficacia relativa, possono provocare sonnolenza, secchezza delle fauci o stipsi.

OS – Via Orale, detta anche PER OS, dal latino per, che significa attraverso, e dal latino òs, òris, che significa bocca (OS è anche acronimo di *Oral Somministration*, che significa appunto Somministrazione Orale).

Oxandrolone – Vedi paragrafo dedicato. Altri nomi possono essere Lonavar, Lipidex, Antitriol, Anatrophill, Protivar, Oxandrin, Xtendrol, Oxanabolic, Vasorome ed Anavar.

Parlodel – Vedi paragrafo dedicato. Altri nomi possono essere Bromocriptina mesilato, Bromed, Criten, Grifocriptina, Bromo-Kin, Pavidel, Gynodel, Bromocriptine.

Pin – Nominognolo che viene dato all'inizione. L'iniezione può essere chiamata anche *shot*.

PgR – Recettore per il progesterone.

Plateau – All'inizio di una terapia cronica, la concentrazione plasmatica media sale fino a raggiungere un livello stazionario chiamato plateau. Nel plateau, la dose di farmaco somministrata equivale alla stessa dose del farmaco eliminata.

Pramipexolo – Pramipexolo Teva è indicato negli adulti per il trattamento sintomatologico della malattia di Parkinson idiopatica, da solo (senza levodopa) o in associazione con levodopa, cioè nel corso della malattia, in fase avanzata quando l'effetto della levodopa svanisce o diventa discontinuo ed insorgono fluttuazioni dell'effetto terapeutico (fluttuazioni di fine dose o "on/off"). Il trattamento con pramipexolo inibisce nell'uomo la secrezione di **prolattina**.

RBA (*Relative Binding Affinity*) – Affinità di legame relativa.

RBAs of anabolic-androgenic steroids as competitors for human serum-protein binding of 5α-DHT (mainly SHBG), and for the receptor binding of methyltrienolone in cytosol from rabbit and rat skeletal muscle and from rat prostate

Competitor	Human serum (SHBG)	Rabbit muscle	Rat muscle	Rat prostate	Ratio rat muscle-rat prostate
1. Methyltrienolone	<0.01	1	1	1	1
2. DHT	1	0.07	<0.01	0.46	0.03
3. 1α-Methyl-DHT	4.4	0.21	0.08	0.25	0.32
4. T	0.19	0.07	0.23	0.15	1.53
5. 19-NorT	0.01	0.20	0.24	0.60	0.40
6. 17α-Methyl-T	0.05	0.10	0.11	0.13	0.85
7. 5α-Androstane-3β,17β-diol	0.17	ND	<0.01	0.01	0.46
8. 5β-Androstane-3α,17β-diol	0.05	ND	<0.01	0.01	0.08
9. 17α-Hydroxy-4-androsten-3-one	ND	ND	<0.01	<0.01	0.50
10. 5α-Androstan-17α-ol-3-one	ND	ND	≪0.01	≪0.01	ND
11. Methenolone	0.03	0.09	0.24	0.14	1.67
12. Stanozolol	0.01	0.03	0.02	0.03	0.60
13. Methanedienone	0.02	0.02	0.02	0.03	0.75
14. Fluoxymesterone	<0.01	0.02	0.01	0.02	0.77
15. Oxymetholone	<0.01	<0.01	<0.01	<0.01	1.54
16. Ethylestrenol	<0.01	0.01	<0.01	<0.01	2.00

ND, Not determined. The ratio is calculated from original data.

Rebound – In medicina, con il termine effetto *rebound* o fenomeno di rebound si indica il ripresentarsi o l'inasprimento di una malattia o di un effetto collaterale dopo la sospensione di un trattamento farmacologico o la riduzione del suo dosaggio. La gravità dei sintomi è spesso peggiore rispetto ai livelli di trattamento.

Ritanil – Metilfenidato (commercializzato in compresse da 10 mg). Si tratta di un farmaco che contiene la sostanza attiva metilfenidato cloridrato. Ritalin è usato per curare il Disturbo da deficit di attenzione e iperattività (ADHD). Ritalin migliora l'attività di alcune zone cerebrali che sono meno attive. Il medicinale può aiutare a migliorare l'attenzione, la concentrazione e a ridurre il comportamento impulsivo.

Secretagogo – Che favorisce, che stimola la secrezione ghiandolare, con meccanismo chimico o nervoso: sostanza ad azione secretagoga.

SHBG – La globulina legante gli ormoni sessuali (sex hormone binding globulin: SHBG) è una proteina di trasporto per il testosterone e l'estradiolo nel sangue. È una glicoproteina di grandi dimensioni con un peso molecolare di ca. 95 kDa. Il livello dell'affinità di legame dell'SHBG per gli steroidi, dall'alto in basso, è come segue: diidrotestosterone, testosterone, androstenediolo, E2 ed estrone. Inoltre, l'SHBG si lega debolmente al deidroepiandrosterone (DHEA), non però al deidroepiandrosteronesolfato (DHEA-S). L'SHBG viene prodotta principalmente nel fegato; la sua sintesi e secrezione vengono regolate dagli estrogeni ed influenzate negativamente dal contenuto di grasso epatico e dalle citochine infiammatorie. La diminuzione dei livelli sierici di SHBG è associata alla presenza di livelli androgenici elevati o ad un effetto eccessivo degli androgeni sui propri organi bersaglio.

Sides – Effetto collaterale.

Spillover (recettoriale) – Quando abbiamo un recettore ormonale che può essere legato da due ormoni. Se la concentrazione di un ormone è anormalmente elevata si ha il fenomeno dello spillover in cui un ormone interagisce con il recettore di un altro ormone. Lo spillover può generare un effetto agonista, stimolatore, o antagonista, azione su cui si basano molte molecole farmacologiche.

Stack – In chimica si definisce come stack la co-somministrazione di due o più molecole differenti, ma sinergiche tra loro. Il termine deriva (prende spunto) dalla chimica supramolecolare, ove si definisce *stacking* (in italiano: impilamento) una disposizione impilata di molecole aromatiche.

Stimolanti – Sono sostanze in grado di esaltare l'umore e aumentare l'eccitazione, nonché di ridurre o eliminare la sensazione di fatica, fame, sonno e di potenziare le prestazioni fisiche.

T – abbreviazione di testosterone.

T $_{1/2}$ – In farmacologia è inteso come emivita, ovvero il tempo necessario per diminuire la quantità di un farmaco nell'organismo del 50%.

T $_{max}$ – In farmacologia è il momento in cui si riscontra la massima concentrazione di farmaco nel sangue mentre C_{max} è la massima concentrazione di farmaco rilevata nel sangue.

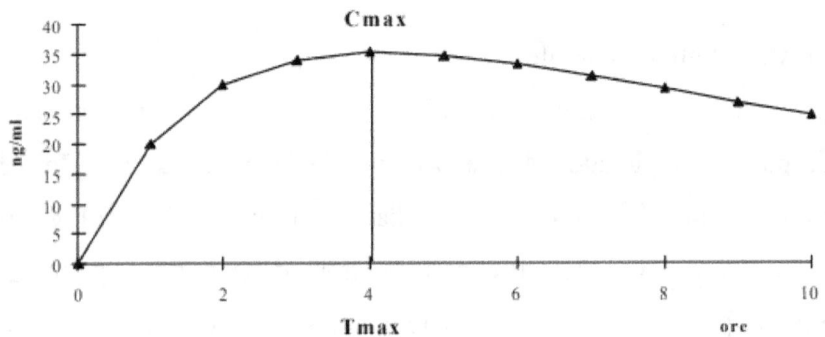

Testosterone cipionato – Vedi paragrafo dedicato. Altri nomi possono essere Depo-Testosterone, Testosterone cypionate, Depot-Testosterone, Cypionax, Cypiobolic, Testex prolongatum, Ciclo-6, Testosterona C.

Testosterone enantato – Vedi paragrafo dedicato. Altri nomi possono essere Testobolin, Testofort inj, TESTOVIRON DEPOT®, Testosteronum prolongatum, Testosteron depo, Testo-Enant, Androtardyl, Testosterone heptylate, S.E.R.P., Cidoteston.

UGL – Underground Labs. Laboratori, non appartenenti a case farmaceutiche legalmente riconosciute, che producono farmaci destinati al mercato nero.

Testosterone propionato – Vedi paragrafo dedicato. Altri nomi possono essere Oreton, propionato di testosterone, Testoviron, Testolic, Propiobolic, Misr, Testosterona P, Jelfa, Testogan, Virormone.

Users – Utenti, utilizzatori di AAS.

Vasopressina – La vasopressina (o ADH, sigla dell'inglese *antidiuretic hormone*) è un peptide di nove amminoacidi con funzioni di ormone, neurotrasmettitore e modulatore della trasmissione nervosa. È nota anche come ormone **antidiuretico**, adiuretina o arginin-vasopressina (AVP). Un aumento delle concentrazioni plasmatiche di estradiolo implica l'aumento del rilascio di vasopressina.

Vial – Fiala.

Disclaimer

Tutte le informazioni fornite su questo libro sono di natura generale ed a scopo puramente divulgativo, e non possono sostituire in alcun caso il consiglio di un medico abilitato o di altri operatori sanitari. Consiglio di non utilizzare tali informazioni come strumento di autodiagnosi e tantomeno per l'automedicazione. L'autore di questo testo non può esser ritenuto responsabile circa i risultati o le conseguenze di un qualsiasi utilizzo o tentativo d'utilizzo di una qualsiasi delle informazioni presenti. **Nulla** su questo libro può essere interpretato come un tentativo d'offrire o rendere un'opinione medica. Chiunque decida d'utilizzare le indicazioni contenute su questo libro autonomamente senza consultare un medico esperto, ma basandosi esclusivamente sulle informazioni riportate, s'assume la responsabilità delle proprie scelte. Il mio libro e le informazioni presenti in esso non possono e non vogliono essere intesi come informazioni scientifiche, in quanto non ne ho titolo né autorevolezza per farlo. Nel libro esiste una parte che tratta aspetti farmacologici, ma con essa non intendo in alcun modo trasmettere o indirizzare prescrizioni farmacologiche, che debbono assolutamente ed obbligatoriamente essere effettuate da chi ne ha la competenza scientifica e l'autorizzazione giuridica; quanto io scrivo è mera informazione; mi ritengo dunque **svincolato da qualsiasi responsabilità**.

Davide Nosè

Anche per quanto riguarda tutti gli altri aspetti non farmacologici, sia relativamente alle droghe che cito od alla nutrizione, non voglio che vengano interpretate come certezze assolute e non mi assumo responsabilità su chiunque le provi e le applichi su di sé o terzi senza il consenso del proprio medico, là dove giuridicamente imposto.

Io informo con serietà, poi ad ognuno spetta la responsabilità delle proprie scelte e decisioni.

Davide Nosè

Riferimenti – Bibliografia

Testosterone replacement therapy – Arcangelo Barbonetti, Settimio D'Andrea, Sandro Francavilla. Andrology Unit, Department of Life, Health and Environmental Sciences, University of L'Aquila, L'Aquila, Italy – Dec 2019.

Dossier InFad – anno 3, n. 31, Gen 2008 (Iniezioni intramuscolari) Editore Zadig.

HARRISON PRINCIPI DI MEDICINA INTERNA 17ª EDIZIONE Fauci et al, edito da Mcgraw-hill companies, 2009

Biosintesi e metabolismo degli steroidi. Vito A Giagulli & Edoardo Guastamacchia MI Ramunni, V Triggiani, E Tafaro.

Wlliam Llewellyn (2011 – 2017) – Anabolics

https://www.steroidal.com/

Anabolic Steroids Ultimate Research Guide – www.AnabolicBooks.com – ISBN: 1-59975-100-3 2005 Brian Clapp

Medicina interna sistematica – Claudio Rugarli 5° edizione

L. Rea (2002) - Chemical Muscle Enhancement Bodybuilders Desk Reference

Anabolic Steroid Guide

Newbies Research Guide

Steroidi anabolizzanti nello sport. Usarli o evitarli? Conoscerli di Mario Giorgi

Peter Bond – Book on Steroids

https://farmaci.agenziafarmaco.gov.it/aifa/

https://labtestsonline.it/lto-tests/egfr.html

APPARATO GASTROENTERICO – Unisalento

Mi scuso con tutti coloro che ho dimenticato di citare.

Indice Analitico

Sommario

This page intentionally left blank.